Henning Schmidt

Placebo und sein Effekt

Henning Schmidt

Placebo und sein Effekt

Einordnung eines Problems
Seine Überwindung als Therapie

Impressum

1. Auflage
© Projekte-Verlag Cornelius GmbH, Halle 2012 · www.projekte-verlag.de
Mitglied im Börsenverein des Deutschen Buchhandels

Satz und Druck: Buchfabrik Halle · www.buchfabrik-halle.de

ISBN   978-3-86237-861-6
Preis: 14,80 Euro

INHALT

VORWORT 7

EINLEITUNG 9

TEIL A FAKTEN 14
Der Placeboeffekt 14
Keine Wirksubstanz 16
Gegenteilige Wirksubstanz 17
Äußerlichkeiten 20
Chirurgische Eingriffe 21
Droge Arzt 23
Bewusstsein 31
Der Noceboeffekt 42
Problematik 42
Worte 49
Erwartung 52
Angst 55

TEIL B THEORIE 64
Historisches Umfeld 64
Einheitlichkeit 73
Widerstände 91
Die Mikroben 108
Von der Seele zum Körper 113
Dynamik 116
Kleine Symptomkunde 136
Bewusstseinstiefe 141

TEIL C PRAXIS 151
Vorbemerkung 151
Institution Medizin 154
Begleiterscheinungen 161
Früherkennung 161

Apparate	164
Medikamente	166
Ernährung	172
Kunstfehler	175
Kosten	182
Medien	187
Arztverhalten	190
Das Gespräch	192
Denkweise	194
Die ganze Wahrheit	196
Patientenverhalten	201
Die Diagnose	201
Abwege	205
TEIL D METAPHYSIK	211
Einleitung	211
Fortschritt durch den Placeboeffekt	214
Unbehagen durch den Placeboeffekt	217
Einsicht in Stufen	221
Prinzip	230
Selbstheilungskräfte	236
TEIL E THERAPIE	239
Einleitung	239
Fremdtherapie	243
Selbsttherapie	249
Modell der Selbstheilung	269
Prozeß der Selbstheilung	274
TEIL F MONISMUS	280
LITERATUR	291

Vorwort

Angenommen, eine Frau erhält von einem Freund die mündliche Nachricht, dass ihr Sohn einen Unfall gehabt habe und im Sterben liege. Daraufhin senkt sich ihr Blutdruck dramatisch, sie führt unkoordinierte Bewegungen aus, Tränen fließen, ihre Stimme versagt und ernsthafte Krankheitssymptome kündigen sich an. Wenn wir weiterhin annehmen, dass diese Reaktionen mit der erhaltenen Nachricht zusammenhängen, dann würde es uns im Verständnis dieser Reaktionen nichts nutzen, die Interaktion beider Personen naturwissenschaftlich zu untersuchen, die Tonfrequenzen, die Schallwellen der gesprochenen Worte nach Anordnung, Intensität und Dauer zu bestimmen, die Funktionstüchtigkeit der Stimmbänder, des Trommelfelles usw. festzustellen, die Lippenbewegungen und Gesten zu messen. Wenn dann eine zweite Nachricht die erste als Irrtum korrigiert und die körperlichen Reaktionen der Frau verschwinden, dann wird eine physiologische Analyse der Vorgänge im Gehirn eben diese Vorgänge zurecht als eine Folge aber nicht als die Ursache des Geschehens konstatieren.

Was in diesem Beispiel gewirkt hat, ist die *Bedeutung* der gesprochenen Worte. Und alle objektiven, also physikalischen, biologischen oder sonstigen Merkmale des Sprechers haben an der Wirkung keinen tragenden Anteil; auch eine verzerrte Automatenstimme hätte unter Umständen den gleichen Effekt gehabt. Die Bedeutung ist der Inhalt einer Information, gänzlich unabhängig vom materiellen Träger oder Überbringer dieser Information, und damit ist sie nicht materiell, nicht zerebral und auch nicht „feinstofflich" und kann durch eine Apparatur weder gemessen noch geöffnet werden.

Infolgedessen geht es in diesem Buch nicht um naturwissenschaftliche Analysen, Experimente oder Erhebungen; die Darlegungen sind aber wissenschaftlich insofern, als sie aus beobachtbaren und beobachteten Phänomenen Schlüsse ziehen.

Erscheinen die Phänomene unerklärlich oder anscheinend widersprüchlich, so werden theoretische Erwägungen angestellt, die durchaus bisweilen gewagt sind, die aber wenigstens in der Theorie Einheitlichkeit anstreben. Alle medizinischen Aussagen, die hier verwendet werden, entstammen der Literatur. Die frühen Experimente und Beobachtungen mögen im Einzelfall methodisch oder statistisch nicht immer solide gewesen sein, aber eine solche Kritik ist nicht Teil des Anliegens dieses Buches und gehört auch nicht in meinen Aufgabenbereich.

Wenn im materiellen Körper Veränderungen aufgrund nichtmaterieller Einflüsse auftreten können und wenn dieses Faktum Gegenstand der vorliegenden Betrachtungen ist, dann ist es nur konsequent, wenn wir, entgegen der schulmedizinischen Tradition, den physiologischen Prozess selbst, d.h. den Werdegang des Entstehens und den Vorgang des Verschwindens eines Symptoms mit all seinen chemischen und pharmazeutisch herbeigeführten Besonderheiten, mit nachrangigem Interesse behandeln.

Dem hier vorgelegten Buch liegt die Hoffnung zugrunde, dass es die unübersehbaren Ansätze eines sich wandelnden medizinischen Denkens unterstützt.

Einleitung

Da in den folgenden Kapiteln auch Kritik an der Medizin geübt wird, ist es wichtig, ein mögliches Missverständnis gleich zu Beginn auszuräumen. Wenn man populäre Buchtitel liest, wie sie im Augenblick zum Teil in hohen Auflagen verbreitet sind, Titel wie *Der verkaufte Patient* oder *Wie Sie Ihren Arzt davon abhalten, Sie umzubringen* oder *Die Gesundheitsmafia, Wie wir als Patienten betrogen werden* oder gar *Das Ärztehasserbuch*, dann könnte der Verdacht entstehen, mit dem hier vorliegenden Buch werde diese Reihe fortgesetzt. Zugegeben, die genannten Bücher sind nicht immer so reißerisch, wie die Titel nahelegen; sie sind durchaus seriös verfasst und solide recherchiert, denn sie prangern Missstände von mitunter erschreckenden Ausmaßen an, die, wären sie übertrieben oder unwahrhaftig, leicht als unzutreffend aufgedeckt werden könnten. Die Missstände betreffen einerseits die Gesetzeslage unseres Gesundheitssystems, den Abrechnungsmodus der Krankenkassen, das Selbstbereicherungsunwesen der Pharmakonzerne, sowie gewisse Skrupellosigkeiten innerhalb der Ärzteschaft, andererseits zeigen sie auf, wohin es führt, wenn budgetiert, bürokratisiert, privatisiert und aufgrund von Ignoranz oder Lobbyismus politisch fehlentschieden wird. Beherrschendes Thema in den genannten Werken sind die Unmoral, die Vertuschungspraxis, die menschlichen Defekte im medizinischen Kommerz.

Aber all dies ist nicht Thema dieses Buches, weil Unmoral und menschliche Defekte in allen Sparten unserer Sozialität zu finden sind. So könnte man in vergleichbarer Aufmachung über ethisch unvertretbare Praktiken in der Politik, in der Pädagogik, in den Kirchen, in der Justiz und im Groß- und Einzelhandel berichten. Die Anklagen wären legitim und sicherlich nötig. Sie gehören einfach zum Wesen und zur Geschichte der Menschheit. Aber daraus lässt sich nicht folgern, dass daher Geschäftsleute, Rechtsanwälte, Pfarrer, Lehrer oder Parlamentarier im Allgemeinen schlechte Menschen seien. Eine solche Tendenz lässt sich jedoch in Büchern der genannten Art in Bezug auf Ärzte und Mediziner immer wieder beobachten. Dabei ist es absolut widersinnig, den Verdacht durchblicken zu lassen, Ärzte und Mediziner seien vertrauensunwürdige Beutelschneider, die nichts als ihren Profit im Auge hätten. Selbstredend gibt es solche – wie in allen Berufen und Positionen. Es steht außer Frage, dass im Gegenteil die Mehrheit integere Praktiker oder gar Idealisten sind, die vor allem das Wohl ihrer Patienten im Sinn haben und unter gewissen organisatorischen Missständen selbst am meisten leiden.

Nein! Bei der Kritik an der Medizin, die in diesem Buch geäußert wird, geht es nie um diesen oder jenen Missstand, um solche oder solche Personen, um die gezielte Verwerflichkeit bestimmter Einrichtungen oder Firmen. Es geht um eher verdeckt diskutierte Grundlagen des Denkens, die ein System ermöglichen, erhalten und verfestigen, das wiederum den Zugriff durch moralisch anrüchige Praktiken begünstigt. Dieses selten ernsthaft hinterfragte System lässt Verfahren, Versprechungen und Verlockungen entstehen, die sich auch dann negativ auf die Moral und die Kosten auswirken, wenn man innerhalb des Systems mit den besten Absichten, den menschenfreundlichsten und idealistischsten Vorstellungen bei der Arbeit ist. Wenn man nicht erkennt, dass das System als ganzes wegen der zugrunde liegenden Denkmuster in Schieflage ist, nützt alle charakterliche Integrität nichts. Man kann den Fabrikbetreibern der industriellen Frühzeit, die an die Tugend der rauchenden Schornsteine glaubten, nicht Charakterlosigkeit vorwerfen, weil sie keinen Klimaschutz betrieben.

Zu unserer Thematik des wissenschaftlichen, politischen, sozialen, finanziellen und handwerklichen Dauerproblems der Medizin bildet das Phänomen des Placeboeffekts einen einmaligen Zugang, weil seine Existenz danach verlangt überdacht zu werden mit allen Konsequenzen und Unbequemlichkeiten.

Als ich vor einigen Jahren erwog, ein Buch dieser Art zu schreiben, glaubte ich noch, der Öffentlichkeit Erkenntnisse, Beobachtungen und Thesen vorlegen zu können, die zu gewissen Teilen für unser Bewusstsein neu waren. Doch je mehr ich las und die Thematik mir vertrauter wurde, desto mehr wurde klar, dass alles schon einmal irgendwo erkannt, gedacht und gesagt worden war. Dass dennoch dieses Buch geschrieben wurde, hat vornehmlich didaktische Gründe: Die einzelnen Thesen, um die es geht, finden sich zum Teil sehr zerstreut oder versteckt in den unterschiedlichsten Werken oder werden lediglich am Rande erwähnt, so dass ihre Tragweite völlig untergehen könnte, wenn ihnen nicht ein gebührender Platz in der vorderen Reihe eingeräumt werden würde.

Als es seit Mitte des 19. Jahrhunderts mit Beginn der Industrialisierung der Chemie möglich wurde, Medikamente in Laboratorien zu analysieren, auf ihre Wirksamkeit zu testen und später sogar synthetisch herzustellen, glaubte man den Schlüssel gefunden zu haben, mit dem sich echte von unechten Wirksubstanzen unterscheiden ließen. Die in früheren Zeiten durch Beobachtung und Erfahrung gesammelten Erkenntnisse über die Heilkräuterarznei konnten nun wissenschaftlich bestätigt oder verworfen werden. Jetzt konnte man feststellen, welche angeblichen Medikamente in Wirklichkeit gar keine waren. So verschwanden ganz schnell die vielen Mittelchen aus der sogenannten „Drecksapotheke", die seit dem Mittelalter bis in die Neuzeit angewandt worden waren und die fast ausschließlich aus tierischen Substanzen bestanden. Sie waren äußerst unappetitlich, denn sie sollten böse Geister, die vermutete Ursache der Krankheit, vertreiben. Gedörrte Kröten, Bocksblut, Ziegenkot, Hechtzähne, Hühnermägen und diverse Innereien waren nun endgültig „unwirksam". Hinzu kam das inzwischen gewandelte Bild vom Menschen: Er war nicht länger ein von Geistern, Mächten und unbekannten Kräften beherrschtes Wesen, sondern eine biologische Maschine oder eine chemische

Fabrik, die nach genauen wissenschaftlichen Gesetzen der Physiologie funktionierte. Je genauer man diese Funktionen erforschte, umso genauer mussten Substanzen und Techniken entwickelt werden können, die eventuelle Fehlfunktionen korrigieren. Es begann im Verein mit weiteren bahnbrechenden Neuerungen wie der Entdeckung bzw. der Entwicklung der Röntgenstrahlen, der Anästhesie, der Anti- und Asepsis, der Antibiotika, der Doppelhelix u. a. ein medizinischer Optimismus, ein Glaube an die technische Überwindung aller Beschwerden und Krankheiten.

Wir wissen, dass es anders gekommen ist, dass neue unvermutete Probleme aufgetaucht sind, die das friedliche Bild einer heilbringenden Medizintechnologie immer wieder unangenehm störten. Ein solcher Störenfried war (und ist weitgehend noch) der Placeboeffekt.

Es hat den Anschein, dass das Placebo im heutigen Sinne eines Kontrollmedikaments bei der Erprobung neuer Arzneien erstmals im 19. Jh. in Erscheinung trat. Zu Anfang des Jahrhunderts wollte der französische Arzt Armand Trousseau gesicherte Einsichten in die neue Behandlungsmethode der Homöopathie bekommen und verglich daher die Wirksamkeit dieser neuen Therapie mit der traditionellen. Zudem wurde eine Kontrollgruppe miteinbezogen, die mit einem Scheinmedikament behandelt wurde. Die letzte Gruppe schnitt am besten ab (*Wikipedia* & Brody *Placebo* 40). Natürlich dürfen wir unsere Zweifel haben, ob die damaligen Durchführungsmethoden den heutigen Kriterien standhalten würden, aber de facto gibt es seitdem das Placeboproblem: Ein Medikament wirkt, obwohl es nicht wirken dürfte. Diese nicht mehr bezweifelte, schulmedizinisch jedoch nicht erklärbare Tatsache provoziert bis heute nicht nur die Ärzteschaft, die sich in ihrer Berufsehre und -kompetenz bedroht sieht, sondern auch die meisten Patienten, die sich unseriös therapiert fühlen, wenn sie – meist zufällig – erfahren, dass ein Placebo ihre „echte" Krankheit kuriert hat. Die Pharmaindustrie reagiert gereizt, denn es könnten Einnahmen in nicht abschätzbaren Dimensionen auf dem Spiel stehen. Es ist kein Wunder, dass das Placebo mitsamt seinem Effekt zwar nicht mehr geleugnet werden kann, aber im Allgemeinen ein äußerst ungeliebtes Kind ist. Und sogar die wohlmeinendsten Verteidiger des Placeboeinsatzes können – und das will die vorliegende Untersuchung aufzeigen – nicht verhindern, dass auch sie an irgendeiner Stelle provoziert werden.

Eine rundum erfreuliche Erleichterung hat das Auftauchen dieses rätselhaften Phänomens aber doch bewirkt: Die „unhaltbaren" therapeutischen Methoden der „Drecksapotheke", der Alchemisten, der Mesmeristen, der Hexen, Handaufleger, Gesundbeter usw., die alle seltsamerweise durchaus auch ihre Erfolge hatten, waren nun durchschaut. Wenn nicht simple Quacksalberei anzunehmen war, so beruhte die wissenschaftliche Erklärung ihrer Resultate fortan auf dem Placeboeffekt.

Um mit unserem Thema überzeugender umzugehen, um empfänglicher für wichtige Schlussfolgerungen zu werden und um gewisse mentale Hemmungen, die unser Denken vielleicht behindern, leichter ablegen zu können, soll im folgenden der Gegenstand unserer Betrachtung zunächst näher vorgestellt werden, um seine Dimension richtig einzuschätzen. Darauf schließen sich Überlegungen und Schlussfolgerungen an, die weit in außermedizinische Bezirke hineinreichen werden.

Teil A Fakten
Der Placeboeffekt

Obwohl wir heute wissen, dass es den Placeboeffekt immer schon gegeben hat – ein verabreichtes Mittel wirkt heilend, ohne dass eine Wirksubstanz im Mittel enthalten ist –, hatte man nicht zu allen Zeiten ein Placebobewusstsein. Es herrschte die Ansicht, dass alle Arten von Mitteln und Methoden, aber auch Worte, Tätigkeiten und Überzeugungen sowie göttliches Eingreifen auf den Menschen heilend wirken können. Je nach Menschenbild kamen Techniken zum Einsatz, vom Aderlass über Fasten und Opfergaben bis zum stillen Gebet, die uns medizinisch merkwürdig vorkommen, deren Wirksamkeit wir nicht so recht glauben, deren Wirksamkeit aber in der jeweiligen Epoche völlig außer Frage stand. All das konnte eben heilen; die Frage, was im Körper des Kranken im Einzelnen vor sich ging und wie dieses oder jenes Vorgehen auf die Organe wirkt, wurde so gut wie nie gestellt.

Es bedurfte eines neuen Menschenbildes, um den Begriff des Placebos sinnvoll verstehen und einsetzen zu können. Dieses moderne Menschenbild stammt aus der ersten Hälfte des 17. Jahrhunderts von dem Philosophen René Descartes, der als Reaktion auf die mystisch religiösen Vorstellungen des Mittelalters eine konsequente Trennung von Geist und Körper vornahm: Der Körper funktioniert vollständig nach mechanischen, chemischen Gesetzen im Sinne einer Maschine oder einer chemischen Fabrik; der Geist hat mit all dem nichts zu tun, steht aber dennoch (über die Zirbeldrüse) mit dem Körper in nicht weiter erklärbarer, etwas rätselhafter Beziehung. Dieses Menschenbild entwickelte sich zwar im Detail unterschiedlich weiter, wurde aber von der Medizin allmählich im Grundsatz übernommen. Die Konsequenz ist augenfällig: Wenn der Körper als Maschine funktioniert, dann müssen ganz bestimmte Mechanismen und Substanzen für seine richtige Funktion verantwortlich sein, und andere, „falsche" Mechanismen und Substanzen müssen die richtige

Funktion behindern. Krankheit definiert sich somit als Folge materieller Defekte im Körper. Die Medizin hat die Aufgabe, über eine Korrektur dieser Defekte das richtige Funktionieren, also die Gesundheit, wiederherzustellen. Unter dieser Prämisse gibt es eindeutige Wirkstoffe und Prozesse, die für den Körper gut sind, und eindeutige Wirkstoffe und Prozesse, die für den Körper entweder bedeutungslos oder schlecht sind. Man muss nur noch herausfinden, welche Stoffe und Anwendungen zum gewünschten Resultat führen. Dieses Bemühen wird heute als „wissenschaftlich" bezeichnet, weil in Laboratorien durch exakte Analyse und unterschiedliche Testverfahren die wirksamsten Medikamente und mechanischen Eingriffe entwickelt werden. Zeitigen die Produkte wider Erwarten negative Ergebnisse, so liegen – wie in allen Wissenschaften üblich – noch unvollständige Kenntnisse und sicherlich verbesserungsfähige Techniken vor, die aber beim Fortgang der wissenschaftlichen Entwicklung optimiert werden können.

Erscheint nun im Kontext dieses Denkens eine Substanz, deren Analyse unzweifelhaft keinen Wirkstoff ausfindig gemacht hat und nur wirkneutrale Bestandteile auflistet, die aber aus welchen Gründen auch immer als Medikament verabreicht eine Genesung des Patienten, besser noch, vieler Patienten bewirkt, dann hat die medizinische Wissenschaft ein Problem. Hier versagt nämlich das Wissenschaftscredo, weil das unerklärliche Phänomen der Genesung nicht auf eine Fahrlässigkeit, sei es in der Analyse, sei es in der Zusammensetzung des Medikaments, zurückgeführt werden kann. Hinzu kommt die verwirrende Beobachtung, dass darüber hinaus das vorgebliche Medikament, unter anderen Umständen eingenommen, durchaus die vorausgesagte Wirkungslosigkeit präsentiert. Inzwischen hat sich gezeigt, dass der so genannte Placebomechanismus auf sehr breiter Basis anzutreffen ist. Werfen wir einen Blick auf seine Erscheinungsformen.

Es muss an dieser Stelle gesagt werden, dass es nicht darum geht, in diesem Buch große Mengen von Beispielen der

Placebowirkung vorzutragen. Die Literatur – siehe das Literaturverzeichnis – enthält beliebig viel Material, das dem Leser leicht zugänglich ist. Stattdessen werden wenige Beispiele dargelegt, die für einen jeweiligen Aspekt oder Zweck typisch sind und damit repräsentativ die Breite und Tiefe des Placeboeffekts veranschaulichen. Das Anliegen dieser Studie ist ja nicht eine umfassende Datensammlung sondern das Bemühen, aus vorliegenden Beobachtungen inkongruenter Art gewisse Schlüsse zu ziehen.

Keine Wirksubstanz

In seinem Buch *Mindpower* (Coleman *Denk dich* 42) berichtet der englische Arzt Vernon Coleman einen Aufsehen erregenden Fall aus dem Jahre 1946, als ein Militärarzt den leidenden Soldaten Wasser injizierte, weil er aus Mitleid nicht sagen wollte, dass kein Morphium mehr vorhanden war. Zu seiner großen Verblüffung „wirkte die ‚wirkungslose' Injektion ebenso stark wie das Morphium". Einen kuriosen Fall berichtet Mary Baker Eddy (Eddy *Wissenschaft* 152) von dem berühmten englischen Chemiker Sir Humphry Davy, der einem gelähmten Patienten ein Thermometer in den Mund einführte, um dessen Temperatur zu messen. Im Glauben, es handele sich um eine therapeutische Prozedur, die heilen sollte, genas der Patient von seiner Lähmung.

Jeder Grundschullehrer kennt den Trick mit der Heimwehzuckertablette, die dem kleinen Patienten seine Tränen, seine Übelkeit, eben sein Heimweh nimmt; wir kennen das Zugpflaster gegen Schleudertraumen; die Chinesen schwören auf Nashornpulver, das aus naheliegenden Gründen die sexuelle Potenz steigert. In Amerika wurde mir von einem Psychologieprofessor erzählt, der ein Experiment durchgeführt hatte, in dem er auf seiner eigens dafür veranstalteten Party seinen Gästen ein Getränk servierte, das er als hervorragenden Whisky anpries, das aber überhaupt keinen Alkohol enthielt. Seine Gäste waren nach der Party durchgehend beschwipst oder betrunken. Einen ähnlichen

Versuch aus Neuseeland mit Wodka beschreibt Bernd Hontschik in seinem Buch *Körper, Seele, Mensch* (Hontschick *Körper* 72f). Als letztes Beispiel in dieser Unterkategorie der Fall, den das Deutsche Fernsehen (ARD) am 17. Dezember 2009 in den Tagesthemen berichtete. Es ging um eine Felsgrotte bei Bethlehem, in die sich Maria mit dem Jesuskind zurückgezogen haben soll, um ihr Baby zu stillen. Dabei sollen ein paar Milchtropfen auf die Steine gefallen sein. Den so geheiligten Steinen wurde die Kraft zugeschrieben, unfruchtbare Paare wieder fruchtbar zu machen. Ein Pater Lawrence wurde genannt, der sein Leben der Grotte geweiht hat und der unermüdlich Gestein losmeißelt, es pulverisiert und unfruchtbaren Paaren zukommen lässt. Tausende – es wurde die Zahl 18.000 genannt – von Dankesbriefen bezeugen die Wirksamkeit des Pulvers durch gelungenen Nachwuchs.

Bis hierher befassten sich die Placebobeispiele mit konkreten Substanzen, die eine Wirkung haben sollten, wie der Patient oder Proband sie vermutete, und die diese Wirkung auch tatsächlich hervorriefen, obwohl nach aller chemisch-pharmazeutischen Kenntnis diese Wirkung unmöglich war. In der nächsten Beispielgruppe soll gezeigt werden, dass die Wirkung von Placebos noch weitere unerwartete Ausmaße annehmen kann.

Gegenteilige Wirksubstanz

Die Eheleute Howard und Daralyn Brody, beide Ärzte, beschreiben in ihrem Buch *Der Placebo-Effekt* den Versuch des Placeboforschers Stewart Wolf, der in den späten vierziger Jahren des letzten Jahrhunderts folgendes Experiment durchgeführt hat (Brody *Placebo* 80-83): Er arbeitete mit Probanden, denen er zwei gegenteilig wirkende Medikamente verabreichte; das eine (A) führte zu Brechreiz, das andere (B) zu Magenberuhigung. Über eine besondere Vorrichtung konnte er die Reaktionen des Magens messen. Zunächst gab er die Medikamente A und B, die genau die zu erwartenden Reaktionen herbeiführten. Dann bekamen die

Probanden Zuckerpillen, aber es wurde ihnen gesagt, es handele sich um A bzw. B. Wie zu vermuten war, litten daraufhin sehr viele der A-Probanden unter Übelkeit und sehr viele der B-Probanden gaben an sich besser zu fühlen. Die Messungen bestätigten die Aussagen. Dann intensivierte Wolf das Experiment mit einem der Probanden: Er verabreichte kein Placebo sondern das Medikament B (Beruhigung), sagte aber, er habe ihm A (Brechreiz) gegeben. Der Proband entwickelte eine starke Übelkeit. Dem wurde erfolgreich abgeholfen, indem Wolf ihm A verabreichte, aber versicherte, ihm B gegeben zu haben. Und wieder bestätigten die Messungen objektiv die Magenberuhigung, die der Proband subjektiv empfand und benannt hatte.

Dieses Experiment zeigt, dass die Erwartung des Patienten offensichtlich stärker ist als das zu vermutende chemische Reaktionsmuster und dass nicht lediglich die Einbildungen des Probanden sondern messbare Veränderungen im Körper am Werk sind. Das nächste Beispiel, wie eine „wissenschaftlich" herausgefundene Wirkung auf den Kopf gestellt werden kann, wird in dem Buch von Bernd Hontschik (Hontschik *Körper* 72) beschrieben. Bereits im Jahr 2003 berichtete die Zeitschrift *GEO* (10/2003 p.62) über die gleiche „enorme" Beobachtung: Ein Hund wurde so konditioniert, dass er zusammen mit einem Signalton ein blutdrucksenkendes Mittel injiziert bekam, so dass für ihn Signal und Spritze zusammengehörten. Nach einer gewissen Zeit tauschte man das blutdrucksenkende Mittel gegen Adrenalin, ein radikal blutdrucksteigerndes Mittel, aus und behielt ansonsten den Signalton und die übliche Prozedur bei. Der Hund reagierte jedoch wie gehabt mit Blutdruck*abfall.* Diese Verkehrung der Welt kommentiert Hontschik, praktizierender Chirurg, so: Man muss „eine geheimnisvolle ‚interpretierende Instanz' annehmen, die so mächtig wirken kann, dass Physik, Chemie und Pharmakologie auf den Kopf gestellt werden."

Es zeichnet sich hier schon ab, dass es kaum möglich sein wird, dem Wirken von Placebos Grenzen zu setzen. Unzählige Versuche,

z. T. aufwändig organisiert, belegen praktisch alle denkbaren Wirkungsrichtungen: Das Placebo wirkt genauso gut wie das Verum, d.i. das echte Wirkmittel; das Verum wirkt nicht, dafür aber das Placebo; beide wirken nicht; beide wirken, aber mal das eine, mal das andere besser; das Verum hat eine gegenteilige Wirkung; dasselbe Placebo wirkt bei unterschiedlichen Krankheiten, ebenso dasselbe Verum, wenn es entsprechend angekündigt wird; die beschriebenen Nebenwirkungen treten auch bei Placebos auf; die Wirkungen von Placebos halten trotz vielfach anderslautender Behauptungen nicht generell kürzere Zeit an als die von Vera (vgl. Brody *Placebo* 87f). Die im Literaturverzeichnis verzeichneten Werke bieten dem interessierten Leser Material in jeder gewünschten Menge.

An dieser Stelle wird bereits verständlich, in welches Dilemma die Krankenkassen und Pharmahersteller geraten können, wenn sie darauf bestehen, dass wissenschaftlich nur anerkannt wird, was besser hilft als ein Placebo, wenn gleichzeitig aber Methoden, die nach wissenschaftlichem Selbstverständnis bloße Scheinmethoden, also Placebos, sind, bessere Ergebnisse erzielen. So äußerte sich sinngemäß Klaus Linde von der Technischen Universität München, wo er komplementärmedizinische Verfahren erforscht (vgl. Bartens *Köglü* 94 und Brody *Placebo* 181).

Werner Bartens sagt es neben vielen anderen ganz unverblümt, dass Placebos und Scheinbehandlungen ungeahnte Wirkungen entfalten: „Menschen haben mehr Kraft, weniger Schmerzen, bessere Abwehrkräfte und mehr Energie und Ausdauer, wenn sie ein Mittel bekommen, von dem sie glauben, dass es wirkt" (Bartens *Köglü* 104). Die Wirkung von Substanzen, sei es ein Verum oder ein Placebo, hängt ganz offensichtlich in hohem Maße vom Glauben, von der Annahme, von der Überzeugung der Person ab, die das Mittel nimmt. Hiervon wird später noch in aller Ausführlichkeit die Rede sein. Zunächst aber sollen gewisse äußere Umstände herangezogen werden, die für die Intensität jenes Glaubens von Bedeutung sind.

Äußerlichkeiten

In der folgenden kleinen Zusammenfassung orientiere ich mich grob an den drei Darstellungen, die in *GEO* (10/2003 p. 62-64), in W. Bartens *Körperglück* (p. 98-100) und H.&D. Brody *Der Placebo-Effekt* (p. 91-92) veröffentlicht worden sind. Dort beziehen sich die Autoren auf diverse Studien, die in großer Übereinstimmung herausgefunden haben, dass von ganz großem Gewicht die Verpackung des Placebos (und natürlich auch des Verums!) ist. Sie muss aufwändig, auf Hochglanzkarton und farblich suggestiv sein, auch die Packungsbeilage muss auf gewisse Nebenwirkungen hinweisen, und die Tabletten selbst sollten entweder recht groß (wegen der Wirkstoffmenge) oder aber sehr klein sein, weil das eine hohe Durchschlagskraft nahelegt, keinesfalls einfach weiß und normalgroß. Mehrfarbige Tabletten oder Kapseln, vorzugsweise in rot, orange oder gelb, lassen auf eine stimulierende Wirkung schließen, während grüne oder blaue eher beruhigen. Auch der Geschmack ist wichtig: angenehm süße Pillen werden mit geringerer Wirkung assoziiert, während unangenehm bitter schmeckende eine größere Wirkung versprechen. Muss der Stoff als Zäpfchen eingeführt oder als Salbe mit großer Sparsamkeit aufgetragen werden, erhöht dies ebenfalls die Wirkung. Hinzu kommt der Preis: billige Arzneien können unmöglich so gut sein wie teure, und letztere sollten – selbstverständlich nur gegen Rezept – ausschließlich in Apotheken erhältlich sein. Es wird von einem Arzt berichtet, der die Wirkkraft der Pille dadurch enorm erhöhte, dass er sie wegen ihrer extrem hohen „Konzentration" nur mit einer Zange anfasste. Eine weitaus bessere Wirkung erzielen allerdings Spritzen, denn nur in schwerwiegenden Fällen verabreicht man ja Injektionen. Dabei sollte bedacht werden, dass eine schmerzfreie Gabe unter die Haut natürlich weit weniger wirkt als eine schmerzhafte in den Muskel oder direkt ins Blut. Auch spielt die verabreichende Person eine gewaltige Rolle: Es macht eben einen Unterschied, ob das (Placebo) Medikament wortlos auf den Nachttisch gelegt wird, ob die Praktikantin oder die Krankenschwester ihre Aufgabe erfüllt oder ob der Arzt, womöglich der Chefarzt persönlich, unter Hinweis auf strenge Befolgung der Einnahmevorschriften die Dosierung vornimmt oder überwacht. Generika, auch wenn sie den absolut gleichen Wirkstoff oder Scheinwirkstoff enthalten wie das Original, werden gern als weniger effektiv eingestuft, und wir fragen uns, ob sich die Krankenkassen einen Dienst erweisen, wenn sie auf der Verschreibung von Generika bestehen, sich aber wegen möglicher Ineffizienz der Arznei aufgrund mangelnden Glaubens an die Arznei durch zusätzliche therapeutische Maßnahmen kostspielige Zusatzleistungen einhandeln.

Wir haben bis hierher den Placeboeffekt kennengelernt, wie er durch die Verabreichung von pharmazeutisch als unwirksam angesehenen „Medikamenten" entsteht. Solche Mittel werden häufig als Placebo*vehikel* bezeichnet, um eine begriffliche Verwechslung mit dem Placebo*effekt,* also mit der beobachtbaren Wirkung jener Mittel, zu vermeiden. Aber es überrascht bereits an dieser Stelle nicht allzu sehr, wenn solche Vehikel durchaus auch weniger materiell sein können, der Effekt jedoch gänzlich materiell, körperlich bleibt. Die folgenden Beispiele zeigen dies.

Chirurgische Eingriffe

Es geht zunächst um chirurgische Eingriffe, die zum Schein durchgeführt werden. Hierbei kommen nur solche Operationen infrage, die im Inneren des Körpers, also mit einem für den Patienten unsichtbaren Ergebnis vollzogen werden, die aber äußerlich – Schnittwunden, Anästhesie, Aktivitäten der Belegschaft – realistisch eine Operation vortäuschen. Die Verlegung ins Körperinnere versteht sich von selbst, da die Entfernung beispielsweise eines Ellenbogenabszesses „zum Schein" anschaulich widerlegt werden und einen Placeboeffekt ausschließen würde.

Es gibt hinsichtlich der Chirurgie nur recht wenige Studien, die den Placeboeffekt zum Gegenstand haben. Das lässt sich leicht erklären: Die rechtlichen und menschlichen Folgen, die entstehen könnten, wenn bei einem schwerwiegenden oder gar lebensrettenden Eingriff nicht wirklich operiert wird und der Ausgang keinen Erfolg hat, wären unausdenkbar, und die Verantwortung hierfür könnte niemandem zugemutet werden. Bei einem tatsächlichen Eingriff hingegen wäre ein Misserfolg gewissermaßen höhere Gewalt, denn der Arzt hätte nach bestem Wissen und Gewissen gehandelt. Deshalb beziehen sich die vorliegenden Untersuchungen zum Placeboeffekt eher auf mittelschwere Fälle, die notfalls durch das Verum, also einen wirklich durchgeführten Eingriff, korrigiert werden könnten.

Jörg Blech berichtet in seinem Buch *Heillose Medizin* von Fällen, die zum Teil auch von anderen Autoren (Brody, Bartens und Hontschik) vorgestellt werden, weil sie einfach spektakulär sind. So bekamen in Colorado (Blech *Heillos* 186) Parkinsonpatienten fremde Nervenzellen ins geschädigte Gehirn injiziert, d.h. nur die eine Hälfte der Patienten wurde so behandelt, der anderen wurde die Injektion lediglich vorgetäuscht. Beide Gruppen berichteten noch nach einem Jahr von deutlich verbesserter Lebensqualität.

In einem kleinen Kapitel „Manöver im Bauch" (203f) zeigt Blech, wie permanente Unterleibsschmerzen, die durch inwendige Verwachsungen im Bauchraum, sogenannte „Adhäsionen", entstehen, durch eine routinemäßige chirurgische Lösung beseitigt werden können. Bei dem in den Niederlanden durchgeführten Experiment gab es wieder zwei Gruppen, eine (52 Patienten) mit tatsächlich durchgeführter „Adhäsiolyse" und eine (48) mit perfekt vorgespiegeltem Manöver. Bei beiden Gruppen erlebten 27% eine spürbare Besserung. Beeindruckend ein anderer Bericht: Bevor Operationen am offenen Herzen möglich waren (vgl. Brody *Placebo* 84-88; Bartens *Köglü* 92; Blech *Heillos* 177), vermutete man, eine Besserung bei Angina pectoris ließe sich dadurch erzielen, dass der Blutfluß durch eine Brustarterie unterbunden wird (Brustarterienligatur), so dass das Blut den Umweg über das Herz nehmen und es so kräftigen muss. „Und es funktionierte wunderbar" (Brody 85); „die Ligatur wurde zum Standard der Herzmedizin" (Blech 177). Dann wurde der Placebotest gemacht: Die Operation wurde einer Patientengruppe vorgetäuscht, der anderen wurde die Arterie wirklich abgebunden. „Das Ergebnis war in beiden Behandlungsgruppen gleich, wie ein unabhängiger Wissenschaftler feststellte, der die Auswertung der Studien vorgenommen hatte" (Bartens *Köglü* 92).

Das folgende und letzte hier vorgestellte Beispiel des chirurgischen Placeboeffekts wurde an 180 Patienten am Veterans Affairs Medical Center in Houston, Texas, unter Leitung von Bruce Moseley durchgeführt. Alle Patienten litten an fortgeschrittener Kniegelenksarthrose. Die übliche Behandlungsmethode bestand aus drei Schritten: Bei einer Gelenkspiegelung (1) wurde mit Wasser gespült (2) und schließlich die Knorpeloberfläche des Gelenks mechanisch geglättet (3). Die Patienten wurden in drei Gruppen unterteilt; die erste erhielt die komplette Operation, die zweite nur die Gelenkspülung, bei der dritten wurde bis auf die vernähten Schnittwunden alles simuliert. In den Nachuntersuchungen, die sich über zwei Jahre hinzogen, berichteten die Patienten aller Gruppen von einer Abnahme ihrer Beschwerden (vgl. Hontschik *Körper* 73f). „Die eigentliche Sensation besteht bei all diesen Studien – so Hontschik – darin […], dass es […] zu einer messbaren Besserung des Gesundheitszustandes kam – am Knie, am Herzen, im Bauch!" Und er stellt die aufrührerische Frage: „Sind Operationen also mit einer heilenden Aura verbunden, sind Ärzte, speziell Chirurgen, wandelnde Placebos?" (74).

Droge Arzt

Damit sind wir bei der letzten Gruppe von „Vehikeln" angelangt, und wir verlassen nun alle Materialität vollends, soweit sie in welcher Form auch immer „einverleibt" oder chirurgisch manipuliert wird. Es geht jetzt um die Person des Arztes, die als ein menschliches Gegenüber besonderer Kompetenz verstanden sein soll, das allein durch seine Worte oder seine bloße Anwesenheit heilende Wirkungen ausübt. Man hört doch immer wieder Berichte von Patienten, die ihren Arzt geradezu andächtig verehren, weil er ihnen so „gut tut" und er ihre Leiden praktisch ohne Rezeptblock, ohne aufwändige Apparaturen und häufig sogar ohne die Mithilfe der Apotheke oder des Reformhauses mildert. Was aber ist für diese Wirkung verantwortlich? Weiter oben haben wir konstatiert, wie ein Placebo-Medikament allein dadurch eine höhere Wirkung entfalten kann, dass es der Arzt persönlich und nicht die Schwesternschülerin verabreicht. Damit wird ersichtlich, dass die besondere Person – hier die des Arztes – ebenfalls die Funktion eines Vehikels übernehmen kann. Und wieder spielen gewisse äußere Erscheinungsformen für die Intensität der Wirkung eine Rolle (vgl. Kuby *Dimension* 307): Ein weißer Kittel mit Stethoskop bewirkt häufig eher heilsame Besserungen des Befindens als Bluejeans mit kariertem Hemd. So auch der Herr Professor Dr. möglichst in Begleitung eines Assistenzarztes, der die Akte des Patienten trägt. Im weiteren Umfeld gehören hierzu die akademische Ausbildung und die Zulassungsbeschränkungen sowie der unangefochten hohe gesellschaftliche Status dieses Berufes, die die Autorität und damit die Macht des ärztlichen Wortes erhöhen. In keiner anderen akademischen Sparte wird der Doktortitel so häufig und regelmäßig vergeben wie in der Medizin. Aber das sind wohlgemerkt Äußerlichkeiten, die nicht jeden Patienten beeindrucken müssen; viel bedeutsamer sind Wortwahl, Betonung, Mimik und Gesten, die die verbalen Inhalte begleiten. Dabei muss gleich hier gesagt werden, dass es wenig erfolgversprechend wäre, diese begleitenden Attribute nach Art politischer Demagogen vor dem Spiegel einzuüben. Der Punkt ist, dass sie vor allem wirken, wenn sie Ausdruck der ehrlichen, empathischen inneren Haltung des Arztes sind. Kompetenz, Einfühlung, Freundlichkeit oder Vertrauenswürdigkeit verfehlen wie auch sonst im Leben, *wenn vorgespiegelt*, fast immer ihr Ziel. In seinem Buch *Die verlorene Kunst des Heilens* bringt Bernard Lown eine große Zahl von Beispielen, wie Worte heilend wirken können. Er sagt, worauf es bei den Worten ankommt: „[Der Heilungsprozess] erfordert die Mobilisierung der positiven Erwartungen der Patienten und das Erwecken von Vertrauen in das Handeln des Arztes. Ich kenne nur wenige Heilmittel, die mächtiger sind als ein sorgsam gewähltes Wort. Patienten lechzen nach Anteilnahme, die in erster Linie durch Worte vermittelt wird" (Lown *Kunst* 106). Lowns Lehrer S.A. Levine muss diese Fähigkeit in besonders hohem Maße besessen haben, denn Lown spricht von ihm immer in größter Verehrung, wenn er dessen Geschick im Umgang mit Patienten beschreibt, wie er „Hochstimmung" und „unverbesserlichen Optimismus" ans Krankenbett brachte (*Kunst* 108). Er verrät dem Leser sogar, dass die Patienten Levines, wenn er klinisch ungeprüfte Substanzen verschrieb, „gesundeten", „aufblühten" und „gediehen", während seine eigenen – Lowns – Patienten kein derartiges Wohlergehen erlebten, obwohl er die allerneuesten, geprüften Entdeckungen aus der Wissenschaft verordnete (vgl. Lown *Kunst* 24). Levine selbst war sich der Bedeutung bewusst, die der Umgang mit den Patienten für die Medizin hat, denn Lown hörte ihn mehrfach die Befürchtung äußern, dass der medizinische Stern sinke, „da die Sorge um den Patienten von der ausschließlichen Konzentration auf die Krankheit abgelöst werde" (108).

Hier ein Beispiel von der Wirkung eines Wortes, sogar wenn letztlich ein falsches Verständnis die Wirkung erzeugte: Der Zustand eines herzkranken Patienten war so hoffnungslos geworden, dass Lown nach Absprache mit der Familie des Patienten keine Wiederbelebungsversuche mehr anordnete. Doch nach einiger Zeit sah der Patient gegen alle Erwartung besser und sichtlich gesünder aus. Er wurde bald aus dem Krankenhaus entlassen. Nach sechs Monaten erschien er in Lowns Praxis weitestgehend symptomfrei. Ungläubig rief Lown aus „Ein Wunder!" Aber der

Patient bestand darauf, dass ganz und gar kein Wunder geschehen sei. Auf Lowns Nachfrage klärte er ihn auf: Er habe durchaus gespürt, dass ihm niemand mehr eine Chance gegeben habe und dass man ihm nur noch schonend sein baldiges Ende bedeuten wollte. Aber eines Tages, am 25. April, sei er – Lown – mitsamt medizinischem Tross hereingekommen und habe mit Leichenbittermine das Stethoskop auf seine Brust gesetzt und seine Begleiter aufgefordert, sich den „gesunden Galopp" anzuhören. Das habe ihm neuen Mut gegeben, denn wenn sein Herz noch gesund „galoppiere", könne er ja wohl nicht im Sterben liegen. Von Stund an sei es mit ihm bergauf gegangen. Was nun der Patient nicht wusste, war die Tatsache, dass in der Medizinersprache ein Herzgalopp im Gegenteil ein äußerst bedenkliches Zeichen ist, weil dadurch vergebliches Pumpen von Blut angezeigt wird.

Ein anderes Beispiel aus meiner eigenen Umgebung: Ein mit mir befreundeter Arzt erzählte mir von seiner Nachbarin, einer Apothekerin, die nach Einnahme eines Antibiotikums eine Lichtallergie der Haut entwickelte. Die Allergie wollte aber auch nach Absetzen des Medikaments nicht weichen. Hautrötungen und extremes Jucken führten dazu, dass die Frau nur noch selten und gänzlich verhüllt ins Freie ging, damit kein Licht ihre Haut berühre; auch die Fenster ihres Hauses wurden mit lichtundurchlässigem Fensterglas versehen. Über mehrere Jahre suchte sie in ganz Deutschland berühmte Koryphäen – Hautärzte, Allergologen und Immunologen – auf, die ihr aber alle nicht helfen konnten. Durch Zufall geriet sie dann an die Adresse eines Universitätsmediziners, der ihr beim Betreten seiner Praxis unumwunden und mit Bestimmtheit sagte, dass sie überhaupt keine Allergie habe, dass alles psychisch sei. Nach kurzer Zeit in Folge dieses Besuches verschwand die Allergie und blieb verschwunden.

Die verbale Einflussnahme durch den Arzt ist sogar in einem groß angelegten Versuch studiert worden. In den sechziger Jahren des 20. Jh. teilte Dr. Lawrence Egbert an der Harvard Medical School nach dem Zufallsprinzip siebenundneunzig Patienten, die alle vor einer vergleichbar schweren Operation im Bauchbereich standen, in zwei Gruppen ein. Die erste wurde nach üblichen Standards mit kurzer Visite, knapper Aufklärung und flüchtiger Untersuchung vorbereitet, die zweite erhielt eine ausführliche Aufklärung über die voraussichtlich auftretenden Schmerzen, über Wege und Übungen, wie dem zu begegnen sei, über die Bereitschaft aller Schwestern und Ärzte, die umgehend mit starken Schmerzmitteln zur Stelle seien, wenn nötig und wenn darum gebeten werde. Weder die Krankenschwestern noch die weiteren beteiligten Chirurgen wussten von dem Experiment, so dass keine ungewollte Beeinflussung der Patienten und somit keine Verfälschung des Experiments stattfinden konnte. Die Ergebnisse waren „verblüffend" (vgl. Brody *Placebo* 118f), denn die zweite Gruppe benötigte nur die Hälfte der Schmerzmittel und wurde im Schnitt zwei Tage früher entlassen als die erste Gruppe. Brody nennt diese Studie einen Klassiker, da sie praktisch erstmals feststellte, „dass der Placebo-Effekt im Prinzip nicht von der Verwendung von Scheinmedikamenten abhängt" (119).

Der englische Arzt, Vernon Coleman, hat ein sehr aufschlussreiches Buch geschrieben, in dem er seine vielfältigen Erfahrungen mit Placebos darlegt. Der Originaltitel *Mindpower* ist etwas unglücklich ins Deutsche mit *Denk dich gesund / Die Macht des Geistes über den Körper* übersetzt worden. Darin führt er dem Leser vor, wie die Äußerungen des Arztes z. T. punktgenau im Patienten umgesetzt werden und wie sehr der Enthusiasmus des Arztes, der die Mittel anpreist, die Wirkung mitbestimmt. Sagt der Arzt zum Beispiel „Probieren Sie das mal, vielleicht hilft's", dann ist „nachgewiesenermaßen" diese Äußerung um ein Vielfaches weniger wirksam, als wenn er gesagt hätte: „Das wird Ihnen sicher helfen. Es ist das stärkste und beste Mittel auf dem Markt" (Coleman *Denk dich* 43). Sogar die Nebenwirkungen richten sich nach dem, was der Arzt voraussagt. Verabreicht er das Placebo mit der Bemerkung, davon könne man Hautausschlag bekommen, dann ist die Wahrscheinlichkeit, ihn tatsächlich zu bekommen, sehr hoch. Coleman schlussfolgert: „Allem Anschein nach reagiert unser Körper nicht nur auf tatsächliche in einer Tablette enthaltene Wirkstoffe, sondern auch auf vermeintliche" (43). Durch seine Erfahrung weiß Coleman, dass der reinste Placebo-Effekt erzielt wird, wenn der Arzt ganz auf Tricks, Medikamente und mechanische Hilfsmittel verzichtet und den Patienten nur durch sein Beisein oder durch Berührung heilt. Für ihn ist es möglich, „einen Patienten einfach dadurch zu heilen, dass man ihm sagt, dass man ihn heilen werde" (44).

Das Ehepaar Brody (und andere Autoren) gehen noch einen Schritt weiter und behaupten, dass sogar die unausgesprochene Erwartung des Arztes die Wirksamkeit einer Therapie oder eines Medikaments beeinflusst. Ärzte, die selbst an die gute Wirkung eines Medikaments glauben, erzielen bei ihren Patienten bessere Heilungserfolge als solche, die die Wirkung skeptisch beurteilen; Krankenschwestern, die entschieden gegen die Gabe von „Drogen" sind, bewirken bei Patienten durch Placebos bessere Ergebnisse als mit dem entsprechenden Verum (vgl. Brody *Placebo* 90f).

An dieser Stelle der ganzen Placeboproblematik beginnt eine eigenartige, aber verständliche Irritation: Es geschehen beim Patienten Veränderungen, die durch keinerlei Worte oder Mitteilungen des behandelnden Arztes erklärt werden können, die aber in Beziehung stehen zu den Auffassungen oder Überzeugungen des Arztes. W. Bartens berichtet von einem Experiment, in dem dieser Effekt auftrat und der den Experimentatoren trotz der Analyse der Videoaufzeichnungen unerklärlich blieb (vgl. Bartens *Köglü* 90f): Ted Kaptchuk von der Harvard Universität teilte Patienten mit vergleichbaren Darmbeschwerden in drei verschiedene Gruppen ein. Jede Gruppe wurde von den Ärzten nach einem genauen Plan unterschiedlich behandelt. Die erste Gruppe wurde lediglich auf eine Warteliste gesetzt, die Patienten der zweiten Gruppe erhielten recht wortkarg eine Placebo-Spritze, in der dritten Gruppe gab es auch eine Spritze, aber mit den „typischen Ritualen ärztlicher

Zuwendung": freundliche Ansprache, geduldiges Zuhören, mitfühlende Berührung. Wie zu erwarten spürten die Patienten der dritten Gruppe die stärkste Linderung ihrer Symptome und die der ersten die geringste. Jedoch gab es bemerkenswerte Ausnahmen: Bei einigen der wortkargen Therapeuten, die lediglich eine Spritze setzten, gab es größere Erfolge als bei den „Patientenverstehern". Kaptchuk resümiert: „Offenbar wirkt die Ausstrahlung mancher Ärzte auch ohne Worte" (90).

Dieses Phänomen lässt sich mit den wissenschaftlichen Mess- und Beobachtungsmethoden nicht erklären, obwohl es im allgemeinen zwischenmenschlichen Empfinden längst akzeptiert und eine vertraute Erscheinung ist. Heutzutage wird es für die Medizin wiederentdeckt. Der Arzt Klaus-Dieter Platsch beispielsweise sagt es in seinem Buch *Das heilende Feld. Was Sie selbst für Ihre Heilung tun können* (Platsch *Feld* 53) folgendermaßen: Auf den Patienten „wirken die inneren Überzeugungen auf Seiten der Ärzte, die den Patienten schon chronisch krank sehen oder gar ‚abschreiben', auf sehr subtile Weise, ohne dass auch nur ein Wort darüber fallen muss. […] Wann immer wir fest an etwas glauben oder von etwas überzeugt sind, hat das eine Auswirkung." Bernd Hontschik, der sich ebenfalls in neuerer Zeit mit diesem Phänomen befasst, greift den von Michael Balint in den fünfziger Jahren geprägten Ausdruck „Droge Arzt" wieder auf und bedauert wie schon seinerzeit Balint, „dass es für dieses hochwichtige Medikament noch keine Pharmakologie gibt" (Hontschik *Körper* 101), das Medikament Arzt müsse genauso studiert werden wie jedes andere Medikament auch, es führe zu vielfältigen ‚allergischen' Zuständen und habe gegebenenfalls unerwünschte Nebenwirkungen. Leider finde man nichts hierüber in medizinischen Lehrbüchern, und anstatt die Droge Arzt zu erforschen, obwohl man ihre Wirksamkeit kennt, bagatellisiere man diesen unkontrollierbaren Effekt als ‚pharmakodynamisch unwirksame' Beigabe (vgl. 101).

In vielen Kulturen ist die „Droge Arzt" die hauptsächliche oder sogar die einzige Droge, die verabreicht wird. Jenen Arzt nennen wir „Schamane" und die Medizin „Schamanismus". Der Wirkmechanismus dieser Medizin ist das unendliche Vertrauen des Patienten in seinen Arzt, ein Vertrauen, das das unsrige in den klinischen Doktor im weißen Kittel sicher bei weitem übersteigt. Jetzt sind eigentlich keine Medikamente mehr vonnöten, denn das Bewusstsein erhält seine heilende Überzeugung, wobei es keine Rolle mehr spielt, ob die Überzeugung auf praktischer oder wissenschaftlicher oder illusionärer Wahrheit beruht. Es kommt nur noch auf den Bewusstseinsinhalt an. Clemens Kuby bringt diesen Sachverhalt auf den Punkt, indem er betont, wie Methoden und „Tricks" des Arztes absolut nachrangig sind gegenüber seinem „Charakter", seiner „Motivation", seinem „Glauben". „Wenn mich seine Attribute des Menschseins überzeugen, ist er mein Heiler." Und er fasst zusammen: „Viele reden bei Schamanismus über Geister und höhere Kräfte, in Wahrheit aber wissen sie nicht, wovon sie reden, und wissen offenbar auch nicht, wie unser Gehirn funktioniert. Dem Gehirn „genügt" eine Illusion, um etwas Körperliches auszulösen. Es bedarf keiner realen Aktion, keiner verabreichten Chemie, keiner Strahlen, um Gehirnfunktionen in Gang zu setzen" (Kuby *Dimension* 180-181).

Hält man sich alle bisher beschriebenen Varianten des Placeboeffekts vor Augen, dann bleibt letztlich nichts mehr übrig, das man dem Vehikel Placebo als Heilkraft zuschreiben könnte. Die Logik zwingt uns, das als zutreffend anzuerkennen, was Bernd Hontschik sagt: „Zu Ende gedacht, kann damit jede Handlung einen Placeboeffekt bewirken" (zitiert in Bartens *Köglü* 91). Und nicht nur jede Handlung; es sollte klar sein, „… dass diese ‚Heil'-Wirkung nicht nur der approbierte Arzt, sondern selbstverständlich auch der sogenannte Laie ausüben kann. Was in der Praxis ja auch geschieht. […] Alternative Heilkundige verhelfen ihren Patienten durch optimistische, enthusiastische Haltung zur Besserung" (Coleman *Denk dich* 43f).

Bewusstsein

Wenn man unkritisch vor allem die letzten Beispiele betrachtet, in denen Personen durch ihre Gegenwart, ihre Worte, ihre Überzeugungen eine heilende Wirkung auszuüben schienen, so liegt ein Gedanke nahe, der so einflussreich und seit Urzeiten verbreitet ist, dass hier darauf eingegangen werden muss. Es ist die Vorstellung, dass Gedanken gewissermaßen wie ein „Paket" aus eigener Dynamik und nur durch die geistige Kraft des „Senders" angetrieben von einem Bewusstsein zu einem anderen, zum „Adressaten", hinüberwechseln können, um dort segensreiche oder auch schädliche Wirkungen zu zeitigen. Es muss klar sein, dass an diese Annahme geglaubt worden ist oder noch geglaubt wird, wenn Menschen in spiritualistischer Manier an Magie, Hexerei, Exorzismus oder jede Art von schädigender Gedankenkraft glauben. Aber auch die positive Variante gehört hierher, wenn man von jemandem annimmt, er habe starke, heilende Gedanken oder seine Gedanken hätten andernorts Wunderheilungen bewirkt. Es hat sogar den Versuch gegeben, jene Phänomene wissenschaftlich zu beschreiben, was als Mesmerismus in die Medizingeschichte eingegangen ist. Zurückschauend können wir sicher sein, dass dieser Glaube weit mehr Unheil als Segen gestiftet hat.

Aber irgendetwas muss an der Sache „dran" sein, sonst hätte sich ein solcher Glaube unmöglich so lange und so intensiv halten können, und man hätte nicht seriöserweise von einer „Droge Arzt" sprechen können.

Erinnern wir uns an das Beispiel von Bernard Lown (s.S. 25f), in dem der Patient durch den Ausdruck „gesunder Galopp" geheilt wurde. Würde die mesmeristische These von einem Hinüberwechseln der Gedanken stimmen, so hätte sich der Zustand des Patienten verschlechtern müssen, weil der ärztliche Gedanke besagte, dass der „gesunde Galopp" ein höchst alarmierendes Zeichen war, das den Patienten in Kürze sterben lassen müsste. Aber es kam etwas anderes im Bewusstsein des Patienten an: die hoffnungsfrohe Botschaft einer bevorstehenden Heilung. Das und nur das wirkte auf den Zustand des Patienten. Allgemeiner gesagt ist es immer nur der Inhalt des *eigenen* Bewusstseins, der sich auf den seelisch körperlichen Zustand auswirkt, nicht der des Arztes, Heilers oder Freundes, es sei denn der „Empfänger" trägt in seinem Bewusstsein die Überzeugung, der „Sender" verfüge über wunderbare Kräfte. Wenn wir unterstellen, dass jemand perfekt schauspielert und eine beliebige Überzeugung verbal, gestisch, mimisch oder wie auch immer übermitteln kann und die daraufhin wirklich und absolut fest vom „Adressaten" geglaubt wird, dann dürften wundersame Dinge möglich sein. Aber genau dies ist das Problem – wie die Erfahrung zeigt –, denn das Bewusstsein lässt sich nicht „mal so eben" manipulieren.

Der Begriff „Bewusstsein" darf nicht falsch verstanden werden, sonst entstehen die gröbsten und irreführendsten Missverständnisse. Das Wort legt nahe, dass Bewusstsein das ist, was uns bewusst ist, also unser Wille, unsere Wünsche und Neigungen, über die wir reden können, unser Wissen – alltäglich, schulisch oder akademisch –, unser logisches Argument, unsere Tagträume. Aber es ist das gewaltige Verdienst von Sigmund Freud, dass wir heute wissen, dass jener Teil nur ein ganz kleiner Ausschnitt dessen ist, was wir als „Bewusstsein" bezeichnen. Es ist wie bei einem Eisberg: was wir sehen, ist die Spitze; der weitaus größte Teil liegt unsichtbar unter der Oberfläche des Wassers. Was unter der Oberfläche liegt, ist „unbewusst", d.h. unserem „bewussten" Ich oder Ego nicht zugänglich, aber dennoch im Bewusstsein vorhanden. Die Vorsilbe „un-" bezeichnet also keine Verneinung von Bewusstsein, sondern lediglich eine nicht gewusste und eine nicht oder nur schwer zugängliche Abteilung des Bewusstseins. Da sich der Gebrauch dieser Wörter trotz ihrer gewissen Unlogik in der Psychologie eingebürgert hat, ist es sinnvoll, diese Diktion weiter zu verwenden. Die unbewusste Abteilung des Bewusstseins, das Unbewusste, ist eine weitgehend unbekannte

Größe. Dort „lagern" Neigungen und Impulse, die wir durch unsere Natur, unsere Erziehung, das Milieu und unsere Kultur erworben haben, von denen wir bewusst nichts wissen, die aber auf unser Dasein Einfluss nehmen, die sich widersprechen und völlig antagonistische Positionen beziehen können. Ein moralisch hochstehender Anspruch muss sich unter Umständen gegen einen brutalen oder gar asozialen Impuls durchsetzen, unterdrückte Wut rüttelt an unserer liebevollen Zugewandtheit, permanente Angst kompensiert sich durch forsches Auftreten oder formt einen unterwürfigen Charakter. Und so weiter. Und von alldem wissen wir nichts! Lediglich in gewissen unkontrollierten Augenblicken stoßen solche unbewussten Tendenzen ins bewusste Bewusstsein vor, überraschen uns in unseren Träumen, lassen uns auf ungewohnte Weise reagieren, zwingen uns immer wieder in unsere Sucht oder in unschöne Verhaltensweisen, erzeugen Schmerzen und Depressionen, rufen Empfindungen wie Liebe auf den ersten Blick oder rätselhafte Antipathie gegen völlig fremde Personen hervor. Das Reservoir ist schier unerschöpflich. Man weiß heute aber, dass die inhaltlichen Einzelteile dieses Unbewussten durchaus nicht auf einem gleichrangigen Niveau liegen. Gewisse Bilder, Wörter, Erinnerungen kommen relativ leicht an die Oberfläche, etwa als plötzliche Assoziationen; andere sind tiefer vergraben und werden möglicherweise erst durch eine Psychotherapie sicht- und erlebbar; wieder andere werden dauerhaft und mit großem Energieaufwand unter der Oberfläche gehalten; und schließlich scheint es solche zu geben, die wir nie kennenlernen, die aber – wie all die anderen „höher" geschichteten auch – unser Leben mitbestimmen und uns zu unserer höchsten Verwunderung mit Reaktionsweisen, Symptomen und Charakterzügen ausstatten, von denen wir nichts ahnten und die wir um alles in der Welt nicht haben wollten. Der Einfluss des Unbewussten auf unser Leben ist nach einhelliger Meinung aller Experten deutlich stärker als die uns verfügbaren und bekannten Elemente unseres bewussten Egos. Daher bemühen sich alle Psychotherapien mit den unterschiedlichsten Methoden, an die Inhalte und Strukturen des Unbewussten heranzukommen, sie so zu verändern, dass unser Leben von bestimmten Problemen befreit wird.

Zurück zu unserem Thema, dass immer das eigene Bewusstsein zunächst bestimmt, was alltäglich, psychologisch oder medizinisch mit uns geschieht. Wenn beispielsweise ein Hypnotiseur durch die Hypnose Zugang zu den unbewussten Bereichen seines Probanden erhält, dann genügt es nicht, dass er stumm dasitzt und seine manipulierenden Gedanken hat. Er muss sie laut sagen und sie so in das Bewusstsein seines Gegenübers hineinlegen; erst dann werden die zum Teil kuriosen Befehle ausführbar. Oder ein anderes Beispiel, dessen Quelle mir entfallen ist: Ein Patient glaubte an die heilenden Kräfte eines Heilers. Man vereinbarte einen bestimmten Zeitpunkt, der für den Patienten von großer Bedeutung war und an dem der Heiler für ihn „arbeiten" sollte. Nach einiger Zeit erhielt der Heiler einen überschwänglichen Dankesbrief für die gelungene Problemlösung, jedoch hatte er den „Arbeitstermin" völlig vergessen. Clemens Kuby sagte es so (vgl. S. 30): Dem Gehirn „genügt" eine Illusion, um etwas Körperliches auszulösen.

Von den vielen vorhandenen Beispielen zu diesem Punkt hier ein weiteres, das im Fernsehen am 13. Februar 2011 um 21:15 Uhr in der ARD unter dem Titel „Faszination Wissen / Placebo" gesendet wurde: In einem Versuch wurde über mehrere Wochen ein Medikament zur Unterdrückung der Immunabwehr zusammen mit einer grünen, bitter schmeckenden und stark nach Lavendel riechenden Flüssigkeit verabreicht. Dann wurde der Wirkstoff in der Tablette kontinuierlich verringert, bis nichts mehr davon vorhanden war. Alle anderen Bedingungen blieben bestehen. Resultat: Die Immunabwehr blieb unterdrückt.

Auf den ersten Blick könnte man meinen, dass doch zunächst die Tablette materiell gewirkt habe und dass das Bewusstsein später zugeschaltet wurde, also lediglich sekundär von Bedeutung war. Aber diese Sichtweise ist, obwohl sehr verbreitet, nicht konsequent. Im Grunde kommen aus Sicht der Schulmedizin zwei Prozesse bei allem Placebowirken infrage: Im einen Fall mischt sich das Bewusstsein (der Schulmediziner würde vom „Gehirn" sprechen) in das Geschehen ein und „verdreht die Chemie", und im anderen – so die vermeintliche Logik – hält es sich ganz aus dem Geschehen heraus und überlässt alles der echten oder scheinbaren Wirksubstanz. Daraus ergeben sich vier Varianten: In der ersten Variante missversteht das Bewusstsein das Placebo als Verum und wirkt heilend; in der zweiten durchschaut das Bewusstsein das Placebo als Placebo und verweigert eine heilende Wirkung; in der dritten Variante – wenn „echte" Medikamente nicht anschlagen –, erkennt das Bewusstsein den Wirkstoff nicht oder ignoriert ihn; in der vierten schließlich akzeptiert das Bewusstsein den echten Wirkstoff und reagiert heilend. So gesehen enden wir in völliger Beliebigkeit der Wirkmechanismen, und das Heilungsgeschehen würde immer rätselhafter werden. Die Verwendung und Wirkung von Placebos und Vera wäre eine Sache reinen Zufalls.

Der Chirurg Bernd Hontschik hat die Misslichkeit dieser Lage präzise erkannt und hat ein Verständnis der Vorgänge dadurch zu erreichen versucht, dass er den Begriff der „Bedeutungserteilung" einführt, womit er sich deutlich dem hier vertretenen Modell von der Vorrangigkeit des Bewusstseins annähert: „Ein solcher Vorgang [s.S. 18: Hundeexperiment] lässt sich nur dadurch erklären, dass ein Lebewesen allem, was es in seiner Umgebung wahrnimmt, und besonders jedem Zeichen, das es aus der Konstruktion seiner Lebenswelt heraus aktiv oder passiv aufnimmt, eine Bedeutung erteilt. Die Bedeutungserteilung ist der entscheidende Vorgang, der über die Entfaltung einer Wirkung entscheidet" (Hontschik *Körper* 75).

In unserer westlichen Welt sind wir auf eine Weise sozialisiert, dass wir nahezu kritiklos und unbewusst an die eigendynamische Wirkung pharmazeutischer Mittel glauben; daher die so häufig anzutreffende Wirksamkeit der Medikamente. Sollte unser Bewusstsein jedoch abweichend konditioniert sein, dann funktioniert dieser Mechanismus nicht oder nur eingeschränkt, wie die vielen Placeboexperimente beweisen. So konnte der aus Afrika stammende französische Tennisspieler Yannik Noah nur von seinen Rückenschmerzen befreit werden, indem er den Medizinmann seines Stammes bat, ihm mit der Affenschwanzpeitsche Schläge auf den Rücken zu versetzen, denn die abendländischen medizinischen Maßnahmen konnten ihm nicht helfen. Es ist also das Bewusstsein, das sozusagen erlaubt, welche Behandlungsart erfolgreich sein soll.

Da die These, das Bewusstsein sei bei einer medizinischen Maßnahme von vorrangiger Bedeutung, hier zentral ist, aber nur schwer akzeptiert wird, sollen noch weitere Autoren herangezogen werden. Bernard Lown, ein „Kardiologe von Weltrang" (Lown *Kunst* Impressum) fragt und antwortet: „Warum verändert eine einfache, mit einer Zuckerschicht überzogene Pille die innersten Körperfunktionen? Man kann tatsächlich niemals sicher sein, ob die Wirkung, die man einem Medikament zuschreibt, nicht teilweise oder ganz auf einem Placeboeffekt beruht. So wie Medikamente können auch Placebos schwere Nebenwirkungen hervorrufen" (Lown *Kunst* 168). Clemens Kuby spricht von der Wirkungsstärke unseres Geistes und führt an, dass ein Antibiotikum meistens nicht wirkt, wenn der Patient es unbeirrt ablehnt, es aber dennoch verabreicht bekommt (vgl. Kuby *Dimension* 306). Als Mary Baker Eddy um 1900 das damals und heute schwer zu verstehende Phänomen in der Homöopathie behandelte, dass nämlich die gleiche Droge, die ein Symptom hervorruft, auch zu dessen Beseitigung eingesetzt wird, sagte sie: „Dies bestätigt meine Theorie, dass der Glaube an die Arznei der einzige Faktor bei der Heilung ist" (Eddy *Wissenschaft* 370).

Die Bedeutungserteilung zeigt sich besonders deutlich in den Beobachtungen, die der englische Arzt Vernon Coleman in seinem Buch *Mind Power*, mit dem Untertitel *How to Use Your*

Mind to Heal Your Body, ins Deutsche übersetzt mit *Die Macht des Geistes über den Körper*, dem Leser darbietet: Er beschreibt zwei Fallbeispiele, in denen der eine Patient, der nach unseren gängigen Vorstellungen ein eher beschauliches Berufs- und Familienleben hat, laufend wegen typischer Stresssymptome in die Praxis kommt, während die zweite Patientin nur zwei Mal wegen Routine-Impfungen in der Praxis erscheint, aber – wieder nach unseren gängigen Vorstellungen – ein unglaublich aufreibendes mit Unrast, Hetze und höchster Verantwortung erfülltes Berufs- und Familienleben meistert. Sie war „offensichtlich jedem Stress gewachsen. Aufrecht und unerschütterlich" (Coleman *Denk dich* 52, vgl. 51-53). Coleman resümiert: „Häufig reagieren wir nicht auf die Realitäten in unserem Leben, sondern auf unser *Bild* von den Realitäten. [...] Der Stress, der uns alle umbringt, existiert nicht in der realen Welt um uns, sondern in der Welt in unserem Kopf" (54).

Coleman, der an anderer Stelle sagt: „Nach langen Gesprächen mit medizinischen Spezialisten vieler verschiedener Richtungen würde ich schätzen: 90-95% aller Leiden lassen sich ganz oder teilweise auf geistig-seelische Kräfte zurückführen" (*Denk dich* 47), zeigt in seinen Büchern ein Verhalten, das er in dieser Thematik mit den meisten Medizinern teilt: Er erkennt die seit Jahrzehnten festgestellte Zunahme des Anteils geistig-seelisch bedingter Krankheiten. Das begann mit den Balint-Studien, in denen Balint in den 60er Jahren des vorigen Jh. von 50% ausging. Dieser Prozentsatz wurde laufend erhöht. Jetzt spricht Colemen von 95%. Man hat den Eindruck, dass die Erkenntnis neuer Bereiche seelisch hervorgerufener Krankheiten nur mühselig der Lehrmeinung, körperliche Krankheiten haben körperliche Ursachen, abgerungen wird. Was z.B. hindert Coleman daran, anstelle seines „*Häufig* reagieren wir [...] auf unser *Bild* von den Realitäten" (s.o.) zu sagen: „Wir reagieren auf unser *Bild* ..."? Oder sollen wir skeptisch erwägen, ob nicht sogar vielleicht 99%

der Krankheiten seelisch verursacht werden? Die Verlängerung der „Kurve" lässt doch nichts anderes als 100% vermuten mit der Zusatzeinsicht, dass die Beziehung vom Geist zum Körper möglicherweise nicht in jedem Fall aufgedeckt werden mag. Coleman selbst sagt im englischen Original von *Mind Power* im Zusammenhang von Entspannung als Therapie gegen Stress diesen allgemeingültigen Satz: „And as I have already shown, it is the mind that rules the body" (Coleman *Mind* 63). Und M.B. Eddy: „[…] mortal [=human] mind, which directly controls the body" (Eddy *Wissenschaft* 400). In neuerer Zeit (1989) machte der Psychologe Thorwald Dethlefsen in Zusammenarbeit mit dem Mediziner Ruediger Dahlke von sich reden, als ihr Buch *Krankheit als Weg / Deutung und Be-Deutung der Krankheitsbilder* erschien. In diesem Werk stellen sie den Körper als Ausdruck oder Spiegel der Seele dar. Das folgende längere Zitat bringt Ihre Sicht- und Arbeitsweise auf den Punkt: „[…] aus dem wirklichen Begreifen dieses Zusammenhangs zwischen Körper und Psyche [folgt] eine Konsequenz, die wir gar nicht für selbstverständlich halten: dass nämlich der Körper nicht der Ort ist, wo ein Problem gelöst werden kann! Die gesamte Schulmedizin geht jedoch gerade diesen Weg: Alle blicken fasziniert auf das Körpergeschehen und versuchen, das Kranksein auf der Körperebene zu lösen.

Doch hier gibt es gar nichts zu lösen. […] Menschsein findet im Bewusstsein statt und spiegelt sich im Körper. Ständig den Spiegel zu polieren, verändert nicht den, der sich darin spiegelt" (Dethlefsen *Weg* 146f).

Überschaut man den bis hierher beschrittenen Weg, der uns zeigt, dass zur Erzeugung eines heilenden Placeboeffekts letzten Endes gar kein Placebovehikel zwingend nötig ist, weil es in letzter Konsequenz nur darauf ankommt, das eigene Bewusstsein, vor allem den unbewussten Teil, sozusagen in eine heilungsüberzeugte Verfassung zu bringen, dann dürfen wir vom Grundsatz her nicht überrascht sein, dass es Selbstheilungen und sogenannte Spontanheilungen selbst schwerster Krankheiten gibt. Natürlich ist die Frage, wie man dorthin gelangen kann, berechtigt, verständlich und begehrenswertes Ziel, aber gerade hier tun sich größte Schwierigkeiten auf, denken wir doch nur daran, wie erfolgreich das Unbewusste – der Name sagt es bereits – sich dem Zugriff durch unser Bewusstsein entzieht. Im Verlauf dieses Buches wird davon noch die Rede sein. Hier soll lediglich der generelle Hinweis wiedergegeben werden, den Clemens Kuby, der sich von einer Querschnittslähmung „selbst heilte", in seinem Buch *Heilung / Das Wunder in uns / Selbstheilungsprozesse entdecken* mehrfach formulierte: „[…] im Kern geht es immer um einen *Bewusstseinsprozess*" (Kuby *Wunder* 11, Kubys Hervorhebung). „Wenn wir uns als geistige Wesen betrachten, sind alle körperlichen Symptome Ausdruck geistiger Vorgänge und emotionaler Zustände" (26f). „Bis physisch etwas nachweisbar wird, muss sich vorher geistig etwas ereignet haben, sonst könnte es zu einem materiellen Phänomen nicht kommen. Wenn unsere Erkenntnisfähigkeit erst dort einsetzt, wo Prozesse so weit gediehen sind, dass sie sich materiell manifestieren, fehlt in vielen Fällen die plausible Ursache dafür. Es bleibt einem dann nichts anderes übrig, als von ‚Spontanheilungen' oder von einem ‚Wunder' zu sprechen, je nach Glaubensrichtung" (28). Und schließlich: „Das Bewusstsein als Quelle von Gesundheit anzunehmen, ist für viele Menschen etwas so grundlegend Neues, dass es oft als Provokation empfunden wird. Für sie ist Gesundheit in erster Linie von einer guten ärztlichen Versorgung abhängig." (61)

Trotz einer allmählich sich wandelnden Sichtweise nehmen die meisten Menschen eine Krankheitstherapie mittels Bewusstseinsbeeinflussung nicht oder nur sehr ungern an. Ein solches Vorgehen ist ja auch schwer verständlich. Zum einen sind wir in einem physikalischen Weltverständnis groß geworden: Eine materielle Veränderung, d.h. eine materielle Wirkung, hat eine materielle Ursache, wie sich in allen naturwissenschaftlichen und technischen Abläufen zeigt. Zum anderen lässt sich bei der Mehrzahl der Krankheiten sehen, welche materiellen Bedingungen ein körperliches, d.h. materielles, Symptom erzeugen. Aber diese Bedingungen oder materiellen Vorgänge, die sozusagen als „Vorstufen" das Symptom in seiner letztlichen Ausprägung fertigstellen, sind ja selbst Teil des Symptoms und nicht – wie schulmedizinisch gern angenommen wird – die Ursache der Krankheit. Die alltägliche medizinische Logik, d.h. die Logik der meisten Ärzte und Patienten, legt sodann fälschlicherweise als Therapie nahe, solche Maßnahmen zu ergreifen, die jene Bedingungen entweder ausschalten oder ihr schädliches Wirken verhindern. So wird bei Übergewicht die Diät verändert oder im Extremfall das Fett wegoperiert; bei Zuckerkrankheit wird das fehlende Insulin verabreicht, und man schränkt seinen Zuckerkonsum ein; bei gewissen Entzündungen liegt eine bakterielle Infektion vor, also bekämpft man den Erreger durch Antibiotika oder durch eine Schutzimpfung und man nimmt gegebenenfalls fiebersenkende Mittel ein; bei Verengung oder Verstopfung der Herzkranzgefäße wird die Arterie erweitert oder ein Bypass gelegt. Immer in der Annahme, das Fett, die defekte Zuckerverarbeitung, die Bakterien, die Gefäßverengung seien die eigentliche Ursache und nicht Bestandteil des Symptoms. Die Aufzählung könnte beliebig fortgesetzt werden. Dieses für jedermann einsichtige therapeutische Verhalten wäre nie infrage gestellt worden, wenn nicht unerklärliche Abweichungen von diesem Muster aufgetreten wären. So gibt es viele Fälle, wo nach Ausmerzen des einen Symptoms ziemlich bald das Symptom wieder erscheint oder durch ein anderes Symptom ersetzt wird; Arzneien wirken plötzlich nicht mehr oder werden vom Organismus verweigert; was bei dem einen Patienten hilft, hilft nicht bei dem anderen. Das Phänomen des Placeboeffekts schließlich erschütterte das materiell orientierte Krankheits- und Therapiekonzept in der Medizin vollends. Das Placebo*phänomen* wird häufig immer noch gleichgesetzt mit Placebo*problem*, das voller Rätsel steckt. Die Reaktionen darauf reichen von kompletter Ablehnung und Verunglimpfung über die Anerkennung eines gelegentlichen

Auftretens oder eines Auftretens nur bei bestimmten Krankheiten bis zum Eingeständnis eines überwiegenden oder gar letztlich umfassenden Auftretens. Da die Diskussion zum Teil sehr vehemente emotionale Züge annimmt, wird im Verlauf dieser Arbeit je nach Kontext wiederholt darauf eingegangen werden.

In der Bevölkerung scheint ein ambivalentes Verhältnis verbreitet zu sein. Durch die vielen Artikel in der Tages- und illustrierten Presse wird ein seelischer Einfluss auf die Körperlichkeit generell durchaus zugestanden. Bücher befassen sich mit der Symbolik körperlicher Erscheinungen und leiten aus dem Aussehen und Verhalten des Körpers seelische Eigenschaften ab. Sprachliche Ausdrücke wie „hartnäckig" für „stur und unbeirrt" oder „frei atmen können" für „sich frei und unbeschwert fühlen" oder „Zähneknirschen" für „ohnmächtige Aggression" usw. (vgl die *Werke* von Dethlefsen und Dahlke) belegen die traditionelle Verankerung einer psycho-physischen Beziehung im Bewusstsein der Menschheit. Und dennoch: Ist man persönlich betroffen, so ändert sich fast regelmäßig die Anschauung. Man hört Sätze wie „Ich bilde mir meine Schmerzen doch nicht ein." oder „Ich kann die Schwellung doch sehen und fühlen." oder „Ich bin doch kein Fall für die Klapsmühle". Unausgesprochen wird vorausgesetzt, dass Seele, Psyche, Geist mit dem identisch ist, was im bewussten Teil des Bewusstseins liegt und deshalb gewusst wird und angewendet werden kann. Es wird entgegnet, dass man doch nicht den Wunsch oder den Willen gehabt habe krank zu sein, dass man alles tun würde um gesund zu werden und dass es völlig absurd sei, eine seelische Ursache für den Bandscheibenvorfall anzunehmen. Andere Menschen wiederum sind empfänglicher für die Vorstellung einer seelischen Komponente im Krankheitsbild und probieren den Einsatz des Bewusstseins für die Heilung im Sinne des Positiven Denkens aus. Sie nehmen sich vor, sich gesund zu sehen und dass ihnen eigentlich gar nichts geschehen könne. Wenn dann das Symptom auf diesem Wege nicht verschwindet, dient diese Erfahrung gern als Argument gegen die seelische Verursachung von Krankheit im Allgemeinen.

Bei allen Beobachtungen und Überlegungen zum Placeboeffekt, gleichgültig bis zu welchem Grad man ihn anerkennt, denn ganz ableugnen kann man ihn heute nicht mehr, stellt sich zwangsläufig eine Frage, die in dieser Abhandlung bereits mehrmals angeklungen ist: Wenn *Heilungen* durch Placebogaben und somit letztlich durch unser Bewusstsein, also immateriell, möglich sind, sollten dann die *Ursachen* für die Erkrankung materiell sein? Wenn es stimmt – wie oben dargelegt –, dass das Bewusstsein den Körper regiert, müsste es dann nicht auch Krankheit erzeugen, die es später wieder heilen kann? Wenn dem so ist, müsste es auch Anti-Placebos geben, durch die der Körper krank gemacht werden kann, und das Bewusstsein wäre somit für die Heilung *und* die Erkrankung zuständig. Solche Anti-Placebos existieren und man nennt sie Nocebos. Das Wort „Placebo" geht auf lateinisch *placere* zurück und heißt „ich werde gefallen", oder freier übersetzt „ich werde gesund machen"; „Nocebo" kommt von *nocere* und heißt „ich werde schaden" bzw. „ich werde krank machen". Da das Noceboproblem eine enorm wichtige und delikate Angelegenheit ist und da es für unsere Überlegungen von ganz außerordentlicher Bedeutung sein wird, beansprucht es ein eigenes Kapitel.

Der Noceboeffekt
Problematik

Es gibt in der Diskussion des Placebo- bzw. Noceboeffekts einen ethischen Aspekt, der für eigentlich alle Ärzte ein Problem ist und auch sein sollte: den Umgang mit der Wahrheit. Was soll, was soll nicht, was darf, was darf nicht dem Patienten gesagt werden? Und schließlich: Was ist eigentlich die Wahrheit, die ich als Arzt ausspreche oder verheimliche?

In ihrem Buch *Der Placebo-Effekt* beschreiben die Eheleute Brody, wie in den letzten zweieinhalb tausend Jahren die

Vorstellungen über die Mitverwendung des Geistes bei der ärztlichen Tätigkeit schwankten (vgl. Brody *Placebo* 32-51). Den Urgegensatz bilden Platon und Hippokrates. Ersterer war überzeugt, dass es ethisch gerechtfertigt sei, dem Patienten die Unwahrheit über seine Krankheit zu sagen, dass er zum Beispiel bald genesen werde, auch wenn der Arzt anderer Überzeugung war. Er „war sogar der Überzeugung, die medizinische Lüge könne eine entscheidende Rolle für die Heilung spielen" (34). Hippokrates hingegen schien zu glauben, dass „die strikte Befolgung der Therapiemaßnahmen der heilende Faktor ist" (35). In den späteren Jahrhunderten bis zum Beginn der Neuzeit beherrschte die Lehre des griechischen Arztes Galen die Heilkunst. In seiner humoralen Medizin war ein Mensch dann gesund, wenn die ihn konstituierenden vier Säfte im Gleichgewicht waren. Die noch heute angewandte Charaktereinteilung in den Sanguiniker, den Melancholiker, den Choleriker und den Phlegmatiker leiten sich aus den Säften Blut, schwarze Galle, gelbe Galle und Schleim her. Der jeweilige Säfteüberschuss bestimmt den Persönlichkeitstyp, ursprünglich aber die Art des Leidens. Bei dieser Lehre wurde ganz selbstverständlich angenommen, dass sowohl äußere als auch innere psychische Einflüsse negativ oder positiv auf das Gleichgewicht der Säfte einwirken konnten.

Erst in neuerer Zeit um die Wende zum neunzehnten Jahrhundert wurde die Frage der medizinischen Ehrlichkeit zu einem kontroversen Punkt. Eine Minderheit der Ärzte hielt den ungefragten Einsatz von Placebos für eine Täuschung des Patienten, mithin für ethisch fragwürdig, während die Mehrheit, dem platonischen Grundsatz folgend, das moralische Verbot des Lügens nicht auf den Berufsstand des Arztes anwenden mochte, denn die Ärzte verfolgten doch das hohe moralische Ziel des Heilens. Heute herrscht die Gegenbewegung vor, und man sieht in Arzt und Patient eher eine Beziehung zwischen Gleichberechtigten, die beide an der Entscheidung der geeigneten Therapie mitwirken. Dazu gehört konsequenterweise das Mitteilen der „harten Wahrheit". Aber – so müssen wir in unserem Kontext fragen – was ist oder war letztlich die Wahrheit, wenn zum Beispiel eine „unheilbare" Krankheit gegen jede ärztliche Erwartung doch geheilt wird? War das im Lehrbuch vorgetragene Faktum der Unheilbarkeit wahr, oder war der tatsächliche Ausgang – die augenscheinliche Heilbarkeit – wahr? Und hat der Arzt, der die Unheilbarkeit behauptete, gelogen oder getäuscht oder sich einfach geirrt? Die Problematik, um die es hier geht, mag spitzfindig erscheinen, da die Heilung alles freudig überschattet, aber der umgekehrte Fall, dass der Patient an einer „harmlosen" Erkrankung stirbt, ist von hoher juristischer Relevanz, und bei der Klärung einer solchen Sachlage geht es nicht lediglich um die Frage, ob die Wahrheit gesagt wurde.

Wir verlassen für den Augenblick die Fragestellung der medizinischen Wahrheit, um später im entsprechenden Systemzusammenhang darauf zurückzukommen. Hier soll vorerst genügen, dass die Wahrheitsfrage bei der Anwendung von Placebos, bei der ja eine Heilung oder die Kontrolle eines anderen Medikaments von Interesse ist, erst am Schluss der Debatte gestellt wird, weil im Empfinden der meisten Betroffenen dieser Punkt sekundär ist.

Das Bild ändert sich jedoch radikal, wenn Nocebos wissenschaftlich erforscht werden müssen oder sollen. Die Frage der Wahrheit, der Täuschung, des Verschweigens steht sofort prominent im Vordergrund und zwingt die Forschung, völlig neue Wege einzuschlagen.

Der Leser wird sich erinnern, dass bei der Präsentation des repräsentativen Beispielmaterials des Placeboeffekts vier Kategorien benutzt wurden. Zunächst der Placeboeffekt mit dem Placebovehikel eines verabreichten Medikaments (Pille, Tropfen, Salbe, Spritze, Zäpfchen, Infusion); sodann der Placeboeffekt bei chirurgischen Eingriffen; darauf der Placeboeffekt ohne materielles Vehikel, nur mit Worten, Gesten, Mimik, Rituale und Kulissen; und schließlich der Einsatz des eigenen Bewusstseins bei Selbstheilungen. Man muss sich nun bewusst werden, was geschehen müsste, wenn man das gleiche Vorgehen bei Nocebotests anwenden würde. Werfen wir zunächst einen Blick auf die ersten beiden Kategorien. Bei der ersten Kategorie müsste man dem Patienten oder Probanden sagen, dass er ein Medikament einnehmen solle, das ihn krank macht, obwohl der Arzt weiß, dass es sich um ein Scheinmedikament handelt. Diese „Wahrheit" würde alles zum Scheitern bringen, denn wer würde sich für ein solches Experiment anbieten, und welcher Forscher würde einen derartigen Versuch ernsthaft durchführen wollen? Auch wenn man hochbezahlte Versuchspersonen rekrutieren könnte, so wäre deren Motiv doch nicht der Wunsch krank zu werden, auch nicht, der Forschung behilflich zu sein, sondern nur die Verlockung der Prämie. Ein solches Motiv würde vielleicht tatsächlich zur Krankheit führen, aber aus dem falschen Grund, was nicht Anliegen des Experiments war. Was man tun könnte, wäre, eine gezielte Täuschung zu betreiben und einem gesunden Probanden zu sagen, man wolle ihm durch das zu gebende Medikament zu „noch besserer" Gesundheit verhelfen, ihm aber ein schädigendes Mittel verabreichen. Solche Versuche verbieten sich moralisch mit aller Selbstverständlichkeit und kommen offensichtlich in unseren Breiten auch nicht vor. In der zweiten Kategorie des chirurgischen Eingriffs legt sich ziemlich genau die gleiche Problematik dar, und Versuche, Verstümmelungen vorzutäuschen oder Genesung zu versprechen, aber operative Übeltaten durchzuführen, sind allem Anschein nach nicht bekannt. Es gibt demnach eigentlich nur vier Varianten, wie das Phänomen des Noceboeffekts auftreten kann. 1. als versehentliche menschliche Fehlleistung (Panne), 2. aus Fahrlässigkeit, weil man den Wirkungsmechanismus nicht kennt oder unterschätzt, 3. im Tierversuch und 4. als bösartiges Experiment in gewissen skrupellosen und menschenverachtenden Staatssystemen. Experimente der letzten Art gibt es, die auch dokumentiert sind. Allerdings nicht in unserer heutigen politischen Umgebung.

Das Buch von Prof. Dr. Peter Yoda – der Name, aber nicht der akademische Titel, ist ein Pseudonym – *Ein medizinischer Insider packt aus* enthält Tatsachen, die den Atem stocken lassen. Der Autor sagt, er halte sich in der Darstellung der von ihm recherchierten Fakten zurück, weil er gewisse Brutalitäten dem Leser nicht zumuten möchte. Von den in ihren Dimensionen z. T. unglaublichen verbrecherischen Intrigen, Strategien und Manipulationen im Umfeld der Medizin mögen an dieser Stelle jene wiedergegeben werden, die zu den Noceboversuchen unter Hitler, Stalin und Mao Tse-Tung zählen. Das entsprechende Kapitel heißt *40er Studien*, da die Experimente in den 40er Jahren des 20. Jh. in Straf- und Konzentrationslagern gemacht wurden (Yoda *Insider* 58-71). Da ich es nicht kürzer wiedergeben könnte, zitiere ich (59/60):

„Eine Gruppe von Menschen bekam mit Cholera-Bakterien versetztes Wasser zu trinken, ohne davon in Kenntnis gesetzt zu werden. Eine andere Gruppe bekam ebenfalls Cholera-Bakterien über das Wasser verabreicht, wobei es dieser Gruppe allerdings erzählt wurde. Einer dritten Gruppe wurde nur gesagt, sie hätten Cholera-Wasser getrunken, was jedoch nicht stimmte. Ich habe das Ergebnis mehrmals lesen müssen, weil es nicht in mein damaliges Verständnis von Krankheit und Mikroben passte: Kein einziger Mensch der ersten Gruppe kam zu Tode, wohingegen in der zweiten Gruppe fast alle Menschen und in der dritten Gruppe mehr als die Hälfte starben."

Yoda fasst seine Nachforschungen dahingehend zusammen, dass er sagt, „dass es möglich ist, fast jedem Menschen jede Krankheit ‚beizubringen'" (65) und schildert zur Veranschaulichung den Fall, in dem man zur Erforschung „blutbildverändernder Faktoren" eine Gruppe von gesunden Menschen dahin brachte zu glauben, sie litten an Leukämie im Endstadium ohne jede Aussicht auf Hilfe; einer zweiten Gruppe wurde der gleiche „Sachverhalt" vorgetäuscht, jedoch bestrahlte man sie zusätzlich (von hinten) unbemerkt radioaktiv; eine dritte Gruppe wurde ohne jede verbale Einflussnahme „nur' radioaktiv bestrahlt." Ergebnis: „Die beiden ersten Gruppen starben früher als die dritte" (65). Yoda fragt: „Hätten Sie gedacht, dass unbestrahlte, eigentlich gesunde Patienten schneller an einer ‚Leukämie' sterben als Menschen, die einer ‚todbringenden' Bestrahlung ausgesetzt werden?" (65), und er setzt ohne weiteren Kommentar eine Bemerkung hinzu, die man kaum zu denken wagt: „Und jetzt verstehen Sie auch besser, was all diesen armen Menschen in Afrika und sonst wo auf der Welt angetan wird, denen man sagt, dass sie sehr bald an Aids sterben müssen."

Das dramatische Potenzial unseres Bewusstseins, den Körper sogar in den Tod hineinzumanipulieren, zeigt ein Experiment, das so aufsehenerregend war, dass es wiederholt wurde und in der Literatur mehrfach erschien. Zuerst scheint es Ende des 19. Jh. in Oxford durchgeführt worden zu sein (vgl. Eddy *Wissenschaft* 379), dann wurde es 1936 in Indien wiederholt und von Bernard Lown zitiert (vgl. Lown *Kunst* 53f): Ein Hindu-Arzt durfte an einem zum Tode verurteilten Verbrecher ein Experiment durchführen, das darin bestand, ihn glauben zu machen, er werde einen schmerzlosen Tod durch Verbluten erleiden. Der Gefangene stimmte der „Exekution" zu und ihm wurden die Augen verbunden. Mithilfe von warmem Wasser, das über seinen Arm rieselte, Tropfgeräuschen etc. entstand die Illusion von auslaufendem Blut. Der junge Mann wurde zusehends schwächer und schien in Ohnmacht zu fallen. Die Untersuchung offenbarte, dass der völlig gesunde Mann gestorben war, ohne auch nur einen Tropfen Blut verloren zu haben.

Ein paar kleine Beispiele aus unserem Alltagsleben mögen hier noch angeführt werden, die die einzigartige Rolle unseres Bewusstseins beim Erzeugen von Symptomen spielt. Erwähnenswert die Anekdote, die von Mark Twain berichtet wird (vgl. Bartens *Köglü* 67): In einem Hotel fand er nachts keinen Schlaf wegen der stickigen schwülwarmen Luft. Verzweifelt warf er seinen Schuh gegen die Fensterscheibe, die zerbrach. Der frische kühle Luftzug verschaffte ihm den ersehnten Schlaf, und als er am nächsten Morgen ausgeschlafen und erholt erwachte, bemerkte er, dass er lediglich den Spiegel an der Wand zertrümmert hatte; das Fenster war nach wie vor intakt und verschlossen. Tomaten galten im 19. Jh. als giftig und „tatsächlich ließen sich viele Menschen in Krankenhäusern wegen Tomatenvergiftung behandeln" (Blech *Heillos* 40). Coleman berichtet von einer Versuchsperson, die unter Hypnose glaubte, ein Eiszapfen sei ein glühender Schürhaken. Sofort bildeten sich Brandblasen (vgl. Coleman *Denk dich* 58). Oder ein anderer Patient, der an einer Pollenallergie litt, produzierte beim Anblick eines Blumenstraußes allergische Reaktionen, allerdings ohne zu wissen, dass es sich um Kunstblumen handelte (vgl. Coleman *Denk dich* 59). Ganz ähnlich der Sohn eines Freundes von mir, der seine allergische Reaktion beim Anblick von Gräsern entwickelte, die er – wissentlich! – durch ein Schaufenster sah.

Es wird kaum nötig sein, all die einzelnen Möglichkeiten aufzuführen, die unser (Un-)Bewusstsein ergreift, um den Körper positiv oder negativ zu steuern, wenn es von der Richtigkeit der Umstände überzeugt ist. Die Vehikel – Placebos oder Nocebos – sind praktisch beliebig. In unserem augenblicklichen Thema des Noceboeffekts aber sind die beiden letzten Kategorien der Vehikel, das ärztliche Wort mit seinen Warnungen, Diagnosen und Prognosen, seinen Blicken und Gesten, die Verlautbarungen in der Presse und Literatur sowie die daraus sich ergebende Eigensuggestion oder Selbstbeeinflussung des Bewusstseins von überwiegender Bedeutung. Wir haben bis hierher bereits den Verdacht haben können, dass das Feld der verbalen Kommunikation, der mitgeteilten diagnostischen Erkenntnis, der prognostischen Voraussage, der ärztlichen Befürchtungen und Ratschläge, die große Bühne des Noceboeffekts ist. Dieser dritten und vierten Kategorie unserer Placebovehikel wollen wir uns nun zuwenden.

Worte

Der Arzt gilt in unserem wie in vielen anderen Kulturkreisen als Autorität, als ein Mensch, der durch sein Wissen, seine Ausbildung, seine Erfahrung, seine professionellen und menschlichen Qualitäten eine Wahrheit über seinen Patienten weiß, die dieser allein nicht erkannt hätte. Es ist dieser Glaube, der Arzt sei im Besitz einer Wahrheit, der seinem Wort eine ungeheure Macht verleihen kann. Stellt er eine Krankheit fest – ob zutreffend oder irrtümlich –, so erzeugt dies im Patienten die Erwartung, dass es sich so verhält und dass die vorausgesagten Zustände und Entwicklungen auch eintreten werden. Je mehr Vertrauen der Arzt genießt, desto sicherer ist die Erwartung des Patienten und desto wahrscheinlicher die Erfüllung der Prophezeiung. Wir mögen diesem Schema gegenüber skeptisch sein, akzeptieren es aber recht unbesehen in entfernten, „unzivilisierten" Kulturen. Wenn der Schamane oder Hexenmeister jemanden mit einem Fluch belegt und Krankheit, Elend oder gar Tod voraussagt, dann tritt genau dies in der Regel auch ein. Vernon Coleman beschreibt solche Phänomene in seinem Buch *Bodypower, Das Geheimnis der Selbstheilungskräfte* und sagt: „Die Macht des Voodoo-Priesters ist absolut, und er kann einen Menschen mit ein oder zwei Worten buchstäblich töten" (*Body* 218).

Aber Coleman bleibt hier nicht stehen, sondern zieht einen naheliegenden Schluss: Anstatt uns über einen solchen „Hokuspokus" erhaben zu fühlen, sollten wir einsehen, dass wir uns im Grunde sehr ähnlich verhalten: „Der Unterschied besteht in nichts anderem, als dass wir statt den Verwünschungen, ausgestoßen von wild kostümierten Männern, den Prognosen von Männern in weißen Kitteln vertrauen" (*Body* 218). In seinem schon erwähnten Buch *Mindpower* gibt er eine Reihe ausführlicher Beispiele. So erleben wir die Leidensgeschichte eines Patienten, dem eröffnet wurde, er leide an unheilbarem Krebs und habe höchstens noch zwei Monate zu leben, dabei hatte er sich lediglich wegen eines

Hustens untersuchen lassen. Es geht rasant abwärts: Nach Appetitlosigkeit, Arbeitsunfähigkeit, Bettlägerigkeit, Gewichtsverlust, Pflegebedürftigkeit, permanenten Brust-, Arm- und Kopfschmerzen, warten er und seine Familie das Ende ab. Da kommt ein Anruf des Krankenhauses, man habe sich geirrt, der Patient habe keinen Krebs sondern sei mit einem anderen Patienten verwechselt worden. „Binnen vierundzwanzig Stunden steht der Patient aus dem Bett auf, geht wieder arbeiten, hat wieder Appetit, die Schmerzen sind weg, er kann wieder einwandfrei laufen. Geblieben sind nur die Symptome, die er am Anfang schon hatte: Husten und Atembeschwerden" (*Denk dich* 56/57). Oder dieser bemerkenswerte Fall: Ein Mädchen, dem als Kind gesagt wurde, es müsse wegen eines verkürzten Beines sein Leben lang hinken, hinkte. Als mit zwanzig Jahren die Angelegenheit überprüft wurde, stellte sich heraus, dass kein Längenunterschied der Beine bestand. „Als die Patientin dies erfuhr, konnte sie – fast über Nacht – plötzlich einwandfrei laufen, das Hinken verschwand" (*Denk dich* 57).

Um die Ähnlichkeit dieser Phänomene mit denen des „primitiven" Voodoo-Zaubers deutlich zu machen, prägte der amerikanische Arzt und Harvard-Absolvent Andrew Weil den Ausdruck „medizinische Verhexung" (Weil *Spontanheilung* 93f). Nach seiner Erfahrung sind gewisse ärztliche Äußerungen und die dahinterstehende Haltung des Arztes für den Patienten sehr häufig verhängnisvoll, und er hält diesen Pessimismus gegenüber dem menschlichen Heilungspotenzial für unverantwortlich (vgl. *Spontanheilung* 93). Besonders über vier „unverantwortliche" Aussagen, die regelmäßig in ärztlichen Praxen geäußert werden, beklagten sich die Patienten immer wieder:
- „Sie haben mir gesagt, Sie könnten nichts mehr für mich tun."
- „Sie sagten mir, es würde jetzt nur noch schlimmer werden."

- „Sie erzählten mir, ich müsste einfach damit leben."
- „Sie sagten, in sechs Monaten sei ich tot."

Das folgende Beispiel veranschaulicht die rein verbale Komponente, die eine Erwartungshaltung im Patienten erzeugen kann mit all ihren Folgen auf den körperlichen Zustand: Ein Patient war dabei, sich von einem Herzinfarkt gut zu erholen. Plötzlich aber und ohne einen medizinisch sichtbaren Grund bildeten sich alle Anzeichen einer Herzinsuffizienz. Auf die verwunderte Nachfrage des Arztes erzählte der Patient, was er am Morgen gehört habe: der Assistenzarzt habe von einem Herzinfarkt gesprochen, der Stationsarzt von einem Myokardinfarkt, der Oberarzt von einer Koronararterienthrombose, und der diensthabende Arzt von einer ischämischen Episode. Schließlich habe die Krankenschwester auf seine Bitte nach Information geantwortet, er solle lieber nicht fragen. „Wie, in Gottes Namen, kann jemand überleben, wenn so vieles mit seinem Herzen nicht in Ordnung ist?" (Lown *Kunst* 91). Zu seinem Unglück wusste der Patient nicht, dass alle verschiedenen Ausdrücke nur einen einzigen Zustand umschreiben (vgl. Lown *Kunst* 90/91).

Die Erwartungshaltung des Patienten muss nicht unbedingt durch die Wortbedeutung ausgelöst werden; sie kann durch einen hoffnungslosen Augenausdruck, eine Verzögerung in der Intonation, eine dem Wort widersprechende Geste, ein mimisches Zeichen von Pessimismus oder ein zweideutiges Räuspern ebenso in Gang gesetzt werden. Hunderte von kleinen anscheinend unbedeutenden Zufälligkeiten können zur Bildung einer negativen Erwartung beitragen. Dazu gehören auch Geschehnisse in der näheren oder ferneren Umgebung, die massenhysterische Dimensionen annehmen können, z.b. in Fabriken, Büros oder Schulen. Brody berichtet von einer Massenhysterie, bei der mehr als 900 Personen betroffen waren: Ein unangenehmer Geruch breitet sich in einem Bürohaus aus, versehentlich sollen toxische Dämpfe freigesetzt worden sein, ein oder zwei Arbeiter sollen unter Übelkeit leiden und bereits ohnmächtig geworden sein.

Bald stellen sich die gleichen Symptome bei den Büroangestellten ein, Dutzende müssen vom Notarzt behandelt werden. Bei genauerer Untersuchung der Geruchsursache wird eine völlig harmlose Quelle ermittelt, und die zuerst erkrankten Personen, die die Reaktionen auslösten, leiden zumeist unter ganz anderen individuellen Gesundheitsproblemen. Brody spricht von einer „Kettenreaktion negativer Erwartungen" (vgl. Brody *Placebo* 135).

Bisher haben wir über die Äußerungen von Ärzten gesprochen sowie über Geschehnisse in der Umgebung, die eine negative Erwartungshaltung erzeugen, welche dann vielfach vom Bewusstsein ins Körperliche umgesetzt wird. Unser Beispiel der toxischen Dämpfe steht für viele andere Möglichkeiten: Es können auch vermeintliche oder tatsächliche Gifte in Lebensmitteln sein oder Krankheitskeime, Parasiten, Bakterien, Viren, die vorhanden sind oder sein sollen. Auf jeden Fall richtet sich das Augenmerk auf deren Virulenz, und die Erwartung ist, dass sie krank machen, wenn man mit ihnen in Berührung kommt. Es wird weniger gefragt, ob der Körper nicht auch von allein mit den Erregern fertig wird, ob der Körper nicht vielleicht auf die bloße Vorstellung von vorhandenen Erregern mit Krankheit reagiert, ob die Erreger nicht vielleicht immer schon vorhanden sind, aber unauffällig in Schach gehalten werden.

Erwartung

Wenn klar geworden ist, dass das Bewusstsein über die Erwartungshaltung sowohl Gesundheit als auch Krankheit hervorbringen kann, dann wird auch unmittelbar deutlich, dass sich bestimmte Erwartungshaltungen auch aus Quellen herleiten, über deren unheilvolle Funktion im allgemeinen nicht nachgedacht wird. Entweder kommt es uns gar nicht in den Sinn, dass diese „üblichen" und alltäglichen Dinge schädliche Folgen für uns haben könnten, oder wir schieben diesen Gedanken als unsinnig, abwegig oder lächerlich beiseite.

Schauen wir uns zunächst ein Beispiel an, das Jörg Blech in seinem Buch *Heillose Medizin* anführt. Von 421 Patienten mit vergleichbaren Symptomen wurden 210 zum Röntgen ins Krankenhaus geschickt; die verbleibenden 211 Patienten wurden nicht geröntgt, aber die medizinische Behandlung war bei allen Patienten ähnlich. Ein Unterschied zwischen beiden Gruppen fiel den Medizinern überraschend auf: Die Schmerzen hielten bei den geröntgten Patienten länger an, obwohl sie sich kompetenter behandelt fühlten. „Schuld daran sei das Röntgenbild: Der Anblick zermürbter Bandscheiben bestärke Patienten nur in ihrem Glauben, wie elendig es ihnen doch ergehe" (Blech *Heillos* 166). Der Bochumer Orthopäde Jürgen Krämer befürchtet, Ärzte könnten ihre Patienten „seelisch schädigen", wenn sie deren Kreuzschmerzen dramatisieren, und die Zeitschrift *Ärztliche Praxis* empfiehlt sogar, häufige harmlose Befunde (leichte Skoliosen z.b.) sollten lieber gar nicht erwähnt werden. (Vgl. Blech *Heillos* 166f)

All die mannigfaltigen Informationsquellen, die Aussagen über unseren Gesundheits- oder Krankheitszustand machen und die in der Lage sind, unsere Erwartungshaltung zu beeinflussen, können unsere körperliche Befindlichkeit verändern, sei es in Richtung Gesundheit, sei es in Richtung Krankheit. Wir sollten uns deshalb genau klarmachen, wie eine Erwartungshaltung grundsätzlich beschaffen ist: Sie ist emotional nur selten neutral. Sehr häufig ist sie mit Freude verbunden, wenn z.b. eine Beförderung ansteht oder wenn Kinder das Weihnachtsfest kaum erwarten können. Aber sehr häufig – und damit kommen wir zu dem für uns interessanten Aspekt – ist sie mit Angst verbunden, wenn nämlich etwas Bedrohliches bevorsteht, das unserer körperlichen oder seelischen Verfassung Schaden zufügen kann. Diese Angst ist umso größer je weniger der Betroffene sich der Bedrohung entziehen kann, wenn er keine Mittel zur Gegenwehr zur Verfügung hat, wenn er sich als hilfloses Opfer in einer ausweglosen Situation sieht.

Wir sehen also in aller Augenscheinlichkeit, dass eine Erwartungshaltung oft, aber *nicht immer* mit Angst verbunden ist, dass aber umgekehrt Angst *immer* mit einer negativen Erwartungshaltung verbunden ist. Dies zu verstehen ist enorm wichtig, wenn wir die Auswirkungen unbedachter Äußerungen zum Thema Gesundheit bzw. Krankheit betrachten. Wenn jene Verlautbarungen so formuliert, dargestellt oder präsentiert werden, dass sie beim Leser, Zuhörer oder Betrachter Angst erzeugen, dann heißt das zugleich auch, dass sie eine negative Erwartungshaltung erzeugen, denn im Grunde sind sie nichts anderes als das verlängerte Wort der Autorität des Arztes. Alle bisherigen Beispiele, die über eine negative Erwartungshaltung Symptome erzeugten oder verschlimmerten, zeigen diesen Vorgang. Bei den sogenannten „grundlosen" Ängsten liegt die dazugehörige Erwartungshaltung in unbewussten Bereichen und ist zunächst unerreichbar für den bewussten Zugriff, es sei denn, sie wird beispielsweise psychotherapeutisch aufgedeckt. Somit ist die Angst eines der prominentesten Elemente, das den Nocebo-Mechanismus in Gang setzt, und es gibt daher unzählige Fälle, wo exakt das eintritt, was befürchtet wird. Hiob sagte: „Denn was ich gefürchtet habe, ist über mich gekommen, und was ich sorgte, hat mich getroffen" (*Hiob* 3,25).

Natürlich kann das nicht heißen, überhaupt nicht über Krankheit zu schreiben, aber was wirklich von Übel ist und was die Entstehung von Krankheit begünstigt, ist die gewollte angsteinflößende Darstellung krankhafter Symptome im Fernsehen und in der Tages- und Regenbogenpresse, oder die Weitergabe der eigenen Angst an unbeschwerte Freunde und Angehörige, oder der Aufruf zu übertriebener Hygiene oder zu Vorsorgemaßnahmen, die – wollte man sie alle befolgen – das Leben auf furchtsame Selbstbeobachtung reduzieren würden. Versicherungen profitieren recht schamlos von dieser Angst; Staat und Kirche verschaffen sich ein gewaltiges Instrument der Manipulation.

Angst

Es könnte leicht sein, dass die Rolle, die die Angst bei der Entstehung und Fortdauer der Krankheit spielt, unterschätzt wird. Daher ein eigenes kleines Kapitel, das dem entgegenwirken soll.

Nach meiner Kenntnis gibt es keinen Autor aus dem Feld der Psychologie, der Psychosomatik und der Psychiatrie, der die unheilvolle Wirkung der Angst auf unsere Gesundheit ignoriert oder ableugnet. In unterschiedlicher Intensität schreiben alle ihr zumindest Mittäterschaft bei der Verursachung von Krankheit zu. Zumeist hat der Leser den Eindruck, dieser Zusammenhang sei so selbstverständlich, dass er explizit durch längere Darlegungen überhaupt nicht erwähnt werden muss. Bernard Lown, jener Herzspezialist, der durch seine Fachrichtung besonders massiv das Phänomen der Angst kennen muss, hat in seinem Buch *Die verlorene Kunst des Heilens* kein eigenes Kapitel zu diesem Thema verfasst; er setzt den Zusammenhang einfach voraus, wenn er zum Beispiel, nachdem eine körperliche Untersuchung eines Patienten die aufgetretenen Symptome nicht erklären konnte, sagt: „Sehr wahrscheinlich waren die Symptome durch ein Aufleben alter Ängste bedingt" (Lown *Kunst* 117). Jörg Blech, der in seinem Buch zahllose Meinungen und Äußerungen von Medizinern zusammenträgt, zitiert den Orthopäden Jürgen Krämer mit der Aussage: „Die 35 Jahre alten Menschen mit Bandscheibenvorfall denken ja: Bald bin ich querschnittgelähmt. [...] Diese Angst müssen wir ihnen nehmen" (Blech *Heillos* 167). Der Arzt Klaus-Dieter Platsch referiert in seinem Buch *Was heilt. Die tieferen Dimensionen im Heilungsprozess* Erkenntnisse des neuen Forschungszweigs der Psychoneuroimmunologie, die das enge physiologische Zusammenwirken von Emotionen und Immunabwehr belegen. Er sagt: „So schwächen z.b. Angst und Depression das Immunsystem eklatant und nachhaltig. Das hat weitreichende Auswirkungen auf die Entstehung vieler Krankheiten wie Infektionen, Allergien oder auch Krebs." Und etwas später: „Eine angstfreie Umgebung in den Praxen und Kliniken und die emotionale Unterstützung der Patienten durch ihre Behandler sind eine wesentliche Voraussetzung zur Stabilisierung des Immunsystems und damit einer der wichtigsten Faktoren der Krebsbekämpfung" (Platsch *Was heilt* 118f). In seinem später erschienen Buch *Das heilende Feld. Was Sie selbst für Ihre Heilung tun können* lässt er sich in mehreren Unterkapiteln sehr detailliert über die Angst aus, vor allem über ihre besonders belastenden „Grundformen": „die Angst vor der Krankheit und die Angst zu sterben" (Platsch *Feld* 132). Er zeigt die bemerkenswerte Tatsache, dass Angst nicht nur in der Psyche sitzt, sondern auch in jeder Zelle des Körpers, wo sie sogar die „Reparaturfähigkeiten der DNA, also unseres Erbguts" verhindere (vgl. 132). Wir lesen, was wir bereits bei Hiob kennengelernt haben, die Verwirklichung der Erwartungshaltung: „Das Fatale an Ängsten ist, dass etwas, was lediglich als Gedankenform in Ihnen existiert, genau dadurch zu einer künftigen Realität werden kann" (134). Mary Baker Eddy, die als geistige Heilerin berühmt wurde, geht sogar so weit zu sagen: „Wenn es dir gelingt, die Furcht ganz und gar zu beseitigen, ist dein Patient geheilt" (Eddy *Wissenschaft* 411/412). Die drastischsten Worte findet Peter Yoda in seinem Buch *Ein medizinischer Insider packt aus*. Nachdem er die z.T. unglaublichsten Beispiele für den Nocebo-Effekt (vgl. S. 46) vorgelegt hat, bei denen die negative, künstlich erzeugte Erwartungshaltung Realität wurde, schockiert er den Leser ein zweites Mal mit dieser gewaltigen Aussage:

„Die Überschrift des bisher Gesagten könnte auch heißen: Angst. Je mehr Angst Sie haben, desto kränker werden Sie. Dies ist vielleicht der wichtigste Satz im ganzen Buch und deshalb möchte ich ihn noch einmal wiederholen: Je mehr Angst Sie haben, desto kränker werden Sie. Ich wäre in der Lage, Ihnen in diesem Buch mehr als hundert Studien aufzuzeigen, die klar beweisen, dass Menschen umso schneller sterben, je größer ihre Angst ist." (p.66)

Und dann zeigt uns Yoda die ganze Dimension: „... ich kann wirklich behaupten, heute ein ,Angstspezialist' zu sein. Doch den meisten Menschen ist es gar nicht klar, dass unser heutiges medizinisches System komplett auf Angst aufgebaut ist" (66/67).

Da es wirklich kaum möglich ist, die Rolle der Angst zu übertreiben, sollen an dieser Stelle grundsätzliche Gedankengänge vorgelegt werden, die sich aus z. T. alltäglichen Beobachtungen und einfachen logischen Überlegungen ergeben, die uns aber – wenn sie dem Leser plausibel erscheinen – das Phänomen Angst in seiner ganzen zähen Virulenz und Resistenz begreiflicher machen können.

Wir erinnern uns, dass Angst an eine Erwartungshaltung gekoppelt ist, die mit einer tatsächlichen oder auch nur vermuteten Bedrohung zu tun hat, und dass das Ausmaß der Angst davon abhängt, wie leicht oder schwer der Bedrohung ausgewichen werden kann. Wenn es absolut unmöglich oder aussichtslos erscheint, durch eigenes Handeln der Bedrohung zu entkommen, wenn keinerlei Initiative denkbar ist, die eigene Hilflosigkeit zu beseitigen, dann spricht man – je nach Thema und Lage – von Ausweglosigkeit, Resignation oder Todesangst. Die klassischen Situationen in der Literatur sind das Lebendig-Begrabensein, das mit einer Klinge versehene Pendel, das sich langsam auf das angekettete Opfer herabsenkt oder die bewegliche Betonwand, die das Opfer in Kürze zerquetschen wird. Die Instrumente der Bedrohung sind in allen Fällen immun gegen jegliche Selbstverteidigung.

Unser traditionelles und in der Schulmedizin etabliertes Bild von Krankheit folgt grundsätzlich diesem Schema, auch wenn es nicht dauernd um Tod und Leben geht und auch wenn die Bedrohung sehr häufig überwunden werden kann. Unser Bewusstsein ist der Überzeugung, die Gefahr komme von außen, sei zumeist materiell eigendynamisch und vom Zustand unseres Bewusstseins unabhängig. So verursacht Zugluft eine Erkältung, ein Virus führt Grippe herbei, ein Bakterium erzeugt Schwindsucht, eine Zelle macht sich grundlos selbständig und entwickelt sich zu Krebs, Abnutzung und Belastung der Gelenke führen zu Arthrose, ein Blutgerinnsel löst einen Herzinfarkt aus oder unsere Gene sind verantwortlich für Erbkrankheiten. Immer ist der Körper des Patienten das Opfer, das ohne eigenes Zutun in die missliche Lage geraten ist und nun dem Treiben der Viren, Bakterien, Zellen und Gene zunächst schutzlos ausgesetzt ist. Wenn ein Medikament oder eine Operation sich als hilfreiche Gegenmaßnahme herausstellt, dann ist man noch einmal davongekommen, und – dem Himmel sei Dank – der Körper hat eigene Abwehrkräfte, die gute Arbeit leisten. So oder ähnlich denkt in unserem Kulturkreis praktisch jeder.

Im Rahmen dieser Abhandlung aber, die von der umfassenden Präsenz des Placeboeffekts, also von dem zuunterst wirkenden Bewusstsein ausgeht, muss man differenzieren: Bevor alle jene äußeren Viren, Bakterien, etc. uns schaden, muss die Überzeugung vorliegen, dass jene Feinde uns schaden können, dass unser Körper ihrem Angriff mehr oder weniger wehrlos ausgesetzt sein kann. Das Bewusstsein bildet gewissermaßen eine Vorinstanz – die von Bernd Hontschik so genannte „Bedeutungserteilung" (s.S. 35f) –, die solche feindlichen Aktivitäten dadurch genehmigt, dass sie sie für tatsächlich und gefährlich hält. Manchmal (aber nur aus der Sicht des beobachtenden Begutachters!) irrt sich diese Instanz, wenn zum Beispiel – wie immer wieder berichtet wird – ein Lagerarbeiter erfriert, weil er versehentlich im Kühlhaus eingesperrt wurde und glaubte, die Kühlung sei in Betrieb, obwohl sie in Wirklichkeit abgestellt war. Oder unser Beispiel des Gefangenen (s.S. 47), der starb, weil er angeblich verblutete. Die Unausweichlichkeit der Lage in allen Fällen besteht zu allererst im Bewusstsein, das die entsprechende Erwartungshaltung entwirft und über die damit einhergehende Angst aufrechterhält.

Der einseitige Glaube, nur der Erreger, nur die Umstände, nur die Außenwelt, etc., denen man ausgeliefert ist, habe die krank machende Auswirkung, belegt uns mit dauernder lauernder Angst vor Feinden, die jederzeit zuschlagen können, und häufig genug vollstreckt dann die Erwartungshaltung, was die Angst diktiert. Aus diesem mentalen Bild erwächst sodann die verbreitete Vorstellung, man müsse gegen die Krankheit kämpfen, sie besiegen. Die Frage hierbei ist, ob es überhaupt möglich ist, eine Erwartungshaltung zu bekämpfen, wenn sie unser Bewusstsein beherrscht. Hierzu drei Überlegungen:

1. Zunächst gilt es, sich klar zu machen, dass neben den Erregern (vermeintlich oder tatsächlich) auch unser Glaube an deren Schädlichkeit vorhanden sein muss, bevor die Wirkung einsetzt. Dieser Glaube an die Schädlichkeit ist tief in uns verwurzelt und lässt sich nicht durch eine simple Willensentscheidung außer Kraft setzen, etwa derart, dass ich sage: ‚Ich nehme mir fest vor, nicht an Infektionen zu glauben', oder ‚Ich will jetzt positiv denken'. Dennoch, allein schon die Bewusstmachung des Zusammenspiels von *zwei* Faktoren, Erreger *und* Bewusstsein, anstelle des vermeintlich *einen* Faktors, des Erregers, der Zelle, des Gens etc., dürfte so manche Krankheit verhindern. Wenn alle Welt überzeugt sein könnte, dass Pollen und Blütenstaub uns nur erfreuen können, ich glaube, wir hätten kein Allergieproblem.

2. Wenn ich einem freilaufenden Löwen begegne, stellt sich bestimmt die konkrete Furcht ein, er könne mich angreifen. Ich entwickle erhöhten Blutdruck und weitere Körperreaktionen, die Kampf oder Flucht vorbereiten. Bin ich wieder in Sicherheit, nehmen die Symptome ab. Verlangt ein Räuber von mir die Preisgabe meines Passwortes für mein Bankkonto, dann kann ich mich womöglich nicht daran erinnern. Habe ich familiäre Sorgen, dann kann es sein, dass ich nicht oder ganz schlecht schlafe und – letztes vorläufiges Beispiel – habe ich den Verdacht, das Essen könnte verdorben sein, dann kann das zu Schluckbeschwerden oder Durchfall führen.

All diese genannten Reaktionen des Körpers haben ihren biologischen Sinn, die sehr konkrete Befürchtung – man spricht in einem solchen Fall eher von Furcht als von Angst – lässt uns Dinge tun, die uns letztlich beschützen. Hier ist die Furcht kein psychologisches Problem; sie kommt und geht je nach Lage der Dinge. Dieser biologische Mechanismus beginnt jedoch ein Problem zu werden, wenn nicht mehr der konkrete Auslöser befürchtet wird, sondern wenn die biologischen *Folgen*, der Bluthochdruck, die Vergesslichkeit, die Schlaflosigkeit, die Schluckbeschwerden, der Durchfall, zur Ursache meiner Furcht – jetzt besser: Angst – verdreht werden. Jetzt hat man Angst vor Bluthochdruck, Angst vor Vergesslichkeit, vor Schlaflosigkeit, vor Durchfall, kurz: vor Krankheit. Der ursprüngliche konkrete Anlass verschwindet eventuell in den Tiefen des Unbewussten und erscheint nicht mehr im bewussten Bewusstsein. Damit wird die Angst gewissermaßen „anlassfrei" oder grundlos, denn sie ist nicht mehr an ein konkretes Geschehen gebunden; sie kann jederzeit auftreten, ohne dass etwas Auffälliges geschieht; sie hat sich verselbständigt. Es könnte sein, dass über diesen Mechanismus unsere Angst vor Krankheit aufrechterhalten wird oder sogar entsteht. Geht man noch einen Schritt höher, d.h. abstrahieren wir noch weiter, so mag das in der Psychologie bekannte Symptom der Angst vor der Angst entstehen, und wir befinden uns sicherlich ganz in der Nähe vom Krankheitsbild der Depression.

Angst ist ja immer mit einer Erwartungshaltung verknüpft. Wenn die verselbständigte Angst nun die entsprechende Erwartungshaltung produziert, kann der Nocebo-Mechanismus einsetzen und „ohne Anlass" das hervorrufen, was Gegenstand der Angst ist: wir werden krank, ohne uns in einer „äußerlich materiellen" krank machenden Situation befunden zu haben.

3. Die jetzt folgende Überlegung hätte ich sehr wahrscheinlich nicht zu äußern gewagt, wenn ich nicht unversehens auch in der Literatur darauf gestoßen wäre. In seinem Buch *Heilung. Das Wunder in uns* spricht Clemens Kuby von einer „Affirmation, die das richtige Signal an die Umwelt und ins Universum geben soll". Sie „darf keine Verneinung beinhalten, denn die zählen nicht. Ein ‚nicht' bleibt für unser Gehirn auf der intuitiven Ebene wirkungslos" (Kuby, *Wunder* 120).

Diese Implikation hat – wenn sie stimmt – gewaltige Folgen. Beginnen wir andernorts, beim Traum. Immer schon möchte man wissen, wieso unser Bewusstsein im Traum Dinge und Geschehnisse konstruiert, die es im Wachbewusstsein nie erlebt und nie erlebt hat. Wir fliegen durch die Lüfte mit ausgebreiteten Armen; wir sehen uns von außen bei unseren Handlungen zu; wir verändern unsere Physiognomie; sind plötzlich auf einem anderen Erdteil oder in einer anderen geschichtlichen Epoche usw. Warum – so die Frage – greift das Prinzip der Traumdeutung, die Freud'sche Wunscherfüllung, auf Vorgänge zurück, die physikalisch nie möglich sind? Es ließe sich doch auch physikalisch korrekt bewerkstelligen. Wir wissen ja, dass das Traumgeschehen, wie auch die meisten unserer Ängste, in den unbewussten Bereichen unseres Bewusstseins gebildet wird. Die Experten sind sich einig in der Auffassung, dass das Unbewusste unseres Bewusstseins weder Zeit noch Raum kennt. Aber es hat den Anschein, dass es noch weit weniger hinsichtlich unserer Wach- oder Ego-Kategorien kennt. Die Vermutung ist nun die, dass unser Vokabular nicht komplett vom Unbewussten gehandhabt werden kann, denn unsere Sprache wird dem psychischen Haushalt relativ spät hinzugefügt, sie befindet sich also vornehmlich im Wachbewusstsein und in den oberen Bereichen des Unterbewusstseins. Was die tiefen Schichten verwenden können, sind offenbar allenfalls die Inhaltswörter, Substantive, Verben, Adjektive, also konkrete semantische Begriffe. Es kann aber nicht mit den sogenannten Formwörtern, die die syntaktische Struktur der Sätze herstellen, umgehen. Dazu gehört auch ein „nicht", aber auch „weil", „obwohl", „aber", „so dass" etc. Ein Satz wie etwa „Fritz wäre beinahe von der Schule geflogen, obwohl er den Stein nicht geworfen hat." könnte im Unbewussten ankommen als „Fritz – Nahe – Schule – fliegen – Stein – werfen". Und in seiner Traum-Visualisierung könnte Fritz vom Gebäude einer an der Nahe gelegenen Schule herabfliegen und einen Stein werfen.

Zugegeben, das ist eine Vermutung. Aber sie könnte uns im Verständnis der Angst, die offensichtlich gerade das realisiert, was wir *nicht* wollen, weil sie das „*nicht*" nicht versteht, beträchtlich weiterhelfen. Wie oft sagen wir uns „Ich darf den Regenschirm nicht vergessen" oder „Dass mir jetzt bloß das Glas nicht zu Boden fällt" oder „Bloß kein falsches Wort jetzt", und schon ist genau das passiert. Und beim Thema Krankheit sagen, denken, wünschen wir doch immer: Hoffentlich werde ich nicht krank; nur kein Krebs. Kuby stellt messerscharf eine Verbindung her, die umwerfend einleuchtend ist: „Dieses Gesetz unseres Denkens kommt sehr eindruckvoll zur Geltung, wenn wir bedenken, dass wir im Abendland seit 2000 Jahren das Gebot haben ‚Du sollst nicht töten.' […] Schauen wir uns unter diesem Gesichtspunkt die 10 Gebote Moses an, dann wissen wir, warum die Welt so aussieht, wie sie aussieht" (Kuby *Wunder* 120). Wie anders könnte möglicherweise unsere Welt in der Tat aussehen, wenn die Formulierung dieser Gebote, die ja eigentlich *Ver*bote sind, für das Unbewusste „mundgerecht" umformuliert worden wären. Aus „nicht töten" ein „Leben bewahren", aus „nicht ehebrechen" ein „treu sein", usw.!

Möglicherweise erklärt diese von der Syntax befreite Verständnismethode des Unbewussten auch ein Phänomen, das die Eheleute Brody als einen „zentralen Widerspruch" empfinden: „Je sehnlicher Sie sich Heilung wünschen und sie fordern, desto weniger wahrscheinlich ist es, dass Sie geheilt werden" (Brody *Placebo* 262). Das gleiche Phänomen behandelt auch Dethlefsen: „Solange das Ich etwas will, kann man es unmöglich erreichen: Der Wunsch des Ich verkehrt sich letztlich immer ins Gegenteil: Einschlafen wollen macht wach, potent sein wollen führt zur Impotenz. Solange das Ich erleuchtet werden will, erreicht man dieses Ziel nimmermehr!" (Dethlefsen *Weg* 269).

Eigentlich merkwürdig, dass unser Organismus so gnadenlos mit uns verfährt. Aber offenbar folgt er lediglich seiner biologischen Logik: Er verwirklicht das, was er auf seine Weise versteht:

Wenn ich unbedingt geheilt werden möchte, dann hat unser Bewusstsein pausenlos die Krankheit vor Augen, die *ich* zwar nicht will, die aber nur als Fakt „Krankheit" begriffen wird. „Einschlafen", „Potenz", „Erleuchtung" will man, aber unbewusst hat man Wachliegen, Impotenz und Ideenarmut vor dem angsterfüllten Auge.

Teil B Theorie
Historisches Umfeld

In der Öffentlichkeit spricht man heutzutage sehr unbedacht, beiläufig und vorschnell vom Placeboeffekt und meint damit alles mögliche: nicht wirklich wirksam; eingebildete Krankheit, weil Placebo ja nicht wirkt; nicht ernst zu nehmen; Quacksalbertum und Scharlatanerie; aber auch in gewissen Fällen wirksam; rätselhafter Mechanismus; Täuschung des Gehirns; usw. Um aber einen Begriff davon zu erhalten, wie gewaltig das als Placeboeffekt erkannte Auftreten dieses Phänomens in unserem Kultur- und Wissenschaftsbetrieb eingeschlagen hat, müssen wir in allergröbsten Zügen die Erklärungsversuche, das Anliegen und die Therapien der Medizin in ihren großen Epochen anschauen, um die Neuartigkeit des erkannten Placeboeffekts zu verstehen. „Erkannt", weil – wie man heute weiß – der Placeboeffekt immer schon existiert hat, aber nie als solcher erkannt wurde. Er wurde je nach kulturellem Selbstverständnis als Ergebnis der unterschiedlichsten ärztlichen Eingriffe und Aktivitäten aufgefasst.

In Wolfgang U. Eckarts Buch *Geschichte der Medizin* lassen sich die nun folgenden kurzen Ausführungen nachlesen; Seitenangaben in ( ) Klammern. Von den zahllosen medizinischen Methoden und Verfahren, die es gibt, sollen hier nur die großen über viele Jahrzehnte oder Jahrhunderte ausgeübten Hauptströmungen genannt werden, um ihnen sodann das „unerhörte" Novum des Placeboeffekts gegenüberzustellen.

In den sogenannten primitiven animistischen Kulturen wird Krankheit als eine Strafe angesehen, die dem Kranken geschickt wird, weil er gewisse Vorschriften nicht befolgt hat, ein Tabu gebrochen oder ein verstorbenes Mitglied des Clans beleidigt hat. Die strafende Macht können Geister, Götter, Dämonen oder verstorbene Mitglieder sein, die den Sünder heimsuchen und krank machen. Die Heilung besteht darin, die bösen Geister durch Exorzismus auszutreiben und so den Kranken wiederherzustellen. Als Therapeuten treten Medizinmänner und Schamanen auf (10-13).

In allen Medizinsystemen der alten Hochkulturen in Ägypten, Babylon, Indien, China, aber auch im alttestamentlichen Israel findet sich vorrangig das Element eines Gottes – das sogenannte theurgische Konzept –, der Krankheit schickt und sie unter Umständen wieder zurücknimmt. Sie ist die göttliche Reaktion auf menschliches Fehlverhalten, auf Ungehorsam oder Eigenwille. Die Therapie besteht aus kultischen Handlungen an geweihten Stätten, das sind Sühne, Opfer, Reinigung, Gebet. Natürlich gibt es immer noch Geister und Dämonen, die zu besänftigen sind, denn medizinische Traditionen folgen nicht scharf getrennt aufeinander, sondern bestehen zum Teil über weite Zeiträume nebeneinander. Der Arzt ist typischerweise ein Zauberheiler oder ein Priesterarzt, aber auch ein somatisch orientierter Arzt, der mit Hilfe von Heilkräutern und chirurgischen Maßnahmen dem von einem Geist oder Gott auferlegten Krankheitsbild entgegentritt (17-39).

In der griechisch römischen Antike folgt die Medizin – wie immer und überall – der jeweiligen Weltanschauung. Es entsteht neben dem theurgischen Konzept des Asklepios-Heilkultes eine rationale, weniger animistisch religiöse Sichtweise. Über das philosophische Weltverständnis, das das Universum aus vier Elementen zusammengesetzt sieht – Feuer, Wasser, Erde, Luft – mit den dazugehörigen Qualitäten – warm, feucht, kalt, trocken –, wird auch der Mensch aus vier elementaren Säften bestehend angesehen. Diese Lehre, die sogenannte Humoralpathologie, geht auf Hippokrates von Kos zurück (um 400 v. Chr.) und findet in dem griechischen Arzt Galenos von Pergamon (130-200 n. Chr.), der später in Rom tätig war, ihre systematische und detaillierte Ausformung. Danach ist der Mensch dann gesund, wenn die vier Säfte harmonisch im Gleichgewicht sind. Sind sie im Ungleichgewicht, etwa durch fehlerhafte Mischung oder Überwiegen eines

Körpersaftes, dann liegt Krankheit vor. Das Ungleichgewicht entsteht durch „schlechte Beschaffenheit der bedeutenden Gesundheitsfaktoren, Luft, Wasser und Boden" (57). Als Therapie gelten allgemeine Ausgewogenheit der Lebensführung in Bezug auf Nahrung, Schlaf und Arbeit, aber auch säfteregulierende Eingriffe wie Aderlass, Purgieren, Klistieren, Schröpfen, Abführen, Erbrechen, Niesen, Wasserlassen und Schwitzen. Auch dem Wein werden heilende Eigenschaften zugeschrieben (43-83).

Während des Mittelalters herrscht ein großes Nebeneinander von Säftelehre, Alchimie, göttlich oder teuflisch veranlasster Krankheit, aber auch von Vorstellungen, die die Entstehung von Krankheit, besonders der gewaltigen Epidemien, astrologischen Einflüssen zuschreiben. In der Renaissance wurden auch im Bereich der Medizin antike Lehren aufgegriffen, beibehalten und weiterentwickelt. Erstmals wurde 1546 die Auffassung formuliert, „dass bei epidemischen Krankheiten eine Ansteckung durch spezifische Keime (seminaria morbi), durch direkten Kontakt oder durch die Luft (ad distans), erfolge" (164). Letzteres sind die Miasmen, schlechte Lüfte, der Gifthauch.

Ab dem 17. Jahrhundert wandelt sich die Medizin grundlegend: sie wird mechanistisch, chemisch, naturwissenschaftlich. Der Körper wird als eine Art Maschine aufgefasst, die den physikalischen, chemischen Gesetzen unterliegt. Genauere Beobachtungsmöglichkeiten und technisch experimentelle Eingriffe lassen zusammen mit grundlegend neuen physiologischen Erkenntnissen die alten Autoritäten der Säftelehre ins Wanken geraten. Krankheit beginnt, alle Metaphysik, Religion und Übersinnlichkeit zu verlassen. Zunehmend werden materielle Ursachen von Krankheit erkannt, so dass im 19. Jahrhundert durch die immer breiter werdende Forschung im anatomischen, physiologischen und pathologischen Detail alle „ganzheitlichen und philosophischen Ansätze verblassen" (251). Als schließlich durch das Auffinden, Beschreiben und Züchten von Mikroben der Krankheitserreger par excellence identifiziert wird, kennt die

Therapie gewissermaßen kein Halten mehr: Der Kampf gegen den unsichtbaren, aber sichtbar gemachten Feind beginnt, das Pharmakon wird schließlich künstlich in Fabriken hergestellt, Apparate – Symbole eines materialistisch verstandenen Symptombegriffs – ersetzen zunehmend die ärztliche Hand und traktieren das Krankheitsbild, bis schließlich der Erreger eliminiert und die Krankheit vermutlich in absehbarer Zeit ausgerottet sein wird.

Der hier gegebene stark geraffte Überblick über die Medizin, weit entfernt auch nur annähernd vollständig zu sein, ist zudem auch einseitig gewichtet, weil es eigentlich nur um ein einziges Moment geht, das in allen medizinischen Modellen – auch den nicht erwähnten – wiederzufinden ist. In allen Systemen wird Krankheit nicht als eine normale menschliche Qualität dargestellt, sondern als ein besonderer Zustand, der einen besonderen Grund hat. Und dieser Grund, die Ursache der Krankheit, kommt grundsätzlich von außen, auch wenn letztlich menschliches Fehlverhalten den direkten Verursacher (einen Geist oder Gott) aktiv werden lässt. Die Geister, Götter und Dämonen der animistischen Periode, die den Krankheitsbefehl geben, werden als irgendwo außerhalb des Menschen wohnend vorgestellt, die sodann den Menschen „besetzen". In der Therapie sollen jene Besatzer wieder vertrieben werden, was den Besessenen befreit. In der theurgischen Krankheitsvorstellung ist es der Wille des jeweiligen Gottes, der – wieder von außen kommend – die Krankheit auslöst. Die therapeutischen Maßnahmen bezwecken eine Willensänderung des Gottes in Richtung Milde, Mitleid, Versöhnlichkeit. Das Konzept der Humoralpathologie geht von einem harmonischen Mischungsverhältnis der Säfte aus. Eine disharmonische Mischung entsteht durch schlechte Qualität der vier Universalelemente, die den Menschen umgeben und beeinflussen, und so von außen Krankheit einführen. Heilung kommt durch gute Qualität und Verminderung oder Vermehrung der jeweils unausgewogenen Säfte zustande. Bei der astralen Herkunft der Krankheit sowie bei dem durch Teufel, Hexen und

Zauberer herbeigeführten Leiden ist die äußere Verursachung evident. Seit der rational wissenschaftlichen und pragmatisch empirischen Sichtweise von Krankheit wird die Krankheitsverursachung von außen zur unangefochtenen und hoch differenzierten Standardauffassung. Jetzt gibt es Parasiten, Bakterien, Viren, Gifte, Verführung zu falscher Ernährung und falscher Motorik, mangelnde Hygiene, Klima, Stress, Unterdrückung, Probleme in der Familie und im Beruf, Streit, Eheunglück, Ausgrenzung, Liebesentzug usw., die der menschlichen Kreatur zusetzen und sie krank machen.

Man muss sich klar machen, was es bedeutet, wenn dieses seit Urzeiten gültige Prinzip eines immer irgendwie äußeren Feindes plötzlich mit einem Geschehen konfrontiert wird, das jenes Prinzip über den Haufen wirft. Jemand wird krank, weil er überzeugt ist, ein Bakterium habe ihn befallen; dann stellt sich heraus, jenes Bakterium war gar nicht vorhanden. Oder ein anderer wird gesund, weil er überzeugt ist, ein Antibiotikum genommen zu haben, obwohl es sich nur um Zuckerwasser handelte. Beispiele, die dieses Geschehen belegen, gibt es in unendlicher Zahl. Genau besehen, ist es nicht mehr der äußere Feind, der die Übel hervorruft, und nicht mehr die äußere Maßnahme, die die Übel beseitigt, sondern die fest geglaubte innere Überzeugung von einer Beschaffenheit der äußeren Wirklichkeit, die die krank machende oder die heilende Reaktion des Körpers bewirkt. Wenn dieser Mechanismus stimmt, verstehen wir endlich auch die merkwürdige Tatsache, warum alle, auch die widersinnigsten und „unhaltbarsten" therapeutischen Verfahren der Vergangenheit und Gegenwart immer auch ihre Erfolge hatten und haben: weil der Glaube an ihre segensreiche Wirkung mindestens so fest war und ist wie unser Glaube an die segensreiche Wirkung unserer Methoden der Behandlung, die das Etikett „wissenschaftlich" tragen. Natürlich wurde und wird für den jeweiligen Erfolg die ganz bestimmte Therapiemethode verantwortlich gemacht, und da ihre Vertreter sich im Besitz der Wahrheit wähnen, kommt es nie zu einem Ende der Kontroverse.

Es gibt eine historische Begebenheit, die nach meiner Kenntnis den Beginn dieses fundamentalen Umbruchs im Denken einläutete. Dazu ist es interessant zu sehen, wie die unmittelbar vorausgehenden vorbereitenden Geschehnisse noch ganz in der Tradition des von außen kommenden Verursachers stehen, obwohl alle Zaunpfähle bereits heftig mit dem inneren Verursacher winken. Die folgenden historischen Berichte sind in verkürzender Anlehnung an die bemerkenswert lebendigen Darlegungen Stefan Zweigs in seinem Buch *Die Heilung durch den Geist* entstanden.

Der Arzt und Universalgelehrte Franz Anton Mesmer lebte im Zeitalter der mechanistisch rationalistischen französischen Aufklärung, einer Zeit, die wenig Raum ließ für außerempirische immaterielle Erklärungen. Traten medizinische Phänomene auf, die offenkundig nicht materiell waren, dann zog man schnell eine Theorie herbei, die zwar ihrerseits materiell war, aber eben noch nicht erklärt, verstanden oder bewiesen war. So wusste man schon seit der Antike, dass Magnete etwas ganz besonderes waren, weil sie im Gegensatz zu anderen Metallen fast willentlich das seelenlose und immobile Eisen anzogen. Bereits im Mittelalter vermutete man, dass dem Magnetismus eine eigentümliche Kraft innewohnt, die auch andere Dinge als Eisenspäne, zum Beispiel Krankheit, aus dem Körper herausziehen kann. Als Mesmer im Jahre 1774 von einer solchen Magnetbehandlung hört, ist sein Interesse geweckt. Der Erfolg jener Kur verblüfft ihn, und er beschließt, die Methode durch eigene Versuche kennenzulernen. Die Magnete erweisen sich als ein grandioses Medikament. Als er bemerkt, dass die heilenden Effekte auch auftreten, wenn er ohne einen Magneten den Patienten berührt, ist sein wissenschaftlicher Forschergeist gefordert. Aber anstatt – wie später und heute bekannt – das Bewusstsein allein als verursachenden Faktor anzuerkennen, schließt er auf eine andere Art von Magnetismus, der überall im Universum auch den Menschen durchzieht, vor allem wenn er aktiviert wird. Er nennt ihn den „animalischen Magnetismus", den er jedoch nie physikalisch als ein Fluidum „von außen" greifen kann. Eine epochale Möglichkeit, eine echte Psychotherapie zu entwickeln, ist vertan.

Mesmer hätte auch eine weitere Gelegenheit gehabt, nicht nur indirekt psychotherapeutischer Vorreiter zu werden, wenn er nicht von seinem Magnetismus „geblendet" ein weiteres Phänomen übersehen hätte. Er machte seine Heilungen von einem therapeutischen Ereignis abhängig, das fast regelmäßig während seiner Behandlungen auftrat, den krampfartigen Zuckungen und Ekstasen, den sogenannten „Krisen", die dem Anschein nach eine Verschlimmerung der Symptome anzeigten, in Wahrheit aber die Heilung einleiteten, denn sie zeigten die komplette Durchdringung des Organismus vom vitalen Magnetismus an. Doch gab es auch den gegenteiligen Fall, dass ein Patient keine Krise entwickelte, sondern in eine Art Trance oder Wachschlaf fiel und auf Äußerungen des Magnetiseurs reagierte. Mesmer muss dieses Phänomen völlig vernachlässigt haben, womit er wiederum die Gelegenheit verpasste, den Hypnotismus medizinisch entdeckt zu haben. Es war sein Schüler Maxime de Puységur, der 1784 die Fachwelt in höchstes Erstaunen versetzte, indem er eine Begebenheit berichtete, die an sich zwar nicht unbekannt war, die aber erstmals „künstlich" erzeugt wurde. Die Rede ist vom geheimnisvollen altbekannten Somnambulismus, der bis dahin als ein seltenes unerklärliches Naturphänomen galt. Wieso konnte jemand bei Dunkelheit mit geschlossenen Augen die waghalsigsten Klettertouren bewerkstelligen, wohlbehalten in sein Bett zurückkehren und am nächsten Morgen von alldem nichts wissen? Da kam nur eine höhere Macht infrage, die ihn leitete und beschützte. Der Schüler Mesmers nun erzeugte unwillentlich und eigentlich zufällig bei seinen auf die heilenden Krisen gerichteten Behandlungen jenen somnambulen Zustand bei einem seiner ländlichen Patienten. Dieser Bauernjunge folgte den Anweisungen Puységurs in schlafwandlerischer Gehorsamkeit, konnte sich später an nichts erinnern, und – das war das Novum – er und fast jeder andere ließen sich immer wieder in diesen Zustand versetzen. Ja sogar nach dem Erwachen wurden gegebene Befehle ausgeführt, ganz so, als ob sie dem eigenen Willen entstammten. Obwohl der Terminus „Hypnose" erst sehr viel später geprägt wurde, hat Puységur jedoch erstmalig dieses Faktum beschrieben.

Wieder einmal wurde die Gelegenheit vertan, Seeleninspektion zu betreiben, die zahllosen Zwischenstufen zwischen bewusstem Ich und unbewusstem Es zu erforschen, einzuordnen und therapeutisch zu nutzen, aber was geschah? Die Uralttradition des „von außen" behauptete sich ein letztes Mal. In kurzer Zeit wurde die beeindruckte Öffentlichkeit überflutet mit Spekulationen trivialster Art, mit Schwindlern, mentalen Jahrmarktakrobaten und Möchtegern-Heilern, denn „kaum ist die Tatsache aufgedeckt, dass im künstlich erregten Schlaf ein Hypnotisierter Fragen beantworten könne, so glaubt man schon, Medien könnten alle Fragen beantworten" (Zweig *Heilung* 104f). Die Hypnotisierten werden zu Hellsehern erklärt, zu höher inspirierten, von „außen" erleuchteten Alleswissern, zu Gedankenlesern und Wundervollbringern. Mit Betrug, Tricks und Raffinesse wird das Phänomen auf Märkten und in abendlichen Sitzungen ins angeblich Wunderbare übersteigert, man kreiert den „professionellen Somnambulen" und nennt das ganze „Mesmerismus", obwohl Mesmer selbst entsetzt schaudert und sich zu wehren versucht, aber er kann nicht verhindern, dass sein Name in der Folge immer gründlicher in Verruf gerät.

Auch Amerika wird von diesem geistigen Wind erfasst. Ein anderer Schüler Mesmers, ein Dr. Poyen zieht durchs Land und verkündet die unbegrenzten Möglichkeiten der neuen Technik. Er erfasst nicht nur einen Edgar Allen Poe, sondern auch einen Phineas Pankhurst Quimby, der Poyen 1838 in Belfast, Massachusetts, erstmals bei dessen mesmeristischen Vorführungen erlebt.

Die beiden kommen in Kontakt, und Poyen bescheinigt Quimby hohe Fähigkeiten, andere in den neuartigen Wachschlaf zu versetzen. Quimby zögert nicht, sein erlerntes Handwerk aufzugeben und sich dem Mesmerismus gewerblich zuzuwenden. Er sucht sich ein sehr suggestibles Medium und beginnt sein Glück in der medizinischen Abteilung des Mesmerismus. Das heißt, er versetzt seinen Kompagnon in Hypnose, konfrontiert ihn mit einem Hilfe suchenden Kunden und lässt sein Medium hypnotisch inspiriert alles erkennen und ausplaudern, was der Klient zur Heilung braucht. So kommt von einem metaphysischen „Außen" herab die richtige Diagnose, die richtige Medizin und der richtige Preis. Die Erfolge sind ganz außerordentlich.

Glücklicherweise war Quimby ein Mensch, der nicht nur Geld verdienen wollte, sondern auch ein Mensch, der verstehen wollte, was er tat. Das Geheimnis konnte er nicht lösen, aber (ich zitiere) „endlich gewährt ihm ein Zufall hilfreichen Wink. Wieder einmal hat sein Burgmayr in der Trance einem Patienten Arznei verordnet, aber der Kranke ist ein so armer Teufel, dass für ihn das geweissagte Mittel zu kostspielig wäre: so unterschiebt Quimby ein billigeres als das von Burgmayr prophezeite. Und siehe da: es gibt gleiche Heilwirkung" (Zweig *Heilung* 146f).

Der Schluss, den Quimby aus dieser Erfahrung zog – es muss um oder kurz nach 1840 gewesen sein –, könnte heutzutage den Placeboeffekt beschrieben haben: Einzig der Glaube der Kranken an Pillen, Tränke und Salben vollbringt die Heilung (vgl. 147). Quimby gab daraufhin seine Tätigkeit mit dem Medium auf und gründete seine eigene Behandlungsmethode „einzig auf bewusst suggestive Einwirkung" (147) und nannte sie *Mind Cure*. Kernpunkt seiner Kur war die Beseitigung der Krankheit dadurch, dass der Glaube des Kranken an seine Krankheit zerstört wird (vgl. 147). Ursprung und Auflösung der Krankheit waren somit eindeutig eine Angelegenheit „von innen".

Nun war Quimby kein wohletablierter Doktor oder Professor, der mit seiner These eine medizinische Revolution hätte inszenieren können, dafür war er zu unbedeutend, selbst der große Brockhaus erwähnt ihn nicht, aber er hat ein bekanntes Phänomen zum ersten Mal in den zutreffenden Kontext und sich selbst in die Reihe der bedeutenden Wegbereiter moderner Psychotherapie gestellt. Die Reaktion der gelehrten Medizin mit ihrer Sicht „von außen" auf diesen Schock erfolgte nicht auf einen Schlag; sie entwickelte sich der Bekanntheit und den Erfolgen der neuen Sichtweise entsprechend in Schritten zunehmender Vehemenz.

Einheitlichkeit

Der eine oder andere Leser könnte an dieser Stelle der Meinung sein, es läge doch gar kein Problem vor, im Gegenteil, die Medizin sei um eine weitere Behandlungsmethode reicher und somit in ihrer Arbeit effizienter geworden. In der Tat gibt es viele Menschen, die die Dinge des Lebens, so wie sie auf sie zukommen, unbesehen willkommen heißen und sich über die unendliche Vielfalt aller menschlichen Aktivitäten freuen, nicht zuletzt auch über das überreiche Angebot an medizinischen Kuren und Therapien. Eine solche Haltung ist in vielen Bereichen des Alltagslebens eine schöne Sache, man sieht die Welt und erlebt aufregende Dinge. Aber diese Haltung hat ein gewichtiges Manko, denn sie verleitet uns nicht dazu, die Frage nach dem „Warum", dem „Wie kommt es, dass" oder dem „Eigentlich müsste aber" zu stellen. Fragen dieser Art waren etwa „Alles fällt nach unten, aber Vögel und Dampf nicht, warum eigentlich?" Oder „Wie kommt es, dass eine Kompassnadel immer in die gleiche Richtung zeigt, während eine Kupfernadel das nicht tut?" Oder „Das Meer steigt alle paar Stunden an, um nach einigen weiteren Stunden wieder zu fallen. Eigentlich müsste doch der Wasserspiegel unseres Badesees ebenfalls steigen und fallen?!"
    Die Fragen sind nicht ganz so trivial, wie sie auf den ersten Blick scheinen. Immerhin war die erste des aufsteigenden Dampfes

für unsere antiken Vorfahren ein richtiges Problem, weil sie eigentlich keine Ausnahme von der allgemeinen Beobachtung, dass alle Gegenstände fallen, zulassen wollten. Da sie aber in Unkenntnis über unterschiedlich schwere Gase waren, konnten sie keine Erklärung finden, die das Fallen und Aufsteigen mittels einer einzigen Gesetzmäßigkeit verstehbar machte. So führten sie neben der Schwerkraft die entgegengesetzt wirkende Leichtkraft ein, was das Problem vorerst löste.

Dieses kleine Beispiel zeigt eine fundamentale Eigenschaft des menschlichen Geistes. Er möchte *verstehen*, was er sieht und hört. Was aber heißt „verstehen"? Es heißt, für das allseitige, vielfältige und sogar widersprüchliche Geschehen um uns herum, in der Natur, in der sozialen Umgebung, im anderen Mitmenschen, möglichst wenige Kräfte, Prinzipien oder Gesetze wirken zu sehen. Im Idealfall nur eine einzige Kraft, nur ein Prinzip oder Gesetz. Es scheint fast, dass diese Suche nach dem Einen ein unstillbares Bedürfnis ist, das erst zur Ruhe kommt, wenn das Eine gefunden ist. Schaut man mit einer gewissen Muße die großen Fragen an, die in der Wissenschaft, der Philosophie, sogar in der Theologie gestellt werden, dann leuchtet dieses Motiv immer wieder hervor. Nachdem in der Physik viele der zunächst getrennt behandelten Kräfte und Erscheinungen auf immer weniger Phänomene und Kräfte reduziert werden konnten, als z.B. die komplette Chemie zu einer Unterabteilung der Atom- und Molekularphysik wurde, wird heute in Aussicht gestellt, möglicherweise einmal das eine große umfassende Prinzip des Universums zu finden. Da das so verstandene „Verstehen", also das Bemühen nach Einheitlichkeit in der Theorie, für unsere Betrachtung des Placeboeffekts von grundlegender und grundsätzlicher Bedeutung ist, müssen wir uns noch etwas eingehender mit unserem intellektuellen Wunsch nach Einheitlichkeit beschäftigen. Zunächst ein paar weitere Beispiele:

Bei unserem schon vorgestellten Beispiel der Leichtkraft, die die unverständliche Widersprüchlichkeit im Verhalten der Dinge erklären sollte, musste man sich mit der Existenz von zwei entgegengesetzten Prinzipien abfinden. Das war aber nur möglich, wenn man der Natur stillschweigend menschlich emotionale Eigenschaften unterstellte. So benutzte beispielsweise Empedokles bei seiner Welterklärung die Begriffe Anziehung und Abstoßung, Liebe und Hass unter den vier Elementen. Das erinnert an die menschliche Erfahrung, wie man die gleiche Person lieben und hassen kann. Aber durch die Weiterentwicklung des wissenschaftlichen Denkens bekam ein solcher Anthropomorphismus in der Natur immer weniger Bedeutung. Es muss eine große Erleichterung gewesen sein, als man in der Lage war, das Aufsteigen und Fallen von Gegenständen lediglich mit Hilfe der Schwerkraft zu erklären, zumal auch erst dann eine technische Anwendung etwa für die Konstruktion von Flugkörpern möglich wurde.

Ein geradezu klassisches Beispiel unseres ruhelosen Arbeitens bis zur Erstellung einer einheitlichen Theorie zeigt die Astronomie. Von der visuellen Erfahrung abgeleitet, bildete die Erde zunächst den Mittelpunkt des Universums, denn alle Himmelskörper drehten sich ja um sie. Dieses schöne und durchaus schmeichelhafte Bild schien perfekt, weil es einheitlich war, wenn da nicht einige wenige Sterne aus der Reihe tanzen und im All eigenwillig herumirren, „planetieren", würden. Der menschliche Intellekt war aber nicht mehr bereit, ein Auge zuzudrücken und ein paar Ausnahmen hinzunehmen. Also begann man schon recht früh, im geozentrischen Weltbild des Ptolemäus eine einheitliche Theorie zu entwerfen, die jene unregelmäßigen Sternenbahnen erklärten. Die durch diesen Ehrgeiz entstandene „Epizykeltheorie" wurde immer komplizierter, je genauer die Beobachtungsdaten wurden. Erst Johannes Kepler, der das von Kopernikus aufgestellte heliozentrische Weltbild mit elliptischen Planetenbahnen versah, brachte (wieder vorerst) Ruhe in das astronomische Lager. Neue Ungereimtheiten verlangten später weitere Vereinheitlichungen, die dann durch die Gravitation Newtons und im letzten Jahrhundert durch die Theorie des Urknalls (vorerst?) bewerkstelligt wurden.

Stellvertretend für viele Sparten in den Naturwissenschaften denke man an die vereinheitlichende Königsstellung der Gravitation, die so unterschiedliche Phänomene mit einem Schlag verständlich machte wie das Wetter, Ebbe und Flut, Tag und Nacht, die Jahreszeiten, die Flugbahn einer Gewehrkugel, das Gewicht, die Bewegungen und Bahnen der Himmelskörper, Schwerelosigkeit und Schwerkraft selbst, die Fallbeschleunigung und vieles mehr.

Natürlich findet sich das menschliche Bestreben, immer möglichst nur *ein* erklärendes Prinzip für die Vielfalt der Dinge, die uns umgeben, besonders aber für die sich anscheinend widersprechenden Dinge, zur Verfügung zu haben, nicht nur in den Naturwissenschaften, sondern in allem, mit dem wir uns intelligent befassen. So bilden wir Kategorien, Klassen, Ordnungen, Gattungen und Arten, um die unendliche Mannigfaltigkeit der Phänomene überschaubar und handhabbar zu halten. Tiere, Pflanzen, Mineralien werden in Gruppen zusammengefasst und in immer weniger Schubladen gesteckt. Die kaum noch zu überblickenden Dateien meines Computers lassen sich bequem mittels „vereinheitlichender" Ordner und Unterordner aufspüren, alle zusammen im „Überordner" Eigene Dateien.

Wie reagieren wir, wenn Menschen sich widersprüchlich verhalten, uns das eine Mal freundlich helfen, uns das andere Mal angreifen, schädigen oder verleumden? Wir suchen nach einer einheitlichen Erklärung. Vielleicht ist es Neid, der einmal aus Gründen der Etikette überdeckt, dann wieder ausgelebt wird; oder ein psychischer Komplex, der im ersten Fall unterdrückt, im zweiten nicht gebremst wird. Vielleicht können wir auch keine tieferliegende Erklärung finden, aber wer würde daraus schließen, dass es schlechterdings keine einheitliche Erklärung gibt und dass jene Widersprüchlichkeit eine genuine Wesensart der Natur ist, mit der wir ohne die grundsätzliche Hoffnung auf Aufklärung leben müssen und die uns unaufhörlich vor ein nicht zu lösendes Rätsel stellt?

Bevor wir uns wieder der Medizin und dem Placeboeffekt zuwenden, noch eine letzte Erwähnung, die sich recht zwangsläufig aus dem Wunsch nach einer ordnenden Einheitlichkeit und der Befriedigung darüber, wenn sie gefunden wird, ergibt. Hat man einmal das eine Prinzip für einen bestimmten Problembereich beisammen – auch wenn im Detail viele Einzelzusammenhänge ungeklärt sein mögen –, dann lässt sich inzwischen leicht beantworten, wie die Erfinder, Hüter und Profiteure dieser Einheitlichkeit reagieren, wenn durch neue Beobachtungen oder Überlegungen diese Einheitlichkeit behelligt oder gar ruiniert wird.

Eher selten ist der Fall, dass die neue Theorie, das neue Modell, der neue Aspekt mit Neugier, Aufmerksamkeit und wissbegieriger Offenheit begutachtet und bewertet wird. Dagegen ist es zumeist üblich, mit leichten, schweren und schwersten Geschützen den Störenfried zum Schweigen zu bringen. Wie sonst lässt sich die mörderische Gewalt erklären, mit der die Kirchen, aber auch weltliche Verbände und Organisationen gegen Neuerungen vorgingen und vorgehen, die das einmal festgelegte und zum Teil mühsam erkämpfte Einheitsbild stören? Wir brauchen wohl nicht mehr zu befürchten, dass der Scheiterhaufen zum Schutz der etablierten Erklärungsmodelle eingesetzt wird, aber auch in unserer modernen Zeit sind die „Schutzmaßnahmen" nicht immer zimperlich. Da macht die Schulmedizin, die sich müht und abrackert, um innerhalb ihres gesteckten Rahmens immer neue Probleme zu bewältigen, die aber ansonsten von einem fast unbeweglichen Dogma aus agiert, keine Ausnahme.

Die Vorstellung, dass Krankheit auch seelische Komponenten enthalten kann, dass sie im weiteren Sinne mit Bewusstsein zu tun haben kann, dass also auch die Heilung über das Bewusstsein geschehen kann, ist die Grundlage des Placebo- und Noceboeffekts. Die Frage, die sich in der Forschung seit dem 19. Jahrhundert stellte, war, in welchem Umfang dieser seelische Anteil am Wirken ist. Die damals inzwischen als Naturwissenschaft betriebene Medizin hätte diesen Anteil am liebsten bei null Prozent gesehen, doch die Einzelfälle mit offenkundig seelischem Anteil nahmen seit Sigmund Freud derart zu, dass eine Leugnung dieser Mitwirkung nicht mehr möglich war. Die Diskussion wurde breiter, tiefer und schärfer, so dass ab den 30er Jahren des 20. Jahrhunderts das Fach der psychosomatischen Medizin auch offiziell anerkannt wurde. Zunächst wurden einzelne (wenige) Krankheiten bestätigt, bei denen eine psychische Ursächlichkeit eingeräumt wurde. Es waren die später so genannten klassischen sieben, auch die heiligen sieben psychosomatischen Krankheiten, nämlich Asthma, Neurodermitis, Gelenkrheuma, Bluthochdruck, Magengeschwüre, Diabetes und Überfunktion der Schilddrüse. Je nach Quelle ließen sich noch nennen Migräne, Magersucht, Colitis ulcerosa und Verkalkung der Herzkranzgefäße. Die Diskussion ging aber weiter, und der Anteil psychogener Leiden wurde von einer Reihe von Ärzten und Forschern laufend erhöht. So vermutete Michael Balint, Arzt, Psychoanalytiker und Psychosomatiker, anfänglich, in den 50er Jahren des 20. Jahrhunderts, dass der Anteil seelisch verursachter Krankheiten bei 50% läge. In seinen späteren Veröffentlichungen stieg dieser Anteil auf 80%. Andere Autoren, z.B. Vernon Coleman, äußerte 1986 folgende Vermutung: „Nach langen Gesprächen mit medizinischen Spezialisten vieler verschiedener Richtungen würde ich schätzen: 90 – 95% aller Leiden lassen sich ganz oder teilweise auf geistig-seelische Kräfte zurückführen" (Coleman *Denk dich* 47). Sehr radikal sieht die Sachlage Bernd Hontschik, praktizierender Chirurg. Er bespricht in seinem bereits genannten Buch unterschiedliche Konzepte der Psychosomatik und sagt: „[…] wenn es psychosomatische Krankheiten gibt, dann muss es doch auch nicht-psychosomatische Krankheiten geben – *man nenne mir eine einzige*" (Hontschik *Körper* 126, von mir hervorgehoben). Konsequent nennt er sodann die für ihn eigentliche und tatsächliche Variante der Psychosomatik: „[…] Psychosomatik [beschreibt] eine ärztliche Grundhaltung. Ein Arzt, der diese Grundhaltung einnimmt, sollte den Patienten nicht in Körper und Seele aufteilen, in einzelne Organe zerlegt wahrnehmen und seine Krankheit nicht abschnittsweise und desintegriert behandeln" (Hontschik *Körper* 128). Daraus folgert er, dass es unsinnig ist, die Psychosomatik als ein eigenständiges Fachgebiet der Medizin aufzufassen, eine Meinung, die schon Jahrzehnte früher der psychoanalytische Psychosomatiker Franz Alexander vertrat. Hontschik geht sogar noch weiter und sieht in dem Fach Psychosomatik einen Vorwand für die Schulmedizin, unliebsame Störenfriede des schulmedizinischen Betriebs, Arzt oder Patient, in Psycho-Kliniken zu verlegen bzw. auszulagern (outsourcing) (vgl. 129).

Die Widerstände, die die Schulmedizin dem Konzept der seelischen, d.h. der im weitesten Sinne nichtmateriellen Verursachung und Behandlung von Krankheit entgegenbringt, sind so vielfältig, weitreichend und folgenschwer, dass in einem eigenen, dem nächsten, Unterkapitel genauer darauf eingegangen werden soll. Für den Augenblick müssen wir versuchen zu verstehen, welche Umstände dazu führen, dass eine solch unversöhnliche Situation mit solch hoher Emotionalität überhaupt entstehen konnte.

Zu allererst muss klar sein, dass es in der Kontroverse nie um die Person, die charakterlichen oder sonstigen Eigenschaften des Repräsentanten des einen oder anderen Lagers geht. Es ist im Grunde die wissenschaftliche Philosophie selbst, die als Gegner empfunden wird, wobei die Repräsentanten lediglich als Sündenbock oder Prügelknabe auftreten.

Die Medizin, ein Gebiet, das sich für das Wohlergehen des Menschen zuständig sieht, bietet dem Betrachter ein merkwürdig zerrissenes Gesamtbild. Sie beansprucht den Status einer Wissenschaft, sogar einer Naturwissenschaft, ist aber angefüllt nicht nur mit gegenläufigen Meinungen in Bezug auf bestimmte Detailfragen – das ist in allen Wissenschaften üblich und richtig –, sondern besteht aus zwei Fronten, die sich gegenüberstehen, die stellenweise versuchen, irgendwie und -wo Verbindungen zueinander herzustellen, die sich aber vor allem argwöhnisch misstrauen. Man könnte es fast mit der Situation vergleichen, die tatsächlich einmal für gewisse Zeit bestand, als Vertreter der Theorie von der Erde als Mittelpunkt des Universums gegen jene vorgingen, die die Sonne als Mittelpunkt ansahen.

Wikipedia (Stichwort „Krankheitskonzept") fasst den gegenwärtigen Zustand so zusammen: „In der modernen Medizin stehen Krankheitskonzepte, die sich hauptsächlich an somatischen Faktoren orientieren, neben solchen, die psychologische oder soziale Faktoren hervorheben. Andere Konzepte versuchen diese Orientierungen zu integrieren (beispielsweise in psychosomatischen oder *bio-psychosozialen* Krankheitsmodellen)." Also drei Konzepte oder – um in unserer Terminologie zu bleiben – drei Prinzipien liegen vor. Das eine führt pathologische Phänomene auf materielle (somatische) Ursachen zurück, das zweite auf nichtmaterielle (psychologische bzw. soziale), das dritte vermittelt und sieht je nach Fall und Lage beide genannten Prinzipien am Wirken. Wir dürfen an dieser Stelle nicht den Fehler machen und die Verschiedenheit der Konzepte oder Prinzipien mit der sogenannten Multikausalität verwechseln, also mit der Diagnose, dass eine Krankheit mehrere Ursachen haben kann. Natürlich kann man gleichzeitig eine Bakterien- *und* eine Virusinfektion und dadurch Fieber haben, oder man kann Depressionen entwickeln, weil ein Freund gestorben *und* das Haus abgebrannt ist. Nein, die Frage ist, ob alle anscheinend nichtmateriellen „Faktoren" letztlich doch eine materielle Grundlage – etwa in der Gehirnphysiologie – haben oder ob alle anscheinend materiellen „Faktoren" letztlich eine nichtmaterielle Grundlage – in der Seele oder im Bewusstsein – haben. Die Frage ist ferner, ob und wie eine eventuelle Vermischung oder „Integration" der Konzepte vorstellbar wäre.

Erinnern wir uns an das menschliche Bedürfnis nach Einheitlichkeit und schauen uns die drei Varianten genauer an. Schon in dem oben zitierten Text aus *Wikipedia* heißt es, das erste Konzept der modernen Medizin orientiere sich *hauptsächlich* an somatischen Faktoren, und das zweite Konzept arbeite nicht lediglich mit psychologischen oder sozialen Faktoren, sondern *hebe* sie *hervor*. Das heißt ja nichts anderes, als dass alle drei genannten Konzepte von Anfang an Vermischung betreiben, wobei das dritte Konzept offenbar eher gleichmäßig vermischt. Es trifft wohl zu, dass in der heutigen Situation mit Einflüssen aus beiden Richtungen, der somatischen (materiellen) und der psychischen (nichtmateriellen), gearbeitet wird, aber die unausgesprochenen Implikationen sind geradezu ungeheuerlich. Man muss sich klar machen, dass die beiden Richtungen völlig gegensätzlicher Natur sind und sich gegenseitig ausschließen, sofern sie sich auf das gleiche Erscheinungsbild beziehen. Die Theorie besagt ja nicht, dass nur bestimmte Ausschnitte unseres Menschseins einzig und allein psychisch determiniert sind und andere einzig und allein somatisch, sondern dasselbe Symptom mag einmal psychischer und einmal somatischer Herkunft sein. Nimmt der Arzt je nach Fall einmal eine psychische Ursache an und beim nächsten gleich gearteten Fall eine somatische, dann muss man fragen, nach welchen Kriterien das geschehen kann, denn allein eine gut sichtbare psychische Ätiologie, wie z.b. neurotisches Verhalten oder drückende Probleme am Arbeitsplatz, rechtfertigt noch keine psychologische Diagnose, weil somatische Komponenten ja vielleicht auch ihren Anteil haben. Und im Fall, dass alles rein somatisch aussieht, kann man eine psychologische Diagnose auch nicht ausschließen mit dem Argument, dass kein psychischer Faktor zu sehen ist. Der Willkür stehen Tür und Tor offen, und die diagnostische Entscheidung richtet sich voraussichtlich nach der ideologischen Orientierung des Arztes. Hätte man eine *einheitliche* Theorie zur Verfügung, würden im Grundsatz solche Unsicherheiten nicht auftauchen.

Um sich einen Begriff von der Widersinnigkeit eines solchen Mischmodells zu machen, stelle man sich vor, man ginge in einer Naturwissenschaft genauso vor und man würde mal diese mal jene gegensätzliche Voraussetzung anwenden. Dann würde unter der Annahme einer allgemein herrschenden Schwerkraft eine abweichende Beobachtung, aufsteigende Partikel etwa, mit einer manchmal auftretenden Leichtkraft erklärt werden. Oder bei einer Erdumrundung nähme man an, die Erde sei eine Kugel, bei der Vermessung einer größeren Fläche aber, die Erde sei eine Scheibe. Oder bei hellem Sonnenschein herrsche Licht, in der Dämmerung aber wirke bis zu einem gewissen Grad auch die Macht der Dunkelheit, die dann in der Nacht vollends dominiere. Oder zur Erklärung der Bewegung der Fixsterne ginge man von der Erde als Mittelpunkt des Universums aus, bei den Planeten aber von der Sonne als Mittelpunkt. Oder als letztes Beispiel, laue Temperatur sei der Mittelwert, auf den sich die Macht der Wärme und die Macht der Kälte geeinigt hätten.

Das Verfahren der Naturwissenschaft ist immer, bei widersprüchlichen Beobachtungen nicht einfach eine Ausnahme von einem schon bestehenden Prinzip zu konstatieren und es dabei zu belassen, sondern das Prinzip so umzuformulieren, zu ergänzen oder zu ersetzen, dass die beobachtete Widersprüchlichkeit als prinzipkonform, also widerspruchsfrei, erkannt wird.

Nun ist bekannt, dass die Medizin diesem strengen Wissenschaftsbegriff nicht gerecht wird. Deshalb gibt es auch keine 100%igen Voraussagen für einen medikamentösen oder operativen Eingriff, so wie das in einem chemischen oder physikalischen Laboratorium die Regel ist, wenn alle Bedingungen bekannt sind. Stattdessen gibt es Wahrscheinlichkeiten, die den therapeutischen Erfolg anzeigen. Das bedeutet eben, dass Ausnahmen von einem angenommenen Gesetz auftreten und akzeptiert werden. Der Grund für die Ausnahmen ist meist nicht bekannt. Häufig wird gesagt, die Chemie sei bei jedem Individuum verschieden, aber warum werden dann Medikamente für den *allgemeinen* Gebrauch hergestellt?

Es hilft nichts, auch wenn die praktische Durchführung noch so schwierig sein mag, das Bestreben, eine in sich schlüssige einheitliche Theorie, die vom Grundsatz her keine Ausnahmen kennt, muss Ziel aller Bemühungen sein. Was würde geschehen, wenn diese strenge Vorschrift keine Gültigkeit hätte und gegensätzliche Prinzipien gleichwertig anerkannt werden würden? Es gäbe kein Motiv mehr, Widersprüche oder unvermutete Ausnahmen von der therapeutischen Erwartung durch vertiefte Forschung klären zu wollen; ob ein Medikament wirkt oder nicht, ob ein Placeboeffekt auftritt oder nicht, ob der Patient gesundet oder stirbt, alles wäre gleichermaßen in Ordnung. Das wäre das Ende aller Wissenschaftlichkeit.

Zusammenfassend muss man sagen, dass eine förmliche Akzeptanz von zwei Prinzipien (materiell und nichtmateriell), die gegensätzlich wirken, wissenschaftlich nicht zu halten ist.

Wenn der Wikipediatext sagt, das erste Konzept orientiere sich hauptsächlich an somatischen Faktoren, so spürt man den Hintergrund: Es ist die historische Theorie von der materiellen Maschine Mensch, die nach rein materiellen Gesetzen funktioniert und einen Einfluss seitens der Seele, der Psyche oder des Bewusstseins komplett ausschließt. Dies ist sicherlich der geheime, wenn auch veraltete Wunsch so manchen Mediziners, weil dieses Konzept die gerade besprochene Zweiprinziplichkeit umgeht und in schöner Vernünftigkeit prinzipielle Einheitlichkeit bietet. Aber gehen wir prüfend kurz auch durch dieses Konzept, damit wir sehen, wie auch hier der Wunsch nach Wissenschaftlichkeit in Bedrängnis gerät.

Seit Descartes den Menschen in eine mechanische Maschine einerseits und eine Seele andererseits aufgeteilt und eine Verbindung beider Instanzen durch die Zirbeldrüse vermutet hatte, ging gewissermaßen ein Aufatmen durch die Medizin. Konnte man doch nun den ganzen Geister-, Hexen- und Dämonenspuk beiseite legen und eine rein mechanische, später zunehmend chemische Betrachtungsweise vorantreiben. Da man sich vom Wirken einer Seele auf diesen Apparat keinen rechten Begriff machen konnte und über diesen Umweg vielleicht wieder bei Geistern und Dämonen ankommen würde, errang die physikalisch und chemisch orientierte Forschung eindeutig die Oberhand. Auch die schon immer gültige Sichtweise eines „Feindes", der von außen kommt und Krankheiten hervorruft, konnte beibehalten und sogar ergänzt und vertieft werden, nachdem Mikroben und chemische Substanzen aller Art als Übeltäter feststanden. Daraus entstand zum Beispiel die Maxime, dass jedes somatische Symptom auch eine somatische Ursache hat. Das Laboratorium wurde das unangefochtene Vorbild für das physiologische Geschehen im Körper. Dort erforschte und erprobte man die Wirkungsweisen bestimmter Substanzen, um daraus Medikamente abzuleiten, die die defekten Vorgänge im kranken Körper korrigieren sollten. Traten Prozesse und Resultate auf, die den Laborergebnissen nicht entsprachen, dann blieb man dennoch bei dem Laboratoriumsmodell und versuchte, mit erhöhtem Aufwand die noch nicht erkannten chemischen biologischen Agenzien zu finden, die für die unerwartete Reaktion des Körpers verantwortlich sein mussten. Nach allgemeiner Übereinkunft war diese Tätigkeit „wissenschaftlich". Es lässt sich nicht leugnen, dass dieser Standpunkt sehr verführerisch ist, weil grundsätzlich nichts unklar ist, auch wenn vieles noch nicht erforscht ist, so dass der Hinweis auf die Erkenntnisse der Zukunft eigentlich immer nur Optimismus erzeugen kann. Man kann sich auch leicht vorstellen, dass gerade die spezialisierten Fachärzte, denen die Patienten vom Hausarzt zugewiesen werden und denen die Lebensumstände der Patienten wenig bekannt sind, mit größerer Bereitschaft die somatisch materielle Sicht vertreten. Es leuchtet ein, dass der Chirurg oder Notarzt bei seinem Einsatz keinen Sinn für psychogene Eventualitäten aufbringt. Viele Fachrichtungen der Medizin sind schon von der Wortwahl ihres Namens her rein materiell, bisweilen auf einzelne Teilbereiche des Körpers, ausgerichtet. Der HNO-Arzt, der Frauenarzt, der Orthopäde, der Urologe, der Augenarzt, der Zahnarzt und andere mehr.

Als im frühen 19. Jahrhundert der Placeboeffekt ins menschliche Bewusstsein trat und die Homöopathie aufkam, die ja den

Wirkanteil der Materie ebenfalls auf Null reduziert, musste eine Änderung der Denkweise zwangsläufig um sich greifen. Was man natürlich versuchte und heute noch versucht, ist, die unleugbaren, dem Anschein nach gänzlich nichtmateriellen Phänomene und Erfolge jener Verfahren irgendwie doch materiell zu erklären oder zumindest so einzuordnen, dass die somatisch orientierte Normauffassung unberührt bleibt. Mehr halbernst wird von der „inneren Apotheke" gesprochen, Psychosomatik besteht seit längerem als isoliertes „Fachgebiet", das dem medizinischen Normaldenken nicht mehr gefährlich werden kann, seit kurzem gibt es die Psychoimmunologie. Und dem uralten Rätsel, wie denn der Geist mit dem Körper kommuniziere, versucht man über die Gehirnphysiologie entsprechend der Descartes'schen Zirbeldrüse, also über eine materielle Disziplin, näher zu kommen. Dabei wird niemand bestreiten, dass in dieser Hinsicht etwas zu finden ist, denn alle körperlichen und psychischen Aktionen haben gewiss ihre Entsprechung im Gehirn. Nur eben beantwortet diese Entsprechung nicht die Frage, was das Gehirn dazu bringt, so und nicht anders aktiv zu werden. Und wenn das Argument sagt, das läge an den Hormonen, Genen oder Synapsen, so stellt sich die gleiche Frage.

Ganz besonders schwer hat es in neuerer Zeit die Homöopathie. Ihre Vertreter haben nicht nur bemerkenswerte Erfolge bei ihren Sympathisanten aufzuweisen, sondern sie kann sich auch auf Heilungen berufen, wo die Schulmedizin versagt hat. Ihr vorzuwerfen, sie habe doch auch Misserfolge, ist ungerecht und fast bösartig, denn dieses Schicksal teilt sie mit allen Sparten, auch und vor allem mit der Schulmedizin.

Die offizielle Reaktion auf Misserfolge verrät im übrigen die somatisch materielle Grundüberzeugung in der Öffentlichkeit: Während homöopathische oder überhaupt alternativmedizinische Misserfolge sofort als Argument gegen jene Richtungen vorgebracht werden, genießt die Schulmedizin das Privileg, Misserfolge im allgemeinen haben zu dürfen, denn dort ist man ja auf der sicheren Schiene der „Wissenschaft". Und *wieso* zählen Misserfolge in der Schulmedizin nicht als Argument gegen die „wissenschaftliche" Schulmedizin? Nicht weil die Wissenschaftlichkeit ein Zauberwort wäre, sondern weil dieser Begriff von beiden, den Medizinern *und* den Patienten, gleichermaßen verehrt wird. Liest man den Artikel „Der große Schüttelfrust" im *Spiegel* Nr. 28 vom 12.7.2010, der die Homöopathie zum Gegenstand hat, so kann man ein Beispiel ergreifender Feindseligkeit gegen den „Wissenschaftsfeind" erleben. Es wird als unerhört angesehen, dass Versicherungen solche Leistungen bezahlen, dass dergleichen dem aufgeklärten Intellekt zugemutet wird. Wo es nur geht, wird die Homöopathie regelrecht lächerlich gemacht. Und ihre Erfolge, die sie zugestandenermaßen auch hat? Alles Placebo! Damit wird der Placeboeffekt gleich mit abgewertet, obwohl er – unter und über dem Ladentisch – selbst von konventionellen Ärzten laufend angewandt wird. Den vorläufigen Höhepunkt bildet jedoch der Fachbereich Humanmedizin der Philipps-Universität Marburg, der die Homöopathie 1992 im Rahmen der „Marburger Erklärung zur Homöopathie" als „Irrlehre" verwarf (*Wikipedia* „Homöopathie").

Es ist in der Tat so, wie Bernd Hontschik sagt:
„Die Schulmedizin kann mit ihrer Vorstellung vom Menschen als trivialer Maschine nur die beiden Möglichkeiten erklären, bei denen das eintritt, was zu erwarten war: Ein Wirkstoff wird gegeben, die entsprechende Wirkung tritt ein. Oder es wird kein Wirkstoff gegeben, und es kann auch keine Wirkung festgestellt werden. Erklärungsideen für die beiden anderen Möglichkeiten [*echter Wirkstoff, keine Wirkung; Scheinwirkstoff, ‚echte' Wirkung*] gibt es in diesem Modell hingegen nicht, sie sind der Schulmedizin fremd und suspekt, obwohl sie von ihr jeden Tag tausendfach eingesetzt werden." (Hontschik *Körper* 75)

Praktisch alle Autoren, die sich mit der Problematik befassen, wie in der Schulmedizin das Placebophänomen angefasst wird, beklagen sich über den Unernst, das Misstrauen, die

Voreingenommenheit seitens der herkömmlichen Medizin gegenüber einem „Ärgernis" (Schedlowski in Bartens *Köglü* 89), von dem sie dennoch Gebrauch machen. Zusammenfassend steht bis hierher fest, dass das „wissenschaftliche" Konzept von zwei konträr wirkenden Prinzipien bei genauerem Hinsehen nicht aufrechterhalten werden kann. Der Ausweg, das Festhalten an *einem* rein materiellen, somatisch wirkenden Prinzip, wird grundlegend vom Phänomen des Placeboeffekts erschüttert, der trotz aller Bemühungen, ihn materiell zu erklären, rätselhaft und integrationsunfähig bleibt. Damit wird auch das rein materielle Konzept als wissenschaftliche Theorie vom nur materiell funktionierenden Körper untauglich.

Nach aller Logik bleibt nunmehr das Konzept übrig, das nicht etwa die psychologischen oder sozialen Faktoren *hervorhebt*, sondern sie als allein wirkend beschreibt. Es fällt auf, dass praktisch alle Kritiker der materiellen Medizin vor dieser Konsequenz zurückschrecken, als sei so etwas undenkbar und eine Sünde gegen die Zunft. Auf den ersten Blick – so muss es offenbar scheinen – hieße das das Ende der uns wohlvertrauten und auch geschätzten Medizin und als Folge Chaos, Leid und unendliches Elend. Sollte kein Chirurg mehr operieren dürfen, kein Kaiserschnitt, keine Knochenbruchbehandlung durchgeführt werden, kein Antibiotikum, keine Schmerztablette verabreicht werden? Obwohl eine ganze Reihe von Autoren das materielle Modell für nicht stimmig halten (Clemens Kuby, Thorwald Dethlefsen, Bernd Hontschik u. a.), verlangt niemand die Abschaffung unserer materiell-medizinischen Techniken. Das ist keine Inkonsequenz; das ist absolut angemessen und hat seine Gründe. Um es vorweg zu sagen: Der extreme theoretische Blickwinkel, der das Bewusstsein als alleiniges Agens sieht, führt in der ausgeübten Medizin nicht zur operativen und medikamentösen Untätigkeit, sondern zu einer neuen und anderen Akzentsetzung, zu einem anderen therapeutischen Vorzeichen mit bestimmten Verhaltensänderungen bei den Ärzten, den Patienten und der Öffentlichkeit. Auch wenn es dem Leser an dieser Stelle noch schwer fallen mag, die dazu benötigten Voraussetzungen zu überblicken, so dienen die folgenden Darlegungen, vor allem aber Teil C dieses Buches, der sich mit der Praxis befasst, vorrangig diesem Ziel. Auch als man der astronomischen Aussage, die Sonne ginge im Osten der stillstehenden Erde auf, bewege sich nach Westen und tauche am nächsten Morgen wieder auf, nicht mehr glaubte, änderte dies nichts oder nur wenig am Tagesgeschäft und dem nächtlichen Treiben der Menschen.

Angesichts der heutigen Situation, in der die Meinungen über den Placeboeffekt ungehindert in alle Richtungen auseinander gehen – von der kompletten Fragwürdigkeit des Placeboeffekts (Kienle *Der sogenannte Placeboeffekt*) über einige placeboempfängliche (psychosomatische) Erkrankungen bis hin zu 90 – 100 % aller Krankheiten, die sich „ganz oder teilweise auf geistig-seelische Kräfte" zurückführen lassen (Coleman *Denk dich 47 & Hontschik*) –, könnte man sich ein Modell vorstellen, das nicht mehr von einer Mischung aus materiellen und geistigen Anteilen ausgeht.

Blicken wir noch einmal auf Bernd Hontschiks überaus kluge Thesen: „[…] ein Lebewesen [erteilt] allem, was es in seiner Umgebung wahrnimmt, und besonders jedem Zeichen, das es aus der Konstruktion seiner Lebenswelt heraus aktiv oder passiv aufnimmt, eine Bedeutung. Die Bedeutungserteilung ist der entscheidende Vorgang, der über die Entfaltung einer Wirkung entscheidet" (Hontschik *Körper* 75). Die Rede ist hier von echten Wirkstoffen in der medizinischen Therapie, denen das Individuum die Bedeutung erteilen kann, nicht zu wirken, bzw. bei Scheinwirkstoffen, doch zu wirken. Letzteres wäre der Mechanismus des heilenden Placebos. Daraus folgt: „Jede therapeutische Intervention und die dadurch ausgelöste Wirkung enthalten sowohl einen physiko-chemischen Anteil als auch einen Anteil, der sich aus Bedeutungserteilung ergibt" (76). Die Frage hierbei sei nicht ob, sondern in welchem Umfang solche Anteile existieren, und sollten die physiko-chemischen Anteile und diejenigen der Bedeutungserteilung in die gleiche Richtung zielen, so ergebe sich eine „anhaltende therapeutische Wirkung". Bei gegenteiligen Richtungen entstünden „keine, unvorhergesehene oder absurde Wirkungen" (76).

Obwohl Hontschik in der ersten zitierten Passage sagt, ein Lebewesen erteile *allem* eine Bedeutung, scheint er in der zweiten Passage wieder zu trennen und auf der einen Seite eine eigenständige physikalisch-chemische Wirkung anzunehmen, auf der anderen Seite eine Wirkung durch Bedeutungserteilung, die in die physikalisch-chemischen Prozesse entweder nicht eingreift oder sie verdreht, indem „Physik, Chemie und Pharmakologie auf den Kopf gestellt werden" (72). Hier sollte doch angemerkt werden, dass die genannten Vorgänge sich ausdrücklich auf Lebewesen beziehen, nicht etwa auf Vorgänge im Labor oder im anatomischen Institut, wo die physikalisch-chemischen Gesetze, wie immer bei toter Materie, ihre zweifelsfreie Gültigkeit behalten.

Wäre es beim lebenden Organismus nicht klarer, deutlicher und logischer zu sagen, dass eine Bedeutungserteilung immer und auf jeden Fall stattfindet? Eine solche Bedeutungserteilung könnte einmal besagen, ein Wirkstoff solle so wirken, wie auf dem Beipackzettel angegeben, wobei es keine Rolle spielt, ob ein Verum oder ein Placebo in der Packung steckt; im anderen Fall könnte die Bedeutung erteilt werden – natürlich im Unterbewusstsein und aus den unterschiedlichsten Gründen –, der Wirkstoff solle keine oder eine andere Wirkung haben als vorausgesagt, wobei wieder ein Verum oder ein Placebo vorliegen mag.

Hontschik sagt übrigens ganz richtig: „[…] niemandem [kann es] wirklich gelingen, den Prozess der Bedeutungserteilung in einem anderen Lebewesen zu erkennen und nachzuvollziehen" (77). Diese zutreffende Feststellung ist überaus wichtig, denn sie erklärt, warum unter angeblich völlig gleichen Bedingungen in den Testreihen zur Erprobung von Medikamenten und

Placebos nie eindeutige und zu 100% vorhersagbare Ergebnisse zustande kommen: weil nämlich die Bewusstseinslage, die Gedanken, die Vermutungen, die Gefühle, die Wünsche, die Ängste der Probanden nie gleich sind. Und nur davon hängt der Inhalt der Bedeutungserteilung ab. Gleich sind nur die materiellen Bedingungen. Das materielle medizinische Modell erklärt diese Ungenauigkeiten und Abweichungen natürlich mit der Verschiedenheit des Organismus und ignoriert dabei die mentalen Faktoren.

Wenn man dieses mentale Konzept akzeptieren kann, versteht man viele Dinge besser und man hat den Vorteil eines einheitlichen Modells. Da darin alle medizinischen Vorkommnisse über das Bewusstsein ablaufen, entfällt spurlos das Placeboproblem, denn es kann nicht länger als Ausnahme, sondern muss als Normalfall im medizinischen Geschehen angesehen werden. Hontschik sagt es kurz und bündig: „Der Begriff Placebo wird überflüssig" (78). Und eine weitere Beobachtung wird auf neue Art verständlich: Es sind die unbestreitbaren großen Erfolge der Schulmedizin. Jetzt ist es allerdings nicht mehr die vermeintliche wissenschaftliche Wahrheit, die die Erfolge (aber auch Misserfolge) zeitigt, sondern unser allgemeines Bewusstsein, das unablässig durch unsere spezifische Kulturtradition, die familiäre Umgebung, das Fernsehen, das Radio, die Zeitschriften, durch Ratschläge, Warnungen und Erfolgsberichte beeinflusst, erzogen und manipuliert wird, so dass es kaum noch Alternativen sieht und zu dem Glauben gebracht wird, das, was es in sich aufgenommen habe, nämlich die schulmedizinische „Wahrheit", sei auf eine absolute und vom Bewusstsein unabhängige Weise wahr. Der so entstandene Glaube realisiert sich nun über die entsprechende Bedeutungserteilung und produziert den „schulmedizinischen" Placeboeffekt. Sollte das Bewusstsein zufällig andere Wahrheiten mit aller Festigkeit glauben, dann realisieren sich diese anderen Wahrheiten ebenfalls sehr erfolgreich. Andere Medizinsysteme von der Akupunktur bis zum Voodoo-Zauber und z. T. exotische

Therapiegebilde vollbringen Aufsehen erregende Heilungen und wir erleben einen vielstimmigen Chor von lauter wundersamen Erfolgsmeldungen, die alle meinen, in den Besitz der Wahrheit gelangt zu sein.

Widerstände

Wie bereits in der Einleitung erwähnt, geht es in dieser Untersuchung nicht um Polemik gegen gewisse Missstände im medizinischen Handwerk. Wenn Kritik geübt wird, dann gegen Denkweisen, die das System erzeugt und die einer möglichen Verbesserung im Wege stehen. Dabei wird Wert darauf gelegt, jene Denkweisen nicht lediglich zu kritisieren, sondern sie zunächst auch zu verstehen, denn dass irgendwo in der medizinischen Theorie pure Böswilligkeit betrieben wird, ist ziemlich absurd. Eine der zu verstehenden Denkweisen ist die Polemik, die aus unterschiedlichen Richtungen auf die hier dargelegte nichtmaterielle Medizintheorie trifft und die sich als Widerstand zeigt.

Unser astronomischer Vergleich mag veranschaulichen, wie eine Polemik kraftvoll ins Leere schießen kann: Das ptolemäische Weltbild hatte ja die Erde zum Mittelpunkt, weil der Alltagsaugenschein natürlich genau das nahelegte. Alle Himmelsobjekte drehten sich unverkennbar in einer Richtung um den Ort des Beobachters. Damit hatte der menschliche Geist lange Zeit seine Ruhe. Als dann die Methoden der Himmelsbeobachtung genauer wurden, sah man erstaunt, dass es Himmelskörper gab, die sich nicht in das schöne Bild einfügen wollten. Sie vollführten die merkwürdigsten Schleifen; irgendetwas konnte nicht stimmen. Darauf erstellten Kopernikus und Kepler ein neues Weltbild, das jene merkwürdigen Bahnen widerspruchslos erklären konnte.

In Anlehnung an diesen Vergleich könnte man die materiell somatische Medizin als „ptolemäisch" bezeichnen, denn sie geht vom handfesten Augenschein aus, sucht somatische Ursachen für somatische Symptome und findet somatische Prozesse, die jene Symptome nach sich ziehen. Kurzerhand werden die gefundenen Prozesse zu Ursachen erklärt. Der neue medizinische Geist hatte seine Ruhe nach all den animistischen, theurgischen und humoralpathologischen „Verirrungen". Sodann erkannte man später die eindeutige Existenz des Placeboeffekts; mit dem rein somatischen Modell konnte etwas nicht stimmen. Eine ganze Reihe von Wissenschaftlern entwickelte nun ein neues Modell, gewissermaßen das „kopernikanisch-keplersche", das nicht länger die somatische Basis aufrechterhielt. Die etablierte Lehre reagierte unerfreulich. Der bis heute andauernde Widerstand gegen den Placeboeffekt und seine Konsequenzen, der latent oder offen in weiten Kreisen weiter besteht, ließe sich in unserem Vergleich so darstellen, dass die Gegner damals die eigentümlichen Planetenbahnen in Abrede stellen oder nicht ernst nehmen würden oder aber, dass sie alles daransetzen würden, die unliebsamen Bahnen auf der Grundlage des Ptolemäus zu erklären, was ja vorher in der Tat versucht worden war (Epizykeltheorie). Der Vergleich ist drastisch, verspricht aber Hoffnung auf ein allmähliches Umdenken. Im Folgenden ein paar repräsentative Beispiele, welcher Art der Widerstand ist, woher er kommt und zu welchen Mitteln er greift.

Nach Meinung eigentlich aller hier genannten Autoren ist der Placeboeffekt eine der vielen möglichen Varianten, wie das Bewusstsein somatische Phänomene dirigiert. Das eigentlich auslösende Agens ist immer eine *Information*, die aus den unterschiedlichsten Quellen stammt und die das Bewusstsein beeinflussen, verändern oder gar umwandeln kann. Bei einer Placebogabe ist es also die ausdrückliche oder indirekte Information, ein heilendes Mittel werde gegeben, die den Effekt herbeiführt. Statt eines Placebomedikaments kann selbstverständlich eine der unzähligen anderen Informationsmethoden wie das Wort, ein bestimmter Ort, eine besondere Handlung, Person oder Sache usw. zum Tragen kommen.

Nimmt man nun den Placeboeffekt aus diesem Kontext heraus, weil man eine spezifische Placebowirkung aufgrund der pharmazeutischen Placebogabe nachweisen oder widerlegen möchte, so ist die Tür weit offen für alle möglichen Unwägbarkeiten, Störanfälligkeiten und Täuschungsmöglichkeiten, denn natürlich lässt sich nie ausschließen, dass anstelle des Placebovehikels etwas anderes gewirkt haben kann, nämlich der Glaube an seine heilende Kraft oder ein Bewusstseinsinhalt anderer Herkunft: die Art der Verabreichung, die Mimik und Gestik des Arztes, die Grundeinstellung des Patienten, die Selbstheilungskräfte des Organismus, das gewonnene oder verspielte Vertrauen und so weiter. Weil G.S. Kienle in ihrem Buch *Der sogenannte Placeboeffekt* einen dergestalt isolierten Placeboeffekt (bei dem zwingend ein Placebo*mittel* gegeben worden sein muss) in den von ihr kritisierten Placebostudien natürlich nicht wissenschaftlich exakt nachweisen kann, kommt sie in ihrem Buch zu dem Schluss: „Angesichts dieser Ergebnisse stellt sich abschließend die Frage, ob die Existenz des Placeboeffekts nicht lediglich eine medizinhistorische Illusion ist" (89). Es kommt eben auf die Sichtweise an: Physiko-somatisch gesehen lässt sich diese Schlussfolgerung nachvollziehen, aber geht man von der Hontschik'schen Bedeutungserteilung oder unserem Primat des Bewusstseins aus, so ergibt sich eine gänzlich andere Schlussfolgerung aus den Beobachtungen Kienles, nämlich dass die Existenz der ausschließlich somatisch orientierten Medizin als einer Naturwissenschaft lediglich eine kulturhistorische Illusion ist. Warum?

Alle medizinischen Prognosen und Wirkungsmechanismen gehen immer nur von prozentualen, nicht weiter begründbaren Wahrscheinlichkeiten aus, und zwar sowohl bei Verabreichung eines Placebos als auch eines Verums. Wahrscheinlichkeiten im Gegensatz zu 100%igen Resultaten kommen dadurch zustande, dass mehr als nur der eine Faktor der chemisch pharmazeutischen Arzneimittelwirkung bei der Heilung eine Rolle spielt. Das nicht zu sehen, erscheint heute als sehr unzeitgemäß. Joachim Faulstich beschreibt die Sachlage so: „Die Hoffnung der Schulmedizin, den Placebo-Effekt als gleichsam unerwünschte Nebenwirkung von der eigentlichen, der wissenschaftlich reinen Medizin zu trennen, ist unerfüllbar, denn medizinische Behandlung ist stets eine Mischung aus persönlicher Begegnung, bedeutungsvollen Handlungen und unmittelbar messbaren Eingriffen. Weil das so ist, kann niemand am Ende entscheiden, warum eine Behandlung Erfolg hatte oder nicht und wie hoch dabei der Anteil etwa eines chemischen Wirkstoffes tatsächlich war" (Faulstich *Grenzen* 64).

Heutzutage würde wohl niemand behaupten, dass die Medizin, die sich auf die Säftelehre, den Exorzismus oder die Gottesanrufung gründet, eine Wissenschaft sei, obwohl ja auch dort durchaus mit Erfolg gearbeitet wurde. Die Vorstellung, es handele sich um Wissenschaft, erkennen wir erst seit der Zeit an, als echte Naturwissenschaften begannen, der Medizin zuzuliefern. Das ist in erster Linie die Chemie, die sich zum Sonderzweig der Pharmazie ausweitete, sodann die Physik, die durch Erkenntnisse und Entdeckungen wie etwa die Röntgenstrahlung, die Lasertechnik, die mit Ultraschall arbeitende Sonographie oder in jüngster Zeit die Computertechnik in hohem Maße zur Apparatemedizin beigetragen haben. Dazu kommt noch die Biologie vor allem in ihrem Spezialbereich der Mikrobiologie, durch die Infektionskrankheiten wissenschaftlich verständlich wurden. Der Arbeitsplatz dieser Disziplinen ist jedoch nicht zuerst das Krankenhaus, sondern das Laboratorium. In dem Augenblick aber, in dem die präzisen Laborerkenntnisse auf den Menschen therapeutisch angewandt werden, verlieren sie ihre Zuverlässigkeit, d.h. ihre wissenschaftliche Qualität. Es scheint geradezu ein Merkmal des Lebendigen zu sein, dass man seine Reaktionen naturwissenschaftlich nicht immer und nicht mit völliger Sicherheit voraussagen kann. Dennoch, die Auffassung, die moderne Medizin selbst gehöre zur Fakultät der Naturwissenschaft, obwohl sie weitgehend von den Früchten anderer Wissenschaften lebt, ist allgemein verbreitet und tief verankert. Anwalt dieser Medizin ist die Schulmedizin, die nur für sich das Attribut der Wissenschaftlichkeit beansprucht und es gleichzeitig praktisch allen anderen medizinischen Richtungen abspricht.

Diesen Status aufrechtzuerhalten und zu verteidigen, ist ein wichtiges Anliegen, ist er doch mit einmaligen Vorzügen verbunden: Bis vor relativ kurzer Zeit gehörte der Berufsstand der Mediziner zu den absolut gut verdienenden Wirtschaftszweigen. Finanzielle Förderung der medizinischen Forschung ist dann leicht zu bekommen, wenn alles „wissenschaftlich gesichert" ist (vgl. Yoda *Insider* 44). Die Versicherungen übernehmen fast immer unhinterfragt alle schulmedizinischen Kosten, bei anderen Verfahren – sogar, wenn sie da erfolgreich sind, wo schulmedizinische versagen – gibt es zumindest Einschränkungen, wenn nicht komplette Zahlungsverweigerung. Ist hingegen ein therapeutischer Eingriff oder eine pharmazeutische Maßnahme im Rahmen der Schulmedizin ohne Erfolg oder gar tödlich, hat das im allgemeinen keine weiteren Konsequenzen, es sei denn, es liege ein schulmedizinisch definierter Kunstfehler vor. Auch hier übernehmen die Versicherungen die Kosten. Stellt sich aber ein solch tragischer Ausgang bei einem alternativen Verfahren ein, ist das Geschrei unverzüglich groß und erbarmungslos. Anwälte werden auf den Plan gerufen, Lizenzen aberkannt, Warnungen verbreitet, mit Gefängnis gedroht.

Diesen Hintergrund muss man vor Augen haben, wenn man die Reaktion des schulmedizinisch somatischen Denkens auf alle Bestrebungen verstehen will, die der privilegierten Sonderstellung der Medizin gefährlich werden könnten. Dazu gehört in allererster Linie jede Meinungsäußerung, die den Wissenschaftscharakter der Medizin in Zweifel zieht. Professor Yoda sagt es ganz direkt: „Was nicht nur Politiker nicht verstanden, ist die Tatsache, dass Medizin gar keine Wissenschaft ist. [...] Frage drei Professoren und du erhältst drei verschiedene Antworten. Das hat nichts mit Wissenschaft zu tun, sondern mit dem, was Medizin eigentlich ist, nämlich Empirie – die Lehre von den Erfahrungen" (Yoda *Insider* 28).

Kommen wir wieder zurück zum Placeboeffekt. Wie kaum ein anderes Phänomen stellt er einen massiven Angriff auf die Medizin als etablierte Wissenschaft dar. Über den Versuch, ihn kurzerhand „wegzudefinieren" (Kienle, s. o.) haben wir bereits gesprochen. Etwas milder gestaltet sich die Vorschrift, dass eine Therapie dann „als wissenschaftlich sinnvoll" anerkannt wird, wenn sie besser hilft als ein Placebo. Das wird zu einem Dilemma, wenn die Scheinbehandlung besser wirkt, als die Methoden der konventionellen Medizin (vgl. Bartens *Köglü* 94). Auf jeden Fall spürt man wieder deutlich die darunterliegende Geringschätzung des Placeboeffekts.

Das Problem für die materiell orientierte Medizin liegt, sofern sie die Existenz des Placeboeffekts als etwas Rätselhaftes zugesteht, darin, dass sie versucht, etwas Nicht-Materielles irgendwie materiell zu erklären. Aber: „Nicht-Materielles lässt sich materiell nicht erklären" (Kuby *Dimension* 74). Thorwald Dethlefsen sieht das Problem explizit: „Die Arbeitsmethode der Wissenschaft wurde bewusst abgestimmt auf die Erfordernisse, die Materie zu erforschen – diese Methode wird heute unbewusst weiterbenutzt und ausgedehnt auf Bereiche, die mit Materie nicht unbedingt etwas zu tun haben müssen" (Dethlefsen *Chance* 17). Dies schlägt sich bei den Untersuchungen des Placeboeffekts ganz deutlich in dem Versuch nieder, ihn über die Analyse der menschlichen Gehirnfunktionen enträtseln zu wollen; des weiteren in den sogenannten randomisierten Doppelblindstudien:

Zunächst einige Bemerkungen zum gehirnphysiologischen „approach". Es wird absolut niemanden geben, der bestreitet, dass sich im Gehirn Prozesse abspielen, die eine Art Entsprechung zum somatischen oder psychischen Symptom darstellen. Aber es ist unbegreiflich, wie man vermuten kann, hierbei sei man der *Ursache* des Placeboeffekts auf der Spur, so als ob nicht die Placebo*information* eine Hirntätigkeit bewirke, sondern das Gehirn von sich aus zufällig gerade das im Körper auslöse, was die Information besagt. Jene Prozesse im Gehirn können doch nur als eine somatische Vorstufe, als subtilere Symptomatik angesehen werden. John Sarno, ein verblüffend klar denkender Professor und praktizierender Arzt für Rehabilitationsmedizin in New York berichtet in seinem Buch *Befreit von Rückenschmerzen* von jener Zeit, als die „physikalisch-chemische Betrachtungsweise der Medizin so dominant wurde", dass viele Psychiater sich als „biologisch orientiert" ausgaben und alle krankhafte Emotionalität auf chemische Unregelmäßigkeiten des Gehirns zurückführen wollten. Natürlich sei die Pharmaindustrie hocherfreut gewesen, aber: „Der objektive Irrtum dieser Vorstellung ist, dass zweifellos chemische Veränderungen vorhanden sind, die im Gehirn entdeckt und mit normalen und ‚anormalen' emotionalen Zuständen in Verbindung gebracht werden können, aber die Chemie ist nicht die Ursache, sondern Ausdruck oder die Folge eines emotionalen Zustandes" (Sarno *Rücken* 194). Denkt man den genannten Irrtum zu Ende, so würde das bedeuten, im Stil von *Brave New World* Probleme nicht mehr in ihrem individuellen, sozialen und politischen Kontext lösen zu wollen, sondern durch Pillenzufuhr entrücktes Glück inmitten einer menschlichen Wüstenei zu erzeugen. Ich kann nur wiederholen: die hirnphysiologische Angehensweise, um den Placeboeffekt „endlich" aufzuklären, ist dermaßen unbegreiflich, dass es beileibe nicht an der „Dummheit" jener Forscher liegen kann, wenn mit lautem Getöse in allen Medien auf die Fortschritte in dieser Disziplin hingewiesen wird, sondern dass ein anderes Motiv vorliegen muss. Und dieses Motiv kann nur das befreiende Hochgefühl sein, einen nichtmateriellen Störfaktor nun doch heimgeführt zu haben in die friedlich beschauliche Welt der rein materiellen Wissenschaft. Somit stellt die Hirnphysiologie mit diesem Erklärungsanspruch einen besonderen Typ von erlesenem und vorzeigbarem Widerstand gegen das Placebophänomen dar.

Werfen wir nun einen Blick auf die randomisierten Doppelblindstudien: Ein Kontingent von Probanden wird über ein Zufallsverfahren in zwei Gruppen eingeteilt (randomisiert), um anschließend therapiert zu werden, die eine Gruppe mit einem

Verum, die andere mit einem Placebo. Dabei wissen weder die Probanden noch die beteiligten Ärzte (doppelblind), in welcher Gruppe sie ihre Rolle spielen. Nach Beendigung des Experiments werden die Ergebnisse miteinander verglichen, um so Aufschluss über die tatsächliche Wirksamkeit eines Medikaments zu erhalten. Die Pharmaindustrie erhofft zwar ein besseres Abschneiden ihres Medikaments, aber die Ergebnisse liegen grob gesehen fast immer irgendwo prozentual ähnlich; auf jeden Fall lässt sich keine allgemeine unterschiedliche Signifikanz ableiten.

Für uns interessant sind im Augenblick nicht die Ergebnisse, sondern die als wissenschaftlich angenommenen Bedingungen. Dadurch, dass Probanden und Ärzte nicht wissen, wo sie sich „aufhalten", vermutet man, damit seien mögliche verfälschende mentale Einflüsse wie Vorwissen oder verräterische Zeichen seitens der Ärzte ausgesperrt. Jetzt können sozusagen Verum und Placebo ungestört (materiell) walten. Merkwürdigerweise fällt dabei niemandem ein (außer einigen beiläufigen Andeutungen habe ich in der Literatur nichts dergleichen gelesen), dass weder die Bewusstseinsqualitäten der Probanden noch die der Ärzte auf eine Linie wissenschaftlicher Vergleichbarkeit gebracht worden sind. Erst dann hätte man doch eine verwertbare Aussage über die beiden Gruppen erhalten können. Wir wissen natürlich, dass eine mentale „Gleichschaltung" grundsätzlich nicht möglich ist, weil schon ein solcher Versuch verändernd auf das Bewusstsein einwirkt. Aber wir fragen: Wie kann man denn dieses Faktum der unterschiedlichen Mentalitäten bei der Auswertung ignorieren, zumal nach der hier und häufig auch dort vertretenen Auffassung die Mentalität das eigentliche Agens ist? Man bedenke folgende „Einflussnahmen":

Meistens wissen alle Teilnehmer, dass sie überhaupt an einem Experiment teilnehmen, denn sie müssen ja (in Deutschland zumindest) ihre Einwilligung zur Teilnahme abgeben. Es gibt Fälle, wo sich Patienten die größten Sorgen machen, weil sie womöglich in die Placebogruppe gewählt werden und dann „wirkungslos" behandelt werden. Das schilderte einmal höchst eindrucksvoll eine Radiohörerin, die deshalb den Rat des WDR-Moderators Jürgen Domian einholte (WDR *Domian* vom 13.4.2011). Es gibt leicht beeinflussbare Menschen und sehr misstrauische, die von vornherein ohne oder voller Skepsis sind. Peter Yoda berichtet von einer Studie, in der ein völlig unerwartetes Resultat zu Tage trat: Die gesunden Probanden, denen man erzählt hatte, sie hätten eine leichte Magenstörung, die man aber gut behandeln könne, sollten nicht erschrecken, wenn sie nach der Einnahme der Tablette Hautausschläge bekommen. Fast alle bekamen ihren Hautausschlag. In der zweiten Gruppe gesunder Probanden, denen man nach einer Untersuchung versicherte, ihre Magenstörung sei ein falscher Alarm gewesen, sie seien völlig in Ordnung, entwickelten mehr als ein Drittel Magenbeschwerden. „Als man dieses Phänomen dann genauer untersuchte, kam heraus, dass diese Patienten sehr misstrauische Menschen waren und ganz einfach den Ärzten nicht glaubten (nicht glauben wollten), dass sie gesund sind" (Yoda *Insider* 62).

Neben einer förderlichen oder ablehnenden Grundeinstellung gibt es aber noch unendlich viele Kleinstvorkommnisse, die sich gewaltig auf die mentale Haltung auswirken können. Ein punktuelles Stottern des Arztes, ein unpassendes Augenzwinkern, eine eigenartige Handbewegung, ein verstörter Blick, eine irgendwie ausgelöste Erinnerung an eine bestimmte Erfahrung, eine zufällige Assoziation, der Zuspruch oder die Warnung des Ehepartners, die Atmosphäre im Raum, die Alltagsgeräusche in der Klinik, all dies und viel mehr wirkt auf eine Weise, die schlechterdings nicht ausgeschlossen oder berechnet werden kann. Und schon ist alle Sorgfalt beim Layout des Experiments null und nichtig. Ein geradezu kurioses Beispiel liefert ein Beitrag der Aufsatzsammlung *Das Placebo-Problem*, hrsg. von Hanns Hippius et.al., Seite 68, wo bei einem Placeboexperiment die Ärzte die Instruktion hatten, „die verabreichte Substanz im einen Falle mit therapeutischem Enthusiasmus, im anderen Falle mit einer eher experimentell nüchternen Haltung zu verabreichen." Die gefundenen und aufgelisteten Ergebnisse werden sodann mit Diagrammen und Rechenformeln hochspezifisch ausgewertet und zugeordnet. Implizit und naiv wird unterstellt, die ärztliche Schauspielerei sei eine feste wissenschaftliche Größe und nicht eine variable Einmaligkeit! Bei all den randomisierten Doppelblindversuchen schwingt das Ideal einer vom Materiellen herstammenden sauberen Vergleichbarkeit aller Bedingungen mit, mit der man das ungeliebte Kind des Placeboeffekts materiell doch anständig kategorisieren und kontrollieren kann. Jedoch, die Ergebnisse sagen nichts mehr aus über eine Wirkung des Verums oder des Placebos. Da aber Verum und Placebo nach allgemeiner Feststellung im Großen und Ganzen offenbar sehr ähnlich wirken, beweist die grobe Übereinstimmung der prozentualen Werte nur eines: Das *Bewusstsein* der Probanden ist in breiter statistischer Verteilung eben ähnlich disponiert.

Wie wir oben sahen, stellt der Placeboeffekt einen Angriff auf das rein somatische Konzept der Medizin dar. Trotz aller Anstrengungen, diesen Effekt materiell zu integrieren, ihm durchaus ungeklärte Mechanismen zuzugestehen, ihn in Versuchsreihen sauber herauszuschälen oder verschwinden zu lassen, beharrt er letztlich unbeeindruckt auf seiner schulmedizinfeindlichen Position und besteht auf seinem kritischen Blick auf die Wissenschaft der Medizin. Welche Rückzugsverteidigung bleibt? Der Ton wird laut, persönlich, ungerecht und ganz und gar unwissenschaftlich.

Was die Lage der Medizin so prekär macht, ist ihr paradoxes Ziel: Einerseits soll und will sie den Menschen gesund machen, so dass sie im Idealfall überflüssig wird, andererseits will sie ihren Status festigen und möglichst hohe Profite erwirtschaften, wozu sie den nicht gesunden Patienten benötigt. Der Placeboeffekt nimmt in dieser Situation eine delikate Stellung ein. Er eröffnet die Möglichkeit, wenn allgemein akzeptiert und gutgeheißen,

Krankheiten mit deutlich verringertem Aufwand und deutlich kostengünstiger zu behandeln; eine ganze Reihe von aufgeschlossenen Ärzten sieht das so. Gleichzeitig würde er aber die Einnahmen vieler anderer Berufszweige schmälern, an vorderster Stelle den Profit der pharmazeutischen Industrie, der Apparatehersteller und all jener Ärzte und Kliniken mit apparativem Schwerpunkt. Da es um Geld geht, bzw. um den Verzicht von Geld, wird nicht bloß „wissenschaftlich" über die Sache diskutiert, sondern es wird mit fast allen Mitteln gekämpft, der Kollege mit abweichender Meinung wird zum Gegner, die stärkere Partei behält zumeist die Oberhand. Da aber offiziell der hehre Anspruch gilt, alles nur zum Wohle des Patienten ein- und auszurichten, findet der Grabenkampf nicht im Sonnenschein statt, die Öffentlichkeit erfährt nur gelegentlich Bruchstücke.

Es gibt ein Buch, das sich zum Ziel gesetzt hat, die Geschehnisse im medizinischen Untergrund aufzudecken, und zwar nur die Machenschaften, die im ganz großen, z. T. globalen Stil betrieben werden. Aus Gründen der persönlichen Sicherheit schrieb der Verfasser unter einem Pseudonym, und der Verlag lässt grundsätzlich keine Kommunikation mit dem Autor zu. Hier ein Auszug aus dem Klappentext: „[Der Insider erzählt,] wie Patienten und Ärzte täglich belogen und betrogen werden. Mit schockierenden Einsichten erklärt er, welche unglaublichen Systeme hinter diesen Betrügereien stehen und wie Regierungen und Pharmafirmen über Leichen gehen. [...] Erfahren Sie, auf welche perfide Art erfolgreiche Therapien unterdrückt und stattdessen absolut nutzlose und krankmachende Behandlungen in unser tägliches Leben implantiert werden." Es ist das Buch von Prof. Dr. Peter Yoda *Ein medizinischer Insider packt aus*. Ich wurde bei der Lektüre selbst so sehr in Atem gehalten, dass ich es jedem empfehlen möchte, der nicht zu schwache Nerven hat. Allerdings möchte ich auch keine Zusammenfassung geben, weil dadurch die Wirkung zu sehr beeinträchtigt werden würde, weil es unredlich wäre, „Unglaublichkeiten" einfach zu nennen, ohne sie ausführlich plausibel zu machen und weil die Organisation der weltweiten medizinischen „Industrie" nicht unser Thema ist. Stattdessen werde ich mich auf weniger dramatische Alltäglichkeiten beschränken, die mir bei der Lektüre anderer Autoren untergekommen sind und die den recht unfeinen Charakter der Kontroverse herausstellen. Dabei liegt das Interesse nicht auf den generellen Missständen innerhalb der Medizin, sondern auf jenen Aktivitäten, die die Einführung, Anwendung und Verbreitung der nichtmateriellen Sichtweise behindern möchten. Und es geht auch nicht ausschließlich um die Behinderung des speziellen Placeboeffekts, weil der ja selbst sozusagen nur *eine* Ausdrucksform im größeren Zusammenhang der bewusstseinsgesteuerten psychischen und somatischen Prozesse darstellt.

Die bereits erwähnte Äußerung, Placebos seien ein Ärgernis, gehört zu folgender Aussage des medizinischen Psychologen Manfred Schedlowski aus Duisburg: „Placebos gelten vielen Medizinern als Ärgernis, als störendes Hintergrundrauschen, das in Studien die Effekte von Medikamenten oder Operationen infrage stellt" (Bartens *Köglü* 89). Oder: „Heute sehen viele Ärzte im Placeboeffekt allenfalls eine nebulöse Nebenwirkung, die sich nicht steuern lässt und die klare Beziehung von Ursache und Wirkung stört" (87). Der an der Universität von Harvard ausgebildete Arzt Andrew Weil spricht von seinen Arztkollegen und gibt die Begründung der Unbeliebtheit des Placeboeffekts, der „[…] die Ergebnisse ihrer Experimente verwischt und aus Sicht des biomedizinischen Modells völlig unwissenschaftlich ist." (Weil *Spontanheilung* 81). Man muss wissen, dass im Gegensatz zur fernöstlichen Medizin, wo unspezifisch wirkende Mittel, sozusagen „Allheilmittel", ein höheres Ansehen haben als die punktuell spezifisch wirkenden, es für die westliche Medizin „wissenschaftlich" wichtig und seriöser ist, wenn eine gezielte Punktwirkung nachgewiesen werden kann. Beim Placebo lässt sich aber nie eine spezifische Wirkung ausmachen, die immer und nur bei einem bestimmten Symptom wirkt. „Wenn ein Mittel bei allzu vielen verschiedenen Beschwerden Wirkung zeigt, verlieren die meisten Ärzte ihr Interesse daran, da mangelnde Spezifität aus ihrer Sicht gleichbedeutend mit einem Mangel eines grundlegenden Mechanismus ist. Mit anderen Worten: Das Medikament könnte ja – bloß das nicht! – nur ein Placebo sein" (Weil *Spontanheilung* 82). Jörg Blech geht noch einen Schritt weiter, indem er die finanziell ökonomische Komponente ins Spiel bringt: Er sagt, Placebos würden insgeheim gefürchtet, weil Vergleichsstudien regelmäßig aufdeckten, „dass viele scheinbar ausgeklügelte und sündhaft teure Prozeduren in Wahrheit nichts anderes sind als Träger eines Placeboeffekts" (Blech *Heillos* 40). Wenn das so ist, versteht man die Veröffentlichungspraxis, die Werner Bartens beim Thema von Antidepressiva bekannt gibt: „Nur 14 Prozent der Studien, in denen Medikamente nicht besser abschnitten als Zuckerpillen, wurden publiziert, während Studien mit Ergebnissen, die positiv für die Arzneimittelhersteller ausfielen, fast alle veröffentlicht wurden" (Blech *Heillos* 208).

Der Placeboeffekt beinhaltet ja, dass das Vehikel, also die Zuckerpille, aber auch das „echte" Medikament in letzter Konsequenz gar nicht nötig ist, weil es ja nur auf den Bewusstseinsinhalt ankommt. Daher verwundert es nicht, dass besonders die Pharmaindustrie alles daran setzt, das Placebophänomen zu diskreditieren und eine Wirkung nur ihren Präparaten zuschreiben. Im News Letter des Kopp-Verlags vom 6. August 2011 wird ein Skandal in Amerika öffentlich gemacht, gegen den einige Juristen jetzt einschreiten wollen. Es geht um die sogenannte „Gastautorenschaft". Das heißt, dass Pharmafirmen in ihrem Hause extrem positive Artikel über ein bestehendes oder einzuführendes Medikament verfassen, aber diese Artikel nicht unter ihrem Namen veröffentlichen, sondern angesehene Mediziner und Wissenschaftler (natürlich gegen Bezahlung) bitten, ihren Namen für die Autorenschaft herzugeben, „obwohl diese ‚Autoren' nur sehr magere bis gar keine Beiträge zu der sogenannten Forschung geleistet hatten". Begriffe wie „Bestechung" und „Prostitution" werden verwendet. So seien „Hormonersatztherapie, verschiedene Antidepressiva und andere potenziell gefährliche Medikamente wie Vioxx, Neurontin und Fen-Phen" angepriesen worden.

Inzwischen lässt sich kaum noch erkennen, wer eigentlich wen dazu bringt, den Einfluss des Bewusstseins auf die Körperlichkeit, auf Krankheit, Heilung und Gesundheit so hartnäckig zu bekämpfen: Sind es die Produzenten der Medikamente, die die Ärzteschaft auf ihre Seite bringen wollen, oder ist es die Medizin, vertreten durch die Ärzte, die eine materiell pharmazeutische Sicht gegen alle neuen Erkenntnisse beibehalten will und so die Interessen der pharmazeutischen Industrie stützt? Auf jeden Fall verhält es sich heute offensichtlich so, dass „Erkenntnisse über das Materielle nur anerkannt [werden], wenn sie nicht von psychischen Einflüssen ‚kontaminiert' sind" (*GEO 10/2003* 38). Und auf derselben Seite: „Bis vor kurzem haben sich [...] nur wenige Mediziner dazu [Wirkung des Geistes auf den Körper] geäußert, und wenn, dann meist in eher ironisch-herablassender Weise. Wer sich ernsthaft mit der Körper-Geist-Thematik beschäftigte, riskierte sein wissenschaftliches Ansehen."

Clemens Kuby, der gegen alle ärztlichen Prognosen durch Umstellung seines Bewusstseins von einer Querschnittslähmung geheilt wurde, hat seine Erfahrung zum Nutzen der Menschheit öffentlich gemacht und das Buch *Heilung. Das Wunder in uns* geschrieben. Er hat in jeder Hinsicht seine Erfahrungen mit ungläubigen und uneinsichtigen Medizinern gemacht und schreibt zum Beispiel: „[...] diejenigen, die an dem materiellen, bekannten und gesellschaftlich anerkannten Weg Geld verdienen, [warnen] oft aus purer Angst vehement vor alternativen Heilmethoden [...]. Fanatische Vertreter des materiellen Weges schrecken nicht davor zurück, ihre ganze Macht gegen den geistigen Weg einzusetzen und mit Verleumdungen, Lügen, Angstmache, Drohungen und Verfolgungen gegen ihn vorzugehen" (Kuby *Wunder* 62).

Sollte der Leser an gewisse Praktiken der Kirche denken, wie sie früher „Irrlehren" bekämpfte, um die reine und wahre Lehre nicht zu gefährden, dann wird er die folgende Passage nicht mit allzu großem Erstaunen zur Kenntnis nehmen: „Anstatt wissenschaftlichen Erkenntnissen zu folgen, neigen Mediziner dazu, den Nutzen ihres Tuns per Abstimmung zu bestimmen. ‚Konsensus-Konferenzen' werden wie Bischofssynoden einberufen, und hinter verschlossenen Türen beschließen Doktoren und Professoren, was die rechte Medizin sei – merkwürdiges Gebaren für ein Fach, das Anspruch auf Wissenschaftlichkeit erhebt" (Blech *Heillos* 43).

Von Anstand kann unter solchen Bedingungen kaum noch die Rede sein: „Ein Bauerntrick pharmazeutischer Studien ist es, das Vergleichsmedikament der Konkurrenz bewusst schlecht aussehen zu lassen: indem man es den nichts ahnenden Testpersonen entweder in zu niedriger oder in zu hoher Dosis verabreicht" (Blech *Heillos* 49). Im Zusammenhang mit der Problematik der Psychosomatik spricht Bernd Hontschik vom Schicksal jener Ärzte, die nicht schon im Spezialfach der Psychosomatik tätig sind, aber eine solche Sichtweise vertreten: „Auch er kann stören, und sollte er das nachhaltig tun, wird er an seinem Arbeitsplatz scheitern, er wird gemobbt oder fällt dem Burn-out-Syndrom zum Opfer. Sofern er nicht resigniert, wird er in ein Psycho-Fach wechseln […]" (Hontschik *Körper* 129). Die folgende zusammenfassende Aussage von John Sarno verdient unsere Anerkennung: „Was in Lourdes geschieht, ist wirklich. Was indische Fakire vollbringen, ist wirklich; der Placeboeffekt ist wirklich: Es ist die Aufgabe der medizinischen Wissenschaft, sie zu studieren, und nicht, sich abschätzig darüber zu äußern" (Sarno *Rücken* 198).

Dieses Kapitel „Widerstände" kann nicht abgeschlossen werden, wenn nicht der größte Verbündete der konventionellen Medizin und damit auch der Pharmaindustrie auf die Bühne gestellt wird. Es ist der Patient. Da praktisch jeder von uns zum Arzt geht und da Patienten kein Berufsstand besonderer Art sind und da man als Patient nicht plötzlich seine Weltanschauung ändert, ist es richtiger, jetzt von der allgemeinen Öffentlichkeit zu reden anstatt von der Gruppe der Patienten. Der Widerstand von dieser Seite ist sehr viel vertrackter als die offen geäußerten und praktizierten Widerstände seitens der konventionellen Medizin und der Arzneimittelhersteller. Da in allen Medien inzwischen laufend von psychischen Einflüssen auf den Körper, von der Macht des Geistes über die Materie, von unerklärlichen Heilungen ohne materielle Eingriffe usw. berichtet wird, gibt es kaum noch jemanden, der diese Fakten geradeheraus in Abrede stellt. Man kann überaus kluge und anregende Unterhaltungen führen mit sehr vielen „modernen" Mitbürgern, solange das Thema allgemein gehalten wird. Aber fast wie nach einer Gesetzmäßigkeit ändert sich das Bild, der Ton und das Klima, wenn die eigenen Probleme oder Krankheiten einer solchen Betrachtung unterzogen werden sollen. Entweder ist in diesem individuellen Fall die Sachlage doch ganz anders – Vorfälle materieller oder somatischer Art werden herangezogen, die beweisen, dass der psychisch-soziale Blick überhaupt nicht infrage kommen kann –, oder die psychologischen Erkenntnisse werden schlagwortartig und kenntnisreich zwar erwogen oder gar anerkannt, aber dabei nur oberflächlich als intellektuelles Spiel in Szene gesetzt. Eine therapeutische Wirkung bleibt unter solchen Umständen nicht nur aus, sondern erschwert die Problematik noch, weil der Widerstand immer sublimer wird und kaum noch zu fassen ist. So manche Psychotherapie stagniert hierdurch über Jahre. Bei Gesprächspartnern, die ihre Symptome als nur körperlich bedingt ansehen können, kommt leicht direkte Aggression auf, wenn die Möglichkeit einer psychischen Beteiligung oder Ursache erwogen wird. Typische Reaktionen sind: „Ich bilde mir meine Eiterbeulen doch nicht ein", „Ich bin doch nicht geisteskrank", „Von wegen Bewusstsein, wenn ich falsch denke, dann sag mir, wie ich richtig denken soll", „Ich brauche also bloß anders zu denken, und dann bin ich wieder beschwerdefrei". Dass sich der ganze Komplex der psychosozialen Einflussnahme natürlich – wie sich im weiteren Verlauf dieser Untersuchung zeigen wird – nicht so platt verhält, ist im akuten Gespräch zumeist nicht zu vermitteln, und es bleibt manchmal eine leicht (oder schwer) gestörte Beziehung zurück. Kuby hat sicherlich recht, wenn er sagt: „Das Bewusstsein als Quelle von Gesundheit anzunehmen, ist für viele Menschen etwas so grundlegend Neues, dass es oft als Provokation empfunden wird. Für sie ist Gesundheit in erster Linie von einer guten ärztlichen Versorgung abhängig" (Kuby *Wunder* 61).

Deutlicher und deftiger sagt es John Sarno, der dieses Problem aus seiner umfangreichen Praxis nur zu gut kennt: „Emotionale Probleme scheinen in die gleiche Kategorie zu fallen wie Vorurteile gegenüber Rassen oder religiöser Ausrichtung" (Sarno *Rücken* 91).

Was die therapeutische Placebowirkung angeht, so ist von Patientenseite eigentlich nie eine Mitarbeit möglich, denn „für die meisten Patienten ist der Begriff Placebo sogar noch negativer besetzt [als für Ärzte] und gleichbedeutend mit wirkungslos" (Bartens *Köglü* 87). Außerdem ist die Unkenntnis über ein gegebenes Placebo notwendiger Bestandteil, dass es wirken kann, der Patient muss ja im Glauben sein, ein wirkungsvolles Mittel bekommen zu haben.

Neben vielen anderen Autoren verwundert sich eine Schülerin John Sarnos über die verbreitete Uneinsichtigkeit hinsichtlich des Beziehungsphänomens Psyche-Körper: „Ich kann nicht recht verstehen, dass die Leute kein Problem damit haben, den Zusammenhang zwischen Verlegenheit und roten Wangen oder Nervosität und schwitzenden Händen zu sehen, dass sie jedoch nicht bereit oder fähig sind, einen Zusammenhang zwischen Wut und Schmerz herzustellen" (A. Leonard-Segal in Sarno *Schmerz* 274). Dabei muss man wissen, dass John Sarno – davon ausführlich später – mit größtem Erfolg Rückenschmerzen dadurch behandelt, dass er sie auf Muskelverspannungen zurückführt, die ihrerseits auf unterdrückte Wut zurückgehen. Seine Schülerin zieht daraus den naheliegenden Schluss: „Für unsere Gesundheit ist es äußerst wichtig, endlich aufzuhören, das Wesen emotionaler Dinge zu stigmatisieren" (274).

Das Bestreben in der vorliegenden Betrachtung ist ja nicht, Missstände oder verfehltes Denken einfach aufzuzeigen, um sie anzuprangern und ihre Abschaffung zu fordern (das hat noch nie gewirkt), sondern zu versuchen, eine Erklärung für ihre Existenz zu finden. Das ist manchmal recht leicht, manchmal aber sehr schwer. Genau wie in der Therapie ist es besser, nicht auf die Symptome einzuschlagen, sondern ihre wahre Ursache zu erkennen. Erst über diesen Umweg eröffnen sich möglicherweise Aussichten auf eine Reform. Da sich Widerstand von so vielen Seiten auftürmt, lohnt es die Mühe, tiefer in seine Ursachen zu dringen und sie vielleicht ganz konkret aufzuspüren.

Die Mikroben

Das kurze hier eingeschobene Kapitel soll anhand eines historischen Beispiels zeigen, wie kontrovers schon früher als Problem diskutiert wurde, was heute merkwürdigerweise in den meisten Kreisen als unbestrittenes Faktum gilt: Bakterien, Parasiten, Viren, Pilze, zusammengefasst unter dem Begriff „Mikroben", können Krankheiten erzeugen und erzeugen sie auch. Bevor die Mikroben als Krankheitserreger von Robert Koch und Louis Pasteur entdeckt wurden, waren seuchenartige Krankheiten – Infektionskrankheiten konnte man sie noch nicht nennen – ein ziemlich rätselhaftes Phänomen. Verbreitet war seit Hippokrates bis Mitte des 19. Jh. die Auffassung von den Miasmen, d.h. von schlechten Lüften oder üblen Dünsten, die für die Verbreitung großer Seuchen wie Tuberkulose, Cholera, Pest verantwortlich waren. Damals versuchte man, sich dagegen mit Tüchern und Masken vor Nase und Mund zu schützen. Nach der Entdeckung der Mikroorganismen waren es dann die Mikroben, vor denen man sich fürchtete und vor denen es sich zu schützen galt. Die Folgen sind konstant unübersehbar: Eine ganze Industrie zur Herstellung von antibakteriellen Reinigungsmitteln, Bakteriziden und Antibiotika lebt von dieser Angst. Diese Angst wiederum ruft Phobien vor Bakterien, neurotische Waschzwänge und hygienische Übertreibungen hervor, die einerseits die Nachfrage nach gewissen Industrieprodukten erhöht, andererseits neue Krankheiten besonders der Haut künstlich produzieren kann. Dass im übrigen viele Krankheiten mit Antibiotika so erfolgreich behandelt werden können, ist zwar richtig, aber nicht so klar und einfach, wie es auf den ersten Blick erscheint.

Wenn es stimmt, dass die Mikroben allein für die Infektionskrankheit verantwortlich sind – wie es Louis Pasteur mit seiner berühmten Aussage: „Le microbe, c'est tout" behauptete –, dann irritiert es sofort, dass der eine bei einer „Infektion" krank wird, der andere nicht, und es irritiert noch mehr, dass gerade diejenigen, die einer Ansteckung am meisten ausgesetzt sind, nämlich Ärzte, sich relativ selten anstecken. Das beobachtete auch der Arzt Vernon Coleman (vgl. Coleman *Denk dich* 13f), der hierdurch und durch weitere Beobachtungen allmählich seine eigenen Auffassungen von der Medizin entwickelte. Er kam nämlich zu dem gleichen Schluss, zu dem schon der Zeitgenosse von Pasteur, der Physiologe Claude Bernard gelangte, der in bewusster Anspielung auf Pasteur den gegenteiligen Satz formulierte „Le germe n'est rien, le terrain est tout!" „Der Keim ist nichts, das Milieu ist alles." In neuerer Zeit wird dieser Sachverhalt so beschrieben, dass das Eindringen der Erreger „nicht so sehr – wie viele Laien immer glauben – vom Vorhandensein der Erreger abhängig [ist], sondern vielmehr von der Bereitschaft des Körpers, diese Erreger hereinzulassen" (Dethlefsen *Weg* 133). Ausschlaggebend ist also die Disposition, unsere größere oder geringere Anfälligkeit, uns von Mikroben krank machen zu lassen. Man spricht in diesem Zusammenhang gern von der menschlichen Immunabwehr, die mehr oder weniger intakt sei und die auf körperlichen, physiologischen, biologischen, chemischen, zellulären und anderen materiellen Prozessen beruhe. Aber wer oder was setzt all das in Gang? Das Gehirn? Jetzt sind wir wieder da, wo wir schon einmal waren, als das Gehirn angeblich die Ursache der Placeboreaktion sein sollte, denn der Placeboeffekt ist medizinisch gesagt doch nichts anderes als die Aktivierung unseres Immunsystems. Die Literatur zeigt uns so viele Beispiele von „verlorengegangener und wiedererlangter Immunabwehr", abhängig von der mentalen und psychischen Verfassung, dass das Bewusstsein als eigentlicher Kern der Immunabwehr nicht mehr ignoriert werden kann. Neuerdings wurde sogar die medizinische Eigendisziplin der „Psychoimmonologie" oder auch „Immunopsychologie" ins Leben gerufen. Ich weiß noch, wie „schockiert" ich vor Jahren war, als ein befreundeter Oberarzt eines Klinikums mir erzählte, dass wir eigentlich alle schon einmal an Tuberkulose erkrankt gewesen seien, weil dauernd und überall diese und andere Keime vorhanden seien, dass aber im Normalfall der Körper selbst unbemerkt damit fertig werde.

Historisch interessant ist die häufig zitierte Begebenheit, die sich als Folge des Streits zwischen Robert Koch und Max von Pettenkofer um die Ursache der Cholera ergab. Koch sah die Schuld im mikrobischen Erreger, Pettenkofer „vertrat die Ansicht, dass die Umweltbedingungen von erheblich größerer Bedeutung für die Entstehung einer Krankheit sind, als die bloße Anwesenheit von Krankheitserregern" (*Wikipedia* „Pettenkofer"). Zur Demonstration seiner These schluckte Pettenkofer 1892 unbeschadet eine ganze Kultur von Cholera Bakterien. Peter Yoda, der den gleichen Vorfall berichtet, schließt daraus, „dass Bakterien Menschen nicht töten können, sondern es immer Co-Faktoren geben muss. Diese Co-Faktoren – und nicht die Bakterien – sorgten in Wahrheit auch für die vielen Toten in Europa durch die Seuchen" (Yoda *Insider* 56). Und an anderer Stelle sagt er, „dass es Krankheiten ohne ein krankes (kollektives) Bewusstsein nicht geben würde" (63).

Was die Einschätzung von Louis Pasteur angeht, so hat sie nach der Veröffentlichung seiner Tagebücher (1964) gelitten. So hat er z. T. andere Impfstoffe verwendet als in seinen Publikationen angegeben, so dass von „Wissenschaftsbetrug" die Rede war (vgl.

Wikipedia „Pasteur"). Yoda geht so weit zu sagen, „was für ein Verbrecher und Lügner er war" (56). Und Klaus-Dieter Platsch spricht von dem Mikrobiologen Pascal [!?] Pasteur, der – hoffentlich liegt hier keine irrtümliche Legendenbildung vor – auf dem Totenbett gesagt haben soll: „Die Mikrobe ist nichts, der Boden ist alles" (Platsch *Was heilt* 17).

Sieht man den Komplex der Infektionskrankheiten ausschließlich oder hauptsächlich materiell, also so wie Koch und Pasteur, und das heißt, so wie weitestgehend die Schulmedizin heute, dann ist man überzeugt, dass die großen Behandlungserfolge mittels Antibiotika einzig und allein den Antibiotika zuzuschreiben sind, die ja den Erreger beseitigen. Ist es aber das Milieu, das „terrain", die Disposition, das Bewusstsein, die die Infektion „zulassen", ist also die Anwesenheit des Erregers zweit- oder drittrangig, so relativiert sich die Behandlung durch Antibiotika. Stattdessen müsste sich das therapeutische Gewicht auf die Immunabwehr und damit letztlich auf das Bewusstsein verlagern. Das wird inzwischen immer dringlicher, weil die bloße Bekämpfung des Erregers durch Medikamente eine Reaktion bei den Mikroben hervorruft, die biologisch absolut sinnvoll, für uns Menschen in diesem Fall aber höchst unwillkommen ist: Die Mikroben entwickeln zu ihrem Schutz vor der Gefahr eine Resistenz gegen das Medikament, ihre Immunabwehr funktioniert sozusagen. Auf der anderen Seite wird dem Menschen die Entwicklung einer eigenen Resistenz gegen den Erreger erschwert, weil das Medikament ihm die Arbeit abnimmt. Und was die Lage besonders tragisch macht: Die unbewusste mentale Bereitschaft die Infektion zuzulassen, also die eigentliche Ursache der Krankheit, bleibt unangetastet weiter bestehen. Symptomverschiebungen oder neue bzw. „Auswegserkrankungen" sind häufig die Folge.

Fragt man sich, warum Antibiotika überhaupt zeitweise so große Erfolge haben konnten und können, wo doch die eigentliche Ursache der mentalen Bereitschaft damit gar nicht bekämpft wird und somit die Antibiotika kaum Wirkung haben dürften, so kann die Antwort im Rahmen unserer Sichtweise hier wie überall wieder nur über die Vorherrschaft des Bewusstseins gegeben werden. Wir haben drei Punkte radikal in unser Bewusstsein übernommen: 1. die Ansicht von der Gefährlichkeit der Mikroben; 2. die Tatsache von der im Labor vorgeführten keimtötenden Wirkung gewisser Stoffe, 3. die Ansicht, dass das, was im Labor geschieht, auch im Körper geschieht. Damit wird ein sehr empfänglicher Nerv in unserer Denkweise getroffen und der so erzeugte felsenfeste Glaube an die Wirkung realisiert sich, wenn auch nicht immer, in unserem lebenden Organismus.

Diesen Glauben an Heilung durch materielle Mittel beziehen wir natürlich nicht einfach aus uns selbst heraus, sondern aus unserer kulturellen gesellschaftlichen Umgebung. „Jede medizinische Maßnahme, die eine materielle Intervention mit einschließt, wird gestützt durch die materielle Prägung unserer Gesellschaft und bezieht daraus einen Großteil ihrer Wirksamkeit" (Kuby *Dimension* 306). Was im westlichen Abendland ganz besonders intensiv akzeptiert, geglaubt und sodann bereitwilligst für die Wahl der Therapie berücksichtigt wird, sind Beschreibungen physiologischer bzw. pathologischer Vorgänge innerhalb der Maschine Mensch, bei denen wir die mechanische Welt im Körper bestens zu „begreifen" scheinen. Bakterien in der Blase „krallen sich fest", finden aber durch das Medikament keinen Haltepunkt mehr; eine andere Arznei „entzieht" dem Schleim die Feuchtigkeit; gewisse Partikel „blockieren" einen Flüssigkeitskanal, können aber durch eine Injektion „aufgelöst" werden; ein vergrößertes und „deswegen" pumpschwaches Herz wird chirurgisch „gesund geschrumpft"; ein anderes Mittel „fördert" den Aufbau der lebensnotwendigen Darmflora, usw.

Jedoch, wie man immer wieder feststellen muss, sind rein materielle Therapien ohne eine gleichzeitige Veränderung unserer mentalen oder psychischen Disposition nie endgültig und auf wirklich lange Sicht heilend.

Von der Seele zum Körper

Unser Thema liegt bis hierher in seinen allgemeinen Umrissen fest: Über das Phänomen des Placeboeffekts gab es viele und gute Gründe, das traditionell materielle System der Schulmedizin gegen jeden Widerstand von seinen materiellen Säulen herunterzunehmen und auf das geistige Fundament einer Regierung durch das Bewusstsein zu stellen. Die Erfahrung lehrt, dass auch der unvoreingenommene und für neue Sichtweisen offene Weggefährte dann ein Problem hat, wenn es ihn selbst betrifft, siehe S. 106. Peter Yoda sagt in seinem Buch: „Uns allen ist doch bekannt (nicht bewusst), welch großen Einfluss die Psyche auf unseren Körper hat, aber wenn es um Krankheiten geht, dann glauben fast alle Ärzte dieser Welt, dass es NICHT die Psyche war, die zur Krankheit geführt hat bzw. die darüber bestimmt, WIE STARK ein Mensch Symptome entwickelt" (Yoda *Insider* 62f, Hervorhebung von Yoda). Natürlich müsste es genauer heißen: „Ärzte *und Patienten*". In der Tat, wenn der äußere Augenschein eines Krankheitssymptoms völlig körperlich ist und nur aus materiellen Vorgängen zu bestehen scheint und wenn die Angst vor dem Ausgang dieses Prozesses groß ist, dann ist auch die Versuchung groß, nach materieller medizinischer Abhilfe zu suchen, das Symptom einfach irgendwie „wegzuschneiden". In dieser Lage stimmt, was Kuby sagt: „Es bedarf großen Mutes und unerschütterlichen Vertrauens in unsere primär geistige Existenz, im Krankheitsfall auf jegliche materielle Intervention zu verzichten" (Kuby *Dimension* 306).

Daher soll, bevor wir im nächsten Kapitel konkret die psychischen und mentalen Mechanismen durchgehen, die für unsere Zwecke infrage kommen, der Standpunkt der Kontrolle des Geistes, der Seele, des Bewusstseins über den Körper noch etwas vertieft werden.

Oben, Seite 77f, haben wir gesehen, wie in jüngerer Zeit der Anteil der psychosomatischen Krankheiten laufend erhöht wurde. Mit Verwunderung, Staunen, auch mit einer gewissen Ungläubigkeit wurde ein Gebiet nach dem anderen hinzugefügt, bis eigentlich auch die letzten Festungen des materiellen Krankheitsverständnisses fielen. John Sarno, der als praktizierender Arzt immer sehr vorsichtig mit seinen Äußerungen und Urteilen ist, sagt nach Auswertung seiner vielen Krankengeschichten, allerdings ohne die materielle Tür ganz hinter sich zuzuwerfen: „Lassen Sie mich betonen, dass meiner Meinung nach die Psyche »jeden« physischen Prozess beeinflussen kann" (Sarno *Rücken* 199). Eingedenk der Bedeutungserteilung von Hontschik und den Darlegungen von Dethlefsen und Kuby sowie Coleman hätte Sarno auch sagen dürfen: „beeinflusst" statt „beeinflussen kann". Die Eroberung der allerletzten Bollwerke wird von Bartens und Platsch vorgestellt: Der nichtmaterielle Hintergrund des Immunsystems wurde schon genannt (s. S. 55 und Platsch *Was heilt* 118), aber auch was die Erbanlage, also die Gene betrifft, so konstatieren neueste Forschungen auch hier seelische Einflüsse, so dass „so etwas wie eine psychosomatische Genetik" (Bartens *Köglü* 110) zu existieren scheint. K.D. Platsch fasst seine Beobachtungen und Überlegungen so zusammen: „Nicht die DNA formt einen physischen Körper, sondern Bewusstseinsimpulse scheinen die DNA und den physischen Körper zu bilden" (Platsch *Was heilt* 99). Zum Beispiel fragt er: „Woher weiß unser Körper, wo seine äußeren Grenzen sind und dass er sich nur innerhalb dieser Begrenzung ausbildet? Das kann nicht mit der DNA erklärt werden, denn die ist in allen Zellen gleich" (100). So kommt er zu dem geradezu unheimlichen Schluss: „Es ist das eigene Bewusstsein, das den physischen Körper in der Erscheinungsform, wie wir ihn wahrnehmen, kreiert" (102). Natürlich sind wir absolut unwissend darüber, wie das vor sich gehen soll, aber – und hier muss man einfach den Mut haben, es ohne Rückzugstürchen zu sagen – wir können unter Beachtung all der genannten Phänomene zu keinem anderen Schluss kommen und müssen anerkennen, dass wir uns nicht immer näher an das Bewusstsein als Ursache und

Motor heranarbeiten müssen, sondern dass wir in allen Fragen des Menschseins und damit der Gesundheit und Krankheit vom Bewusstsein *auszugehen* haben. Dass wir die Prozesse selbst nicht verstehen, ist kein aufregendes Faktum, wo doch die Welt voller unverstandener Dinge ist, und sie bleiben auf jeden Fall unverstanden, solange wir sie materiell verstehen wollen. Die umgekehrte Denkungsart übrigens, dass der Körper über das Gehirn unser Bewusstsein bildet, ist zwar die im Abendland weit verbreitete Standardauffassung, aber im Grunde genauso unverstehbar und voller theoretischer Hürden (vgl. oben das Kapitel *Einheitlichkeit*).

Eine der vielen Folgen, die unsere Sichtweise nach sich zieht, wenn sie ernst genommen wird und wenn man sie zunächst vorsichtig anwenden wollte, wäre die, sich klar zu machen, dass wir nie absoluter Hoffnungslosigkeit und auch nie einer unheilbaren Krankheit ausgeliefert sind, denn wir stehen nicht vor einer materiellen Krankheitsdiktatur, an der wir nichts ändern können, sondern in letzter und eigentlicher Instanz geht es um unser eigenes Bewusstsein, von dem alles abhängt und das wir vielleicht nicht immer tatsächlich, aber doch im Grundsatz zu unseren Gunsten beeinflussen oder gar ändern können. Immer wenn ein Patient untersucht wird, besagt die gängige Praxis – womit sie ihre materielle Philosophie verrät –, es sei zunächst abzuklären, dass keine somatischen Krankheiten oder Ursachen vorliegen, erst dann könnten Erwägungen in psychologischer Richtung vorgenommen werden. Das ist in einem akuten Notfall unumgänglich, aber im allgemeinen Regelfall sollten wir uns angewöhnen, nicht mehr zu fragen: „Ist die Ursache dieses oder jenes Symptoms eventuell ein unbewusstes psychisches oder mentales oder emotionales Problem?", sondern umgekehrt: „Wieso hinterlässt dieses oder jenes Symptom den Eindruck, dass es rein materiell körperlich ist und nicht vom Bewusstsein abhängt? Offensichtlich ist das psychische Problem so fern und unbewusst, dass es höchste Zeit wird, es zu erkennen und ihm seine unselige Macht zu nehmen." Aber davon später.

Dynamik

Beim Versuch, unseren psychischen und mentalen Bewusstseinsapparat zu verstehen, ergeben sich sofort Fragen über Fragen. Welche Inhalte macht das Bewusstsein zum Problem? Warum bleibt das Bewusstsein nicht bei seinen „Leisten" und produziert neben psychischen und mentalen Phänomen „artfremd" auch physische Symptome? Warum sind all diese folgenschweren Inhalte unseres Bewusstseins so schwer oder gar nicht zu fassen? Was ist der Zweck, uns über uns selbst in Unwissenheit zu halten? Kann denn unser Bewusstsein Krankheit an Körper und Seele überhaupt wollen? Und wenn ja, was hat es davon? Wie kommt es, dass wir nicht durch und durch vernünftig sind? Sind die Schäden, die uns das Bewusstsein durch Krankheit zufügt, vielleicht eine Folge dieser fehlenden Vernünftigkeit? Aus welchem Grund werden Krankheit erzeugende psychische Bedingungen nicht einfach vergessen und somit unwirksam?

Leider lassen sich nicht alle diese und weitere Fragen beantworten; häufig kann man nur spekulieren, und das breite Feld der unterschiedlichen Meinungen und Theorien macht die Aufgabe nicht leichter. Die Konzepte zur Erklärung des Bewusstseins sind extrem vielfältig, und ebenso vielfältig sind die Methoden der Behandlung von psychischen und daraus folgenden somatischen Problemen. In Deutschland gibt es Hunderte von Therapieangeboten, in Amerika Tausende. Im Internet kann man unter *www.therapeutenfinder.com*, dort: *Therapie-Lexikon* eine Auflistung der deutschen Therapieformen – allein unter dem Buchstaben A sind es 23 – finden. Wir müssen uns fragen, ob die Frage, welche der vielen Therapien die richtige oder beste ist, überhaupt Sinn macht. Da jede ihre Erfolge hat, käme das dem Ansinnen gleich, bei einer Placebowirkung nach dem besten Placebo*vehikel* zu fragen. Daher wird in dieser Untersuchung keine bewertende oder vergleichende Betrachtung einzelner Therapieformen angestellt, sondern es werden sozusagen „große" und so gut wie nicht mehr bezweifelte Grundtatsachen über unsere Psyche benutzt, deren prinzipielles Wirken in unserem Organismus anerkannt ist. Anhand der Überlegungen und Darlegungen von Thorwald Dethlefsen und John Sarno, die meines Erachtens besonders klar und klug die psychischen Mechanismen aufzeigen, soll hier die Arbeitsweise des Bewusstseins umrissen werden, soweit sie für unser Thema von Belang ist.

Die Basis bildet die unendlich wichtige Erkenntnis Sigmund Freuds, dass der Mensch über sein „Tagesbewusstsein" hinaus einen unbewussten Teil seines Bewusstseins beherbergt, in dem die unterschiedlichsten Neigungen, Impulse, Gefühle, Emotionen und Triebe in unterschiedlichen Tiefen des Bewusstseins mit- und gegeneinander arbeiten, die nur gelegentlich an die Oberfläche des Tagesbewusstseins kommen, die aber gerade durch ihre verborgene Existenz einen zwar unbemerkten, aber dennoch gewaltigen Einfluss auf unser Menschsein ausüben. Das ist, um im Bild zu bleiben, das Nacht- oder Schattenbewusstsein. Die allgemein akzeptierte und regelmäßig bewiesene Tatsache ist, dass ein therapeutischer Effekt dann entsteht, wenn jene unbewussten Inhalte bewusst gemacht werden können, wenn sie gewissermaßen das Tageslicht erblicken und häufig schon allein dadurch davon abgehalten werden können, weiter im Untergrund zu wirken. Da schon Freud die Beobachtung machte, dass gegen diese Bewusstwerdung große Widerstände existieren, ist ein Hauptanliegen der meisten der „aufdeckenden" Therapien, diese Widerstände zu überwinden. Eine kurze und prägnante Darstellung dieses Bewusstseinsmodells findet der Leser in Dethlefsen *Weg* 35/36 und bei Sarno *Schmerz* 60-62.

Man könnte fragen: Gibt es denn überhaupt eine Möglichkeit, Zugang zu den unbewussten Dingen zu bekommen, wenn sie so fest verschlossen sind? Gäbe es ihn nicht, dann wäre wohl die Freud'sche Entdeckung nie gemacht worden. Freud nannte mehrere Möglichkeiten eines Zugangs: Die Hypnose, die Träume, Fehlhandlungen, freie Assoziation in unbedachter Rede, Widersprüche zwischen Reden und Handeln. Einen ersten Eindruck von den machtvollen Kräften des unbewussten Teils unseres Bewusstseins können wir beobachten durch das „Fenster" der Hypnose. Dethlefsen liefert dazu einen überaus wertvollen Beitrag (vgl. Dethlefsen *Chance* 51-64): Eine in Hypnose versetzte Person, die sich dadurch in einem Wachschlaf befindet, bei dem eine Kommunikation zwischen Hypnotiseur und Proband erhalten bleibt, aber ohne die hellwache Kritikfähigkeit des Probanden, kann praktisch alles produzieren, was der Hypnotiseur „anordnet": Die Behauptung, es sei kalt, führt dazu, dass der Proband friert; ein Geldstück, das angeblich glüht, lässt Brandblasen entstehen; eine Kochsalzspritze mit der Erklärung, es handele sich um Insulin, senkt den Blutzuckerspiegel so, wie es eine Insulininjektion bewirkt hätte; auf Befehl kann ein Körperteil lahm, steif oder empfindungslos werden. Aber auch die Sinneswahrnehmung lässt sich beeinflussen: Durch verbale Suggestion sieht der Proband einen menschenleeren Wald statt der tatsächlichen Zuschauer im Saal.

Für uns, die wir inzwischen einige Erfahrung haben, sind diese Phänomene nicht wirklich erstaunlich, aber erstaunlich ist schon, was Dethlefsen weiter berichtet. Die hypnotische Suggestion wirkt ja bekanntermaßen auch nach dem „Aufwachen" weiter, wenn sie nicht durch Suggestion beendet wurde. Und da horchen wir auf: Bei einer Sitzung kann dem Probanden suggeriert werden, er würde nach dem Aufwachen bei einem bestimmten Signal hören, dass an die Tür geklopft wird, die er öffnet. Vor ihm stünde der Weihnachtsmann, was ihn erstaune, da ja Sommer sei. Er werde Zweifel haben und einen eventuellen Scherz dadurch entlarven, indem er am Bart des Weihnachtsmannes zieht. Aber alles werde echt sein, und der Weihnachtsmann werde kurze Zeit später verschwinden. Im Übrigen werde er sich nach dem Aufwachen nicht an dieses Gespräch erinnern.

Nach dem Aufwachen verläuft dann alles so wie angekündigt, obwohl nichts zu sehen und zu hören ist. Dethlefsen möchte mit diesem Beispiel die potentielle Komplexität solcher Suggestionen demonstrieren, da akustische, optische, taktile Suggestionen durchgeführt werden, aber auch mentale wie Kritik und Zweifel. Enthält die Suggestion einen unlogischen Auftrag, so wird der Proband sein eigenes „Handeln mit Erstaunen beobachten" (54). Auf die Unlogik angesprochen, wird die Person „krampfhaft versuchen, einen einleuchtenden plausiblen ‚Grund' zu finden, warum sie aus freien Stücken gerade diese Handlung vollzogen hat" (54).

Um ein klareres Bild solcher Vorgänge zu erhalten, verwendet Dethlefsen den Begriff „Programme", die im Unterbewussten lagern und alle autonomen Prozesse steuern: Herzschlag, Körpertemperatur, Immunabwehr, Wundheilung usw. Möglicherweise hat Dethlefsen den Begriff „Programm" vom Computer übernommen, der ja mit nur einer digitalen Technik ganz unterschiedliche „Oberflächen" steuern kann: sehen, hören, lesen, zeichnen, rechnen usw. Durch die Hypnose nun „erhalten wir plötzlich Zutritt zu jener sonst meist unzugänglichen ‚Programmzentrale' und können einzelne Programme gegen andere austauschen" (57), die sich dann sofort realisieren. Die naheliegende Idee, hieraus eine Therapie abzuleiten, wie es die Hypnosetherapie, das Positive Denken oder die Autosuggestion versuchen, sieht Dethlefsen skeptisch, weil dadurch – wie in der Schulmedizin – doch nur Symptome, aber nicht die Krankheit beseitigt wird.

Gegen Ende seiner Darlegungen betont Dethlefsen, wie die Möglichkeit, neben Symptomen des Körpers auch Meinungen, Wahrnehmungen und Anschauungen durch Hypnose auszutauschen, zeigt, „dass all dies Programme sind". Und er fährt fort: „Der Mensch ist ein Produkt von Programmen, und ein Spezialprogramm sorgt zusätzlich dafür, dass er allen Auswirkungen der Programme noch hinzufügt: ‚Das mache ich nur, weil ich es will.'" (62).

Bevor wir das Krankheitskonzept von Dethlefsen näher betrachten, ist es doch nützlich und interessant, an dieser Stelle etwas zu verweilen und uns klar zu machen, was die obige Aussage bedeutet, wenn sie – wie ich glaube – zutrifft. Wir argumentieren gern mit dem freien Willen, der zielorientiert und rational unser Leben bestimmt. Wir können uns nicht recht vorstellen, warum zum Beispiel Kleptomanen, Messies oder notorische Lügner nicht durch eine einfache Willensentscheidung in der Lage sind, das kleine Objekt im Kaufhaus liegen zu lassen, das Werkzeug an seinen Platz zurückzubringen oder die Begebenheit so darzustellen, wie sie sich zugetragen hat. Jetzt verstehen wir, dass nicht der Wille entscheidet, sondern das Programm, das durch den Willen nicht berührt wird. Wir verstehen auch, warum es jedes Mal enttäuscht, den hochheiligen Versprechungen, sich zu bessern, Glauben geschenkt zu haben. Und wir verstehen, warum die bescheinigte Zurechnungsfähigkeit eines Triebtäters, d. h die eingeräumte Freiheit, sich auch anders zu entscheiden, nur bedingt juristisch weiterhilft.

Bei all diesen Fragen, wie auch bei Krankheit, geht es immer darum, über das Programm und nicht über das Symptom ein Problem zu lösen. Unser Bewusstsein im Bereich des Unbewussten ist das Gefäß unserer Programme, d.h. aller Informationen, die gewissermaßen zum Körper geschickt werden, die sich dort ausdrücken oder abbilden und von denen wir dann sagen – je nach Qualität und Akzeptierbarkeit –, sie seien gesund oder krank oder lästig, erfreulich, deprimierend usw. „Der Körper ist niemals krank oder gesund, da in ihm lediglich die Informationen des Bewusstseins zum Ausdruck kommen". Er „tut nichts aus sich selbst heraus, wovon sich jeder durch die Betrachtung einer Leiche selbst überzeugen kann. Der Körper eines lebenden Menschen verdankt seine Funktion ja gerade jenen beiden immateriellen Instanzen, die wir meist Bewusstsein (Seele) und Leben (Geist) nennen" (Dethlefsen *Weg* 17). Wenn die Programme, aus denen sich die körperlichen Funktionen ergeben, so zusammenspielen, dass wir sie als harmonisch empfinden, nennen wir das Ergebnis Gesundheit; entgleist eine Funktion, so dass die gesamte Harmonie gefährdet wird, sprechen wir von Krankheit (vgl. *Weg*

18). Insofern ist der materielle Körper lediglich die Bühne, auf der sich die gestörte Harmonie, also die Krankheit, als Symptom zeigt. Hieraus ergeben sich zwei Konsequenzen: Einmal ist „der Körper nicht der Ort [...], wo ein Problem gelöst werden kann! Die gesamte Schulmedizin geht jedoch gerade diesen Weg" (*Weg* 147); zum anderen wird das Verstehen von Krankheit eher verhindert, anstatt gefördert, wenn man die Einteilung in somatische, psychosomatische, psychische und geistige Krankheiten beibehält (vgl. *Weg* 19). Als Zusammenfassung ließe sich dieses Zitat anführen: „Menschsein findet im Bewusstsein statt und spiegelt sich im Körper. Ständig den Spiegel zu polieren, verändert nicht den, der sich darin spiegelt" (*Weg* 147).

Was aber ist nun bei Dethlefsen der therapeutische Weg? Auf jeden Fall kann er nicht körperlich sein. Er sagt: „Hinschauen!" (*Weg* 360). „Heilung kann allein aus der Begegnung mit der Wahrheit entstehen" (*Chance* 60). Allein dadurch verändern wir unsere eigene Sicht; wir erkennen durch das Symptom, was uns zur Harmonie fehlt, so dass wir das Fehlende in unsere „bewusste Identifikation hineinnehmen" (*Weg* 361) können. Wenn beispielsweise durch das Hinschauen Aggression als das in dem Symptom versteckte Agens entdeckt wird, so sollte man diese Aggression nicht so schnell wie möglich loswerden wollen, sondern man solle ihre Anwesenheit „genießen". „Gerade das Nicht-Haben-Wollen führt ja zur Schattenbildung [= unheiles Wirken aus dem Unbewussten heraus] und macht unheil – die Aggression in ihrer Anwesenheit zu sehen, macht heil" (*Weg* 362). Quintessenz: „Das Akzeptieren des Symptoms macht es überflüssig" (363). Natürlich kennt Dethlefsen die praktischen Schwierigkeiten; er kennt die Widerstände des Patienten, die gerade dadurch entstehen, dass die Deutung des Symptoms als eines abgewehrten und im „Schatten" liegenden Prinzips den Finger exakt auf das legt, was der Patient nicht sehen will und daher auch nicht sieht. Also hält er die Deutung in seinem Falle für falsch (vgl. *Weg* 125f). Dethlefsen ist daher ehrlich genug,

keine naive Hoffnung auf schnelle Heilung zu predigen. Im Gegenteil: „Die Erfahrung macht uns skeptisch. Selbst Menschen, die ein Leben lang um Bewusstwerdung und Selbsterkenntnis gerungen haben, besitzen für bestimmte Punkte oft noch eine eindrucksvolle Eigenblindheit. Hier liegt im Einzelfall auch die Grenze der Möglichkeiten, die Deutungen dieses Buches gewinnbringend auf sich anzuwenden" (*Weg* 363).
Soweit Thorwald Dethlefsen, der sich in deutlicher Nachbarschaft zur Psychoanalyse befindet. Dort werden andere Begriffe gebraucht „verdrängen" (statt ins Schattenreich verlagern), „Ich" (für Tagesbewusstsein), „Es" (für Nachtbewusstsein), „Über-Ich" (für die moralische Reglementierung durch die verinnerlichte Erziehung), „affektive Bewusstwerdung" (für geglücktes Hinschauen). Ein Fragenkomplex ist aber noch nicht zufriedenstellend beantwortet: Wieso produziert unser Bewusstsein überhaupt körperliche Symptome? Warum wird die Problematik nicht sozusagen innerhalb des Bewusstseins ausgetragen, wodurch wir zumindest somatisch unsere Ruhe hätten? Und weshalb werden Körpersymptome ausgebildet, wenn das, wofür sie Ausdruck sind, nicht gesehen werden soll? Zu diesen Punkten ist der Beitrag von John Sarno hilfreich und förderlich.

John E. Sarno ist Professor für Rehabilitationsmedizin, d.i. eine Fachrichtung, die verlorengegangene oder gestörte Funktionen des Bewegungsapparates, aber auch die Selbständigkeit in der Bewältigung von Alltagsproblemen wiederherzustellen sucht. Seit 1950 praktiziert er als Arzt. Wie Dethlefsen ist Sarno dem Bewusstseinsmodell Freuds verpflichtet, von dem er sagt: „Das Wissen von den Kniffen und Intrigen des Unbewussten ist Freuds Geschenk an uns" (Sarno *Schmerz* 118). Allerdings stellt er deutlich heraus, dass er in einer Hinsicht über Freud hinausgeht. Während Freud noch dachte, körperliche Symptome seien zunächst organisch, also rein somatischen Ursprungs, die dann aber von der Psyche für ihre Zwecke benutzt werden, ist Sarno nach Jahren der genauen Beobachtung von Patienten überzeugt, dass das Gehirn die körperlichen Symptome erzeugt, um sie psychologisch zu benutzen (vgl. *Schmerz* 61). Der Terminus „Gehirn" irritiert hier etwas, aber wenn man Sarno komplett liest, kann kein Zweifel bestehen, dass er das Bewusstsein meint, sagt er doch selbst (vgl. S. 97 und Sarno *Rücken* 194), wie verfehlt es ist, das Gehirn als Ursache emotionaler Zustände anzusehen. Wenn man Sarno liest – zumindest mir ergeht es so –, fühlt man sich gut „aufgehoben". Er schreibt ohne intellektuelle Raffinesse und berichtet direkt und ehrlich, was er sieht und was nach aller gesunden Logik daraus zu schließen ist. Er begann als Orthopäde und behandelte seine Patienten zunächst so, wie er es gelernt hatte: Die Schmerzen im Rückenbereich waren Folge von Anomalien der Wirbelsäule, Arthrose, Bandscheibenschäden, schlechter Haltung, Überbeanspruchung oder schwacher Muskeln. Als Therapie wurden Injektionen, Wärme, Massage, Bewegung u. a. angewandt. Da die Ergebnisse dieser Therapien „deprimierend und frustrierend" (*Rücken* 11) waren – kein Resultat war im Grunde voraussagbar, der Schmerz und sein angeblicher Verursacher konnten z. T. in keiner Weise zusammengehören –, begann er, andere Beobachtungen ernst zu nehmen. Ihm fiel auf, dass am häufigsten die Muskeln im Nacken, in den Schultern und im Gesäß an den Leiden beteiligt waren. Wichtiger noch erschien ihm die Tatsache, dass der überwiegende Teil seiner Patienten in ihrer Krankengeschichte Beschwerden wie Migräne, Sodbrennen, Magengeschwüre, Kolitis, Verstopfung, Asthma u. a. hatten, bei denen man annahm, dass sie alle mit Verspannung der Muskeln zu tun hatten und dass daher die Beschwerden der Rückenmuskeln ebenfalls durch Verspannung erzeugt wurden. Das brachte Sarno dazu, eine neue Diagnose zu stellen: Er nannte das Muskelverspannungssyndrom TMS (Tension Myositis Syndrome) (vgl. *Rücken* 10-12). Später nach erheblicher Erweiterung seiner Erfahrungen modifizierte er: „Anfang der siebziger Jahre regte sich in mir der Verdacht, TMS könnte psychosomatisch sein" (*Schmerz* 134).

Obwohl ihm die Vorstellung absurd erschien, dass das „ganz und gar körperliche Leiden Rückenschmerzen" psychosomatisch bedingt sein könnte, „machten mich meine eigene medizinische Vorgeschichte und Persönlichkeit sowie neun Jahre Erfahrung als Hausarzt für diese Gedanken empfänglich" (*Schmerz* 134). Inzwischen wagt er nach weiteren Erfahrungen und Einblicken in andere medizinische Fachrichtungen eine Verallgemeinerung seiner ursprünglich nur für Rückenleiden entwickelten Theorie von der Dynamik des menschlichen Bewusstseins, wie, warum, und wofür es körperliche Symptome produziert.

Die Erkenntnis, dass TMS psychosomatisch ist, verfestigte sich zunächst dadurch, dass Patienten, die durch traditionelle physiologische Therapien, also durch symptombezogene Behandlungen, eine Linderung oder sogar eine Beseitigung ihrer Symptome erreicht hatten, regelmäßig andere Symptome entwickelten, und Sarno zitiert Freud: „Da war also eingetroffen, was man einer bloß symptomatischen Therapie immer zur Last legt; man hatte ein Symptom weggenommen, bloß damit ein neues an die freie Stelle rücken könne" (*Schmerz* 116). Sarno nennt dieses Phänomen den Symptomimperativ und stellt sich die Frage, welches Geheimnis hinter diesem Mechanismus stecken müsse. Bis 1989 (vgl. *Schmerz* 97) war er der Auffassung, Symptome seien womöglich ein Ersatz für unerwünschte unbewusste Gefühle – das klassische Konzept der Psychoanalyse –, aber ein Aufsatz von Stanley J. Coen, der 1989 veröffentlicht wurde, wies Sarno „den Weg zu einem wahren Verständnis der Natur psychosomatischer Vorgänge". Dort wird erstmals die Idee geäußert, „dass psychosomatische körperliche Symptome aller Wahrscheinlichkeit nach Abwehrmechanismen gegen schädliche unbewusste emotionale Phänomene sind" (*Schmerz* 97).

Um unseren Text nicht unnötig anschwellen zu lassen, präsentiere ich das Konzept Sarnos ab jetzt nicht chronologisch, sondern rein systematisch, was die Grundgedanken konzentriert heraustreten lassen soll.

Für das Gehirn – sagt Sarno, obwohl er „Bewusstsein" oder „Psyche" sagen müsste – scheint es von allergrößter Wichtigkeit zu sein, „die Aufmerksamkeit von unbewussten Gefühlen abzulenken" (*Schmerz* 131). Zu diesem Zweck produziert es Symptome vorzugsweise körperlicher Art. Um die hierdurch bewirkte Ablenkung erfolgreich zu machen, scheut es keine „Tricks". Zum Beispiel bringt es Symptome hervor, die an normalerweise völlig harmlose Bewegungen gekoppelt sind und zuvor schon unzählige Male gemacht worden sind. Wenn man bei einer alltäglichen Bewegung plötzlich einen heftigen Schmerz im Rücken, im Kreuz, in den Schultern verspürt, denkt man an eine Verletzung, schont sich und beobachtet die Lokalität. Aber damit tut man genau das, was das Gehirn will, dass man es denkt: Man vernachlässigt alles Psychische, denn das Gehirn hat beschlossen, „dass die psychische Situation jetzt ein psychosomatisches Symptom erforderlich macht" (132). Der Beweis hierfür ist die übliche Beobachtung, dass anatomische oder physiologische Veränderungen entweder nicht vorliegen oder schon zuvor unbemerkt vorgelegen haben. Eine andere Formulierung Sarnos ist folgende: „Es ist eine Befehlsentscheidung des Gehirns, eine körperliche Reaktion zu produzieren, statt das Individuum einer schmerzvollen Emotion auszusetzen" (*Rücken* 21). Häufig entsteht dadurch eine Furcht vor ganz gewöhnlichen Dingen, wie sitzen, stehen, sich bücken, etwas hochheben (vgl. *Rücken* 53). Durch diesen Lebensstil werden wir gezwungen, „die Aufmerksamkeit ganz auf unseren Körper zu lenken. […] Es scheint ein hoher Preis zu sein, der dafür bezahlt werden muss […] und wir können nur eine tiefe Abneigung gegenüber erschreckenden und schmerzhaften Gefühlen vermuten" (53). Oder: „Das Gehirn hält unbewusste Gefühle ganz offensichtlich für unendlich viel gefährlicher oder schmerzhafter als den Schmerz selbst – warum sollte es sonst so emsig täuschen?" (*Schmerz* 132). Wenn es im Laufe der Behandlung auch vorkommt, dass sich die Schmerzen verschlimmern, so deutet das darauf hin, „dass der Patient sich anschickt, ein

Gefühl zuzulassen" (*Schmerz* 181), und die Ablenkung von einem zu erwartenden noch größeren seelischen Schmerz wird so erzwungen. „Das ist ein Paradox, das zu verstehen den Patienten oft schwerfällt: Der körperliche Schmerz ist dazu gedacht, sie zu schützen, nicht ihnen zu schaden" (181). Dieser Punkt ist so bedeutsam und ungewöhnlich, dass ich es begrüße, wenn auch andere Autoren eine ähnliche Beobachtung machen. Z.B. Wolfgang Merkle, Chefarzt einer psychosomatischen Abteilung, der feststellt: „Hier [d.h. beim Beobachten körperlicher Signale, wenn seelische Probleme vorliegen] findet die Verdrängung seelisch unerträglicher Zustände ins Körperliche statt. Schmerz ist schließlich viel fassbarer als alle psychischen Probleme zusammen" (zitiert nach Bartens *Köglü* 215).

Die Frage, die sich jetzt aufdrängt, ist natürlich: Warum macht das unser Bewusstsein? Welchen Nutzen hat es davon? In erster Linie natürlich sind es die unserer Moral völlig zuwiderlaufenden und daher nicht akzeptablen Regungen, die in den Tiefen des Unbewussten aktiv sind. Grausamster Hass, unbändige Wut, verbotene sexuelle Gelüste. Freud hat uns mit dem Ödipuskomplex eine erste Ahnung von den unbewussten Inhalten gegeben. Und für das „bewusste" Bewusstsein ist es absolut selbstverständlich, dass nichts von alldem gedacht, erwogen, geschweige denn ausgeführt wird. Aber Sarno sieht auch Gründe in unserer alltäglichen Sozialisation: Gegen alles, was mit psychischer Schwäche, emotionaler Problematik, seelischem Versagen zu tun hat, besteht in unserer Gesellschaft ein starkes Vorurteil; kein Kandidat würde jemals das Präsidentenamt gewinnen, wenn bei ihm psychische Probleme bekannt wären, kein Sportler würde die Diagnose TMS akzeptieren, „da psychische Probleme mit Schwäche gleichgesetzt werden" (*Rücken* 91). Bei körperlichen Symptomen hingegen begegnet man selten solchen Vorurteilen. Die Versicherungen zahlen bei körperlichen Behandlungen anstandslos, während psychotherapeutische Leistungen stark eingeschränkt sind. Ist man wegen einer körperlichen Beschwerde unpässlich, erntet man sofort volles Verständnis, während man bei emotionaler Überlastung keine freundliche Antwort erwarten kann. „Das ist ein weiterer Grund, warum die Psyche, wenn sie mit unangenehmen emotionalen Phänomenen konfrontiert wird, eher auf eine physische als eine emotionale Manifestation ausweicht" (*Rücken* 93 und vgl. dort).

Die Ablenkstrategie auf die Körperlichkeit wird demnach durch unsere soziale Existenz zumindest gefördert, aber Sarno verwehrt sich gegen den Verdacht, diese Strategie sei gleichzusetzen mit dem, was Psychotherapeuten seit der Psychoanalyse gern mit „sekundärem Krankheitsgewinn" bezeichnen. Danach entwickelt man (unbewusst) Symptome, *damit* die Umwelt sich dem Kranken liebevoll zuwendet, *damit* man von lästigen Aufgaben entbunden wird, *damit* Mitgefühl, Schonung und Hilfe gesichert sind. Sarno führt als Beispiel eine Patientin an, die durch ein angsterregendes psychisches Trauma physische Beschwerden (TMS) entwickelt hatte, die aber als chronischer Schmerzpatient bereits völlig erfolglose Therapien hinter sich hatte und nur noch im Bett liegen konnte. Als sie nach der TMS-Therapie von den Schmerzen befreit war, resümiert Sarno: „Was für ein Unrecht hätte man ihr angetan, wenn man angenommen hätte, dass ihre Schmerzen so stark und andauernd waren, damit sie einen psychischen Nutzen daraus ziehen konnte. Das ist nur ein weiteres Beispiel dafür, warum ich mich gegen das Konzept des sekundären Krankheitsgewinns wehre" (*Rücken* 188).

Völlig konsequent sucht Sarno daher in seiner Therapie – anfangs ging es immer um TMS, die sich in Rückenschmerzen äußert, erst später bezog er auch Symptome anderer Krankheiten mit ein – nicht nach einem unbewussten Krankheitsgewinn, sondern immer nur nach dem psychischen Problem, von dem durch das körperliche Symptom abgelenkt werden soll. Diese Suche wird in seiner Praxis nur ganz selten nötig. Das sind dann die hartnäckigeren Fälle, die er in eine Psychotherapie überweist. Im üblichen Normalfall wird dem Patienten die eigentliche Ursache bewusst, wenn er in der Lage ist, die Diagnose TMS zu verstehen und zu akzeptieren. „Schnell wurde klar, dass *Wissen* der Schlüssel zur Behandlung ist. Was auch immer nötig sein mochte, um die Probleme der Patienten vollständig zu lösen – zum Beispiel Psychotherapie –, die Menschen mussten auf jeden Fall über die Anatomie, Physiologie und Psychologie von TMS und über die jeweiligen Zusammenhänge Bescheid wissen" (*Schmerz* 135f, Sarnos Hervorhebung). Dass dies funktioniert, dürfte nicht nur den Leser in Erstaunen setzen, Sarno selbst schüttelt noch heute den Kopf: „ Nicht nur, dass körperlicher Schmerz psychosomatisch sein kann, man kann ihn auch loswerden, indem man etwas über ihn in Erfahrung bringt! Ganz unglaublich – und bis heute fällt es mir schwer, das zu glauben. Es ist fast zu schön, um wahr zu sein" (*Schmerz* 136). Und er berichtet, dass viele Menschen allein dadurch geheilt wurden, dass sie eines seiner Bücher über TMS gelesen haben (vgl. 137). Als eine seiner Patientinnen einmal ungläubig bezweifelte, ob sie so viel Vertrauen würde aufbringen können, dass der Schmerz „einfach nur so" aufhören sollte, wurde sie von Sarno korrigiert: „Damit es Ihnen besser geht, [...] müssen Sie nicht viel vertrauen, sondern viel *verstehen*" (134, Sarnos Hervorh.). Und an anderer Stelle sagt einer seiner Schüler: „Die Schmerzbeseitigung erfordert kein positives Denken, sie erfordert das richtige Denken" (356), denn es stellte sich immer wieder heraus, „dass die Aufklärung des Patienten über TMS der entscheidende therapeutische Faktor war" (*Rücken* 111). Zusammengefasst lässt sich der Mechanismus in folgendem Zitat beschreiben: „Da es der Zweck der Symptome ist, die Aufmerksamkeit auf den Körper zu lenken, wird die Strategie der Psyche vereitelt, wenn der Patient überzeugt werden kann, die körperlichen Symptome zu ignorieren und sich stattdessen auf psychologische Gegebenheiten zu konzentrieren" (*Schmerz* 186).

Sarno macht unmissverständlich deutlich, dass das Verstehen allein im Sinne einer smarten intellektuellen Neuerkenntnis nicht weiterhilft: „Man muss die Natur des Prozesses nicht nur *verstehen*, sondern sie auch vollständig *akzeptieren* können. [...] Akzeptanz und Anerkennung führen [...] zu dauerhaften Ergebnissen" (*Schmerz* 136, Sarnos Hervorh.). Die Wichtigkeit dieses Punktes wird im Satz darauf ersichtlich, wenn die Akzeptanz in ihrer Funktion als Waffe verstanden wird: „Mangelnde Akzeptanz behindert bei einigen Patienten die »Heilung«, da die Unfähigkeit, die Konzepte von TMS zu akzeptieren, zur Strategie der Psyche gehört, um den Prozess aufrechtzuerhalten." In seinem Buch über die Rückenschmerzen kann man sehen, was Sarno im Grunde meint, wenn er von Akzeptanz spricht: Es ist ein „Sich-Bewusst-Werden", dass „die Schmerzen der Ablenkung dienen"; es muss einem „wirklich klar werden", dass kein körperlich struktureller Defekt vorliegt; man muss „wirklich verstehen", da intellektuelles Erkennen nicht ausreicht, dass die Schmerzen ein Manöver zur „Täuschung" sind; man muss das „Bewusstsein davon überzeugen", dass TMS „nichts Ernsthaftes" und daher „nicht zu fürchten" ist; man muss darüber „lachen" können, dass die meisten „strukturellen Diagnosen falsch" sind, weil die „unterdrückten Emotionen das Einzige sind, was unsere Aufmerksamkeit verdient". Dann ist „TMS überflüssig geworden", die „Abwehr hat versagt, die Deckung ist aufgeflogen, der Tarneffekt besteht nicht mehr", „und die Schmerzen verschwinden" (vgl. *Rücken* 112 & 113). Grundsätzlich muss man wissen, dass Schmerz – entgegen der psychologischen Theorie, es handele sich um eine (eventuell chronische) Schmerzkrankheit – nie eine Krankheit per se ist, sondern immer nur ein Symptom. Wird der Schmerz chronisch, ist das, „was die Schmerzen hervorruft, unerkannt geblieben" (*Rücken* 187).

Was zu glauben immer sehr schwer fällt, ist die Bedeutungslosigkeit der traditionellen „Ursachen" für Rückenschmerzen und der klassischen Therapien. Am weitesten verbreitet ist die Vorstellung von Verletzungen, die man sich am Rücken zugezogen zu haben glaubt: ein Auffahrunfall, Stürze, das Heben schwerer Objekte, Jogging, Tennis, aber auch „triviale" Vorfälle wie sich bücken, sich umdrehen, usw. Der Schmerz kann sofort einsetzen, aber auch erst nach Minuten, Stunden oder Tagen. Für Sarno steht fest, dass die genannten Vorfälle „bestenfalls der Auslöser" sind, denn der „körperliche Vorfall gab dem Gehirn die Möglichkeit, eine TMS-Attacke zu starten" (*Rücken* 32). Angesichts der Tatsache, dass sich über Jahrmillionen die Funktion der Heilung und Wiederherstellung entwickelt hat, so dass schwerste Brüche und Verletzungen mit ihren dazugehörenden Schmerzen innerhalb relativ kurzer Zeit abheilen, hält es Sarno für unlogisch zu glauben, dass eine länger zurückliegende Verletzung immer noch Schmerzen verursache. Das Problem sei vielmehr, dass den Patienten die „Idee einer lang anhaltenden Verletzung so lange eingeredet" wird, bis man sie akzeptiert. Der so vermittelte Nocebo-Effekt führt dann dazu, dass für die Betroffenen Rückenschmerzen „physisch", d.h. strukturell sind und eine körperliche Ursache haben (vgl. *Rücken* 33). „Diese Überzeugung ist einer der wichtigsten Hinderungsgründe auf dem Weg zur Heilung. Beim Patienten muss sich diese Vorstellung ändern, oder die Schmerzen werden andauern" (33). Wird erst einmal die Diagnose TMS akzeptiert, so hat Sarno beobachtet, fällt es dem Patienten leicht, „sich an die gefühlsmäßigen Begleitumstände zu erinnern", die zur Zeit der ersten Schmerzattacken vorlagen: „Antritt einer neuen Stelle, Heirat, Krankheitsfall in der Familie, finanzielle Krise und so weiter" (33), oder er wird „eingestehen", dass er schon immer pessimistisch, pflichtbewusst, zwanghaft und perfektionistisch war (vgl. 33f).

Lehnt er aber die Diagnose ab oder lernt er sie gar nicht kennen, dann bleibt er bei der körperlichen Verursachung wie Zerrung der Rückenmuskeln, schwache Bauchmuskulatur, ein kürzeres Bein, Wirbelsäulendefekte, zu kleine Bandscheibenzwischenräume, Ischias usw. und er versucht eine Operation oder Standardbehandlungen wie Bettruhe, Medikamente, Physiotherapie, Wärme, Kühlung, Massage, Übungen, Akupunktur; er befolgt Verbote und Ermahnungen hinsichtlich Körperhaltung, Bewegung und

Körperpflege, so dass er lebt, ohne sich zu bücken, sich umzudrehen, zu heben oder den Kopf umzuwenden (vgl. *Schmerz* 134f & *Rücken* 123). Jedoch: „Von einem streng physiologischen Standpunkt aus betrachtet, ist TMS harmlos, daher gibt es auch keinen Anlass, sich über physiologische Dinge Sorgen zu machen. Alle Verbote und Ermahnungen sind überflüssig. Sie tragen eher zum Problem bei und lösen Angst aus, wo keine Angst angebracht ist" (*Rücken* 111f). Somit lautet die Konsequenz: „Man muss grundsätzlich auf jede strukturelle Erklärung verzichten, sowohl für die Schmerzen wie auch für die Heilung, oder die Symptome werden weiter andauern" (*Rücken* 123). Und: „Wenn Patienten den körperlichen Symptomen keine weitere Beachtung schenken und sich stattdessen auf psychologische Tatbestände konzentrieren, haben sie die Strategie des Unbewussten wirksam untergraben" (*Schmerz* 141).

Man darf sich über die Mittel und Wege, die das Unbewusste benutzt und die einer Therapie entgegenstehen, keine leichtfertigen Illusionen machen. Wenn kein schneller Erfolg eintritt, schleicht sich leicht Angst und ‚ihr düsterer Begleiter, der Zweifel' ein: „Vielleicht ist es ja doch nicht TMS, vielleicht habe ich ja doch ein körperliches Problem?" Der Sarnoschüler Marc Sopher gibt den „besten Rat": „Erkennen Sie die Angst als Teil der alten Konditionierung an, erkennen Sie, dass es nur ein Aspekt der Strategie Ihres Gehirns ist, Sie glauben zu lassen, dass ein körperliches Problem vorliegt" (*Schmerz* 358 & vgl.357). Daraus ergibt sich die direkte Schlussfolgerung: „Die Leugnung des Syndroms ist Teil des Syndroms [...] um die Krankheit noch besser am Laufen zu halten" (*Schmerz* 136).

Es gibt einen „bevorzugten" Typus für TMS. Es ist der freundliche, eher angepasste Mensch, der verantwortungsvoll, pflichtbewusst nur beste Arbeit abliefern möchte und dabei bestrebt ist, es möglichst allen recht zu machen. Solche Menschen befürchten gern, dass das Aufdecken von unbewussten Neigungen, die Wut, Groll, Unfreundlichkeit oder Rücksichtslosigkeit ausdrücken, demnach zum Ziel haben, fortan ausgelebt werden zu müssen, dass sie ihre Persönlichkeit in einer unerwünschten Richtung ändern sollen. Bei solchen Patienten war die Ablehnung, die Diagnose TMS zu akzeptieren, besonders ausgeprägt (vgl. *Schmerz* 136). Aber Sarno kann uns trösten: „Mutter Natur ist in dieser Hinsicht sehr freundlich mit uns gewesen, da die Lösung des Problems in den meisten Fällen keine dieser schwierigen Verwandlungen von uns verlangt. [Weniger als 5% benötigen eine Psychotherapie.] Den anderen wird es besser gehen, wenn sie alles über TMS erfahren und ihre Vorstellung über ihren Rücken ändern" (*Rücken* 94). Und ein weiterer Trost kann uns beruhigen, wenn sich jeder klar macht, dass wir alle im gleichen Boot sitzen, dass jeder irgendwo irgendwelche Leichen im Keller hat, dass ein praktisches Ausleben jener grässlichen Dinge gar nicht zur Diskussion steht, dass es genügt, jene Impulse nicht erneut zu verdrängen, sondern interessiert zu betrachten und als nicht in Frage kommend beiseite legt. „Die meisten Patienten brauchen keine Psychotherapie, aber sie müssen wissen, dass jeder von uns unliebsame Gefühle erzeugt und unterdrückt und dass diese Gefühle die Ursache für körperliche Symptome sein können" (*Rücken* 188).

Bisher haben wir Sarnos Modell der Strategie des Bewusstseins bei TMS kennengelernt sowie die Therapie, die aus der Diagnose abgeleitet worden ist. Wenn man seine Therapie mit anderen „aufdeckenden" Therapien vergleicht, so fällt interessanterweise auf, dass trotz der Verschiedenheit in der Theorie das methodische Ziel das gleiche ist: immer wird „hingeschaut", der unbewusste Inhalt wird gegen einen Widerstand ins Tagesbewusstsein erhoben, was allein schon eine starke heilende Wirkung hat.

Es gibt zwei Gründe, warum ich die beiden Aspekte Strategie des (Un-)Bewusstseins und Therapie in Sarnos Modell so ausführlich dargestellt habe: Erstens kam Sarno im Laufe der letzten Jahre immer mehr zu der Einsicht, dass sein Modell auch auf andere Erkrankungen anwendbar ist, so dass – wenn es zutrifft – der Menschheit damit ein gewaltiges Geschenk gemacht worden wäre. Dadurch könnten vielleicht viele Leser in aller Stille großen Nutzen aus Sarnos Thesen ziehen; sie müssten nicht teure Kurse und Seminare besuchen und müssten sich auch niemandem offenbaren. Meine Darstellung könnte möglicherweise ein kleiner Beitrag sein, indem der eine oder andere die Werke Sarnos liest und sich nicht, im Gespräch angesprochen, durch eine direkte Konfrontation zu einer Distanzierung gezwungen sieht. Zweitens ist eine gewisse Ausführlichkeit einfach nötig, wenn bei diesem für viele Menschen delikaten Thema der spontane Widerstand zwar entsteht, aber vielleicht doch durch Neugier oder heftiges Leiden etwas nach hinten verschoben wird.

Damit sind wir beim letzten Aspekt, dem Widerstand, zu dem noch einige Überlegungen angestellt werden sollten. Es braucht nicht weiter ausgeführt zu werden, dass all die genannten Leugnungen der psychischen Dynamik seitens des Patienten sowie seine Ängste, Zweifel und Vorbehalte Ausdruck eines begründeten Widerstandes sind, welcher seinerseits wieder ein zum System gehörender Bestandteil der Ablenkungsstrategie der Psyche ist. Und da die komplette Dynamik unbewusst abläuft, ist es vordergründig aussichtslos, über den Willen ein Umdenken zu erreichen. Meist ist ein hohes Maß an Leiden Vorbedingung, für sich – und nicht bloß für andere – die psychische Komponente zu erwägen. Darüber hinaus ist Zeit und Zurückgezogenheit nötig, um nicht das Gefühl zu haben, unter Druck oder gar auf dem öffentlichen Präsentierteller zu stehen. Der Charakter dieses Widerstandes wird völlig verkannt, wenn wohlmeinende Aufforderungen zur Wesensänderung, Aufrufe zur Besserung oder Vernünftigkeit oder Ermahnungen zur Unterlassung von schlechtem Betragen gemacht werden. Verheerend wirkt sich beinahe zwingend aus, wenn der Eindruck entsteht, der „Delinquent" solle sich diesen oder jenen oder gar sein momentanes Gegenüber zum Vorbild nehmen. Im übernächsten Kapitel wird dieser Widerstand noch einmal besprochen werden, um zu zeigen, wie er biologisch gar nicht als abwegig angesehen werden muss.

Man kann kaum überbetonen, wie zäh und unbeirrt dieser Widerstand sein kann. Für Freud war er eines seiner Hauptthemen und -schwierigkeiten; für seinen Schüler Wilhelm Reich war er der eigentliche Angriffspunkt in seiner *Charakteranalyse*. Er sprach sogar vom Charakterpanzer, den es zu durchbrechen galt und der auch die akribisch versenkten Inhalte überdeckte, die er „emotionale Pest" nannte. Der Widerstand äußert sich mitnichten immer brüsk durch empörte Leugnung der psychischen Vermutungen oder durch Befürchtungen und Zweifel an den Thesen des Therapeuten (sofern er welche vorgibt), sondern er geht alle nur denkbaren Wege der Raffinesse, Hinterlist und Verschleierung. So wird durchaus Kooperation zur Schau gestellt und man arbeitet eloquent und versiert mit, jedoch ohne dass tatsächlich etwas unter die psychische Haut geht; bisweilen werden Probleme erfunden oder verzerrt, um dem Therapeuten Futter zu geben, insbesondere bei Themen, die der Patient als „relevant" gelernt hat.

Für unser Thema ist aber der mächtigste Widerstand der des Egos, der sich als gesellschaftliches Phänomen in der Öffentlichkeit und in der Wissenschaft etabliert hat. Das Individuum ist nur zu bereit, sich all die rigorosen Urteile und Anklagen gegen einen Einfluss der Psyche auf den Körper zu eigen zu machen. Das wird richtig gern geglaubt, kommt es doch seiner eigenen Ablenkungsstrategie schützend und stützend entgegen. Sodann darf man nicht vergessen, dass „die Wissenschaft" in ihrer öffentlichen Manifestation nichts anderes ist als gewichtig dokumentierte Aussagen von Wissenschaftlern, die – pardon – auch nur Menschen sind mit Problemen tief in ihrer Psyche versteckt. Ich glaube, erst durch John Sarno verstehen wir die hohe Emotionalität des Widerstandes gegen die Lehre der mentalen und psychischen Kausalität somatischer Symptome und schließlich auch gegen den Placeboeffekt.

Gegen Ende dieses Kapitels muss noch einem möglichen Missverständnis vorgebeugt werden. Die Dynamik der Psyche, über die es zahlreiche Theorien gibt, die aber in dieser Untersuchung wie ein festes Faktum vorgeführt wird, das von Sarno entdeckt wurde, ist kein Gegenstand faktischer Gewissheit. Man kann ja weder die verborgene seelische Problematik, noch die strategische Ablenkung, noch den Widerstand gegen Aufdeckung wie etwa durch ein Mikroskop sehen, beschreiben und photographieren. Es ist ähnlich wie in der Atomphysik: kein Mensch hat je ein Atom, einen Atomkern, ein Proton oder gar die Quarks gesehen. Man macht sich aufgrund gewisser Beobachtungen ein Modell, wie es sich verhalten könnte, dann ändert oder verwirft man das Modell, weil neue Beobachtungen damit nicht mehr erklärt werden können. Das setzt sich fort bis zum aktuellen Modell, von dem man aber nie sagen kann, dass es endgültig ist. So waren Atome zunächst kleine Kügelchen, dann musste Atomkern und Hülle eingeführt werden, dann die Teile innerhalb der Atomkerne bis hin zu den masselosen Quarks und Energiefeldern. Jedes nachfolgende Modell war „besser", weil es neu aufgekommene Phänomene erklären konnte.

Dieses Vorgehen ist absolut legitim und durch und durch wissenschaftlich, eben auch in der Psychologie. Hier muss ich ein kleines Bekenntnis ablegen und sagen, warum für mich das Modell Sarnos eine regelrechte Offenbarung ist. Ich habe seit nunmehr fünfzig Jahren immer mit großer Neugier und stetigem Interesse viele der klassischen und modischen Richtungen in der Psychologie und Psychotherapie verfolgt. Alle erkannten mehr oder weniger die gleichen Probleme, ihre Modelle konnten die Phänomene und Probleme zumeist zutreffend beschreiben, aber viele Dinge nicht plausibel erklären. So habe ich nie verstanden, warum sich psychische Probleme *überhaupt* (symbolisch) im Körper somatisch manifestieren; ich sah nicht ein, warum Patienten den Blick auf psychische Verursachungen nur unwillig zulassen; ich verzweifelte fast an der Beobachtung, dass auch Ärzte psychische Einmischungen belächeln oder sogar mit Engagement bekämpfen; ich wunderte mich darüber, dass materielle Therapiemethoden so häufig keine langfristige Verbesserung bewirken und so prompt den Platz für neue Symptome (Symptomimperativ) freimachen; ich staunte darüber, dass die meisten Therapieanpreisungen immer nur etwas verkaufen wollten oder zum Besuch recht kostspieliger Seminare einluden, wo doch Arbeit am eigenen Bewusstsein eine Sache von Informationen und des eigenen Denkens und Fühlens ist; immer wieder überraschte ich mich dabei, zwischen Symptom und Krankheit nicht konsequent zu trennen, so dass mich irritierte, wenn die punktuelle Behandlung eines Symptoms oft andere Symptome hervorrief, aber die Behandlung einer *Krankheit* unerwartet mehrere Symptome auf einmal auflöste. Schließlich ist mir über Sarnos Modell ein Verständnis eröffnet worden, warum die Medizin in klassischer Tradition die Ursachen von Krankheit immer versuchte, irgendwie „außen" zu lokalisieren (vgl. S. 67): Das „Außen" entspricht funktional dem körperlichen Symptom und verhindert den Blick in das Innere der unbewussten Psyche.

Ich muss ganz einfach sagen, dass ich seit Sarno klarer sehe.

Kleine Symptomkunde

Alle Autoren, die bisher intensiver erwähnt wurden – Coleman, Kuby, Platsch, Hontschik, Dethlefsen, Sarno, Yoda –, haben gemeinsam, dass sie mehr oder weniger ausgesprochen den Menschen an erster Stelle als ein geistiges, nichtmaterielles Wesen ansehen, d.h. als Bewusstsein, das Geist, Seele, Leben und Intelligenz vereinigt, wobei es hier auf eine exakte „differentialdiagnostische" Definition der Begriffe nicht ankommt. Was wir als den physischen Menschen, den homo sapiens, bezeichnen mit all seinen Äußerlichkeiten und Symptomen, ist immer nachrangig, ist *Ausdruck* von Bewusstseinsprozessen, deren Details wir im

Allgemeinen nicht kennen. Auch Sarnos Modell der Ablenkstrategie gehört dazu, denn das Ablenken von einem bestimmten psychischen Inhalt hin zu einem produzierten körperlichen Symptom ist natürlich ein weiterer Bewusstseinsprozess (im Unbewussten). Clemens Kuby sagt es klipp und klar: „Wenn wir uns als geistige Wesen betrachten, sind alle körperlichen Symptome Ausdruck geistiger Vorgänge und emotionaler Zustände" (Kuby *Wunder* 26f). Und: „Bis physisch etwas nachweisbar wird, muss sich vorher geistig etwas ereignet haben, sonst könnte es zu einem materiellen Phänomen nicht kommen" (28).

Versuchen wir hier, uns den Weg ausgehend von der geistigen Instanz zur Symptombildung vorzustellen. Wir alle kennen die Situation, in der wir gedanklich von Ärger, Ängsten, Sorgen, Enttäuschungen usw. besetzt sind. In dieser Lage treten bekanntlich gewisse Fehlsteuerungen oder Fehlleistungen auf: man ist ungeschickt, Dinge fallen zu Boden, man verletzt sich, das Werkzeug bricht ab, man stolpert, baut Unfälle und so weiter. Es handelt sich um Fehlsteuerungen unseres Organismus durch das Bewusstsein, und zwar um Fehlsteuerungen motorischer Art. Wir wissen, dass unser Bewusstsein in jeder Hinsicht steuert. Es ist leicht einzusehen, dass bei intensiver oder chronischer oder unbewusster gedanklicher Besetzung die Fehlsteuerungen nicht im Bereich der Motorik verbleiben müssen. Sie verlagern sich zunehmend nach innen und fehlsteuern nicht allein die motorischen Muskeln, sondern auch vegetative Muskeln (Herz, Atmung, Verdauung etc.) und weitere Organfunktionen bis hin zum Immunsystem und den Zellen. So sind all diese Äußerungen des Körpers von der Ungeschicklichkeit bis zur Zellwucherung ein Kontinuum von Symptomen innerhalb des einen Systems Mensch.

An dieser Stelle mögen zwei Beispiele die Steuerung durch eine unbewusste gedankliche Besetzung in recht eklatanter Weise veranschaulichen: In der ARD Fernsehsendung *Das Geheimnis der Heilung* von Joachim Faulstich, gesendet am 15. Dezember 2010 um 23:30 Uhr, wurde der Fall einer Iranerin geschildert, die seit elf Monaten an einer durch eine OP entstandenen Wunde litt, die sich nicht schloss. Nach medizinischer Einschätzung gab es dafür absolut keine Erklärung, da nichts Ungewöhnliches ausgemacht werden konnte. Alle Maßnahmen seitens der Ärzte blieben erfolglos. Daraufhin wandte sich die Patientin an ihren Hausarzt, der die Familie kannte und wusste, dass sie als Kind ein Kriegstrauma erlitten hatte. Sie war in einer Klinik bei einem Bombenangriff verschüttet worden. Der Hausarzt hatte kurz zuvor eine neue Methode der Komplementärmedizin (Handauflegen) erlernt, die er bei der Patientin anwandte. Nach der dritten Behandlung träumte sie von ihrer Todesangst damals im Iran. Sie erwachte mit dem Gefühl, dass nun alles gut sei. Nach drei Tagen war die Wunde komplett geschlossen, abgeheilt mit stabiler Narbenbildung. Mit der Bewusstwerdung des Traumas endete die Fehlsteuerung der Wundheilung, wobei es keine Rolle spielt, ob das Symptom der offenen Wunde die Funktion hatte, das Trauma symbolisch sozusagen zu somatisieren (Dethlefsen) oder ob die nicht enden wollende Wunde die Aufmerksamkeit permanent vom andauernden Trauma ablenken sollte (Sarno).

Das zweite Beispiel stammt von Sarno *Schmerz* 119f. Eine 53-jährige Frau litt seit sechs Jahren an Rückenschmerzen. Sie verdiente gut, mehr als ihr Mann, führte eine gute Ehe und hatte zwei bestens geratene Töchter. Als nach Sarnos Aufklärung über TMS die Schmerzen anhielten, wurde sie, wie in solchen Fällen üblich, zum Psychotherapeuten geschickt. Nach mehreren Monaten Therapie kam ihr Problem zum Vorschein: Sie war zornig auf ihren Mann, der als Ernährer wenig beitrug und den finanziellen Verpflichtungen nur mit ihrer Hilfe nachkommen konnte. Sie war verärgert, dass sie ihren Traum, die Schriftstellerei, nicht verwirklichen konnte, und sie hatte einen verdrängten Groll auf ihre Töchter, die ihr so wenig Zeit ließen. Ihre Rückenschmerzen waren ihre „Abwehr dieser Wut" (120). Sie „wurde schmerzfrei, als sie sich ihres unbewussten Zorns klar wurde" (120). Für Sarno ist dies ein treffendes Beispiel für „die Wirkungen des *Perfekt-* und *Gut-sein-Wollens*" (120).

Beide Beispiele veranschaulichen, wie aus Sicht einer Therapie, die vom Primat des Bewusstseins ausgeht, auch bei offenkundigster körperlicher Symptomatik keine peniblen Kenntnisse in Anatomie und Physiologie benötigt werden (vgl. Sarno *Rücken* 107f). Im Gegenteil, solche Kenntnisse sind eher geeignet, die mentale oder psychologische Perspektive zu verwässern.

Wenn man im Rahmen unserer nichtmateriellen Auffassung medizinische Vorsorge betreiben möchte, dann lautet die einfache Antwort natürlich: keine Traumata, keine psychischen Probleme, keine Wut, Enttäuschung oder Verärgerung, keine falschen Beeinflussungen an sich heranlassen, so dass davon kein Noceboeffekt ausgehen kann. Selbstverständlich ist eine solche Empfehlung ziemlicher Unsinn. Das Leben birgt immer unausweichliche Vorkommnisse und Attacken. *Aber* die Unausweichlichkeit kann durchaus abgemildert werden, wenn es eine eigene Kategorie von Zuständen und Vorfällen geben sollte, die mit besonderer Vorliebe unsere Psyche in Aufruhr, d.h. in symptombildende Verlegenheit bringt. Und wenn man davon Kenntnis hat, ließe sich wenigstens bis zu einem gewissen Grad Vorsorge treffen.

Es wird immer gern gesagt, jemand sei „in falsche Hände" oder „unter schlechten Einfluss" geraten, „die Umstände hätten ihn verdorben" oder er sei „der Situation nicht gewachsen" gewesen. Da muss man aber genau hinsehen, denn „der schlechte Einfluss" wirkt ja nicht direkt und ungehindert auf eine Person ein. Es ist immer das Bewusstsein, das den Einfluss zuerst zulassen muss; es könnte sich ihm ja auch verschließen. Bei Kindern ist es schwerer sich zu „verschließen", weil Erfahrungen, Vergleichsmöglichkeiten und Normen noch weitgehend fehlen. Es wäre gut, wenn man sich dieser Wahlmöglichkeit des Sich-Verschließens immer voll bewusst wäre und gezielt bestimmte Einflüsse abwehrt. Dabei ist es sehr hilfreich, wenn man weiß, aus welcher Richtung ungute Einflüsse zu erwarten sind. Im Folgenden werden zwei Autoren zu Wort kommen, die beide aus ihrer Erfahrung sehr ähnliche Ansichten haben.

Der Herzspezialist Bernard Lown spricht von zahlreichen Belastungen, die seine Patienten bedrängen, aber im Allgemeinen „stehen ernste Konflikte mit der Arbeit und der Familie im Vordergrund" (Lown *Kunst* 119). Auch bei Patienten aus völlig unterschiedlichen Kulturkreisen konstatiert er: „In jedem einzelnen Fall war die Erkrankung eine Manifestation quälender Familienkonflikte. Mit der Erörterung dieser schmerzlichen familiären Zwistigkeiten begann ein Heilungsprozess" (119). An anderer Stelle: „Gestörte Familienverhältnisse stellen immer wieder die kritischsten Probleme dar. Werden sie erst einmal identifiziert, sind Worte viel eher als Medikamente das wirksame Heilmittel" (35). Wird dennoch mit Medikamenten behandelt, so kann sich ein vorübergehender Erfolg einstellen, aber häufig tritt ein neues Symptom in einem anderen Bereich auf, und „die Jagd nach erfolgreicher Heilung des Patienten nimmt dann scheinbar kein Ende" (119).

Clemens Kuby, der nach der medizinisch unerklärlichen Heilung seiner Querschnittslähmung, „die nicht durch ärztliche Versorgung zustande kam" (Kuby *Wunder* 62), durch die Welt reiste, um neue alternative Heilmethoden kennenzulernen, machte die interessante Beobachtung, „dass in Gesellschaften mit einem energetisch-geistigen Weltbild der Heiler oder Schamane seinen Patienten fast nie individuell behandelt, sondern in der Gruppe, denn Beziehungsprobleme werden dort als die häufigste Ursache für Krankheiten angesehen" (Kuby *Dimension* 62). In seinem späteren Buch spricht er wieder von Schamanen und verschiebt den Standpunkt ins Extrem: „Sie sind davon überzeugt, dass der Mensch an nichts anderem leidet, als an Beziehungsproblemen". Daraus ziehen sie den Schluss, dass man, um zu gesunden, seine Beziehungsprobleme lösen muss, und zwar auch dann, wenn man keine Chance hat, mit der betreffenden Person zu kommunizieren oder wenn es den Betreffenden „physisch nicht mehr gibt" (Kuby *Wunder* 177).

Das sind starke Worte, über die man nachdenken muss. Es mag vielleicht nicht zutreffen, dass ausschließlich Beziehungsprobleme krank machen, aber jene Schamanen wissen nach Generationen von weitergereichtem Wissen sicherlich sehr wohl, was sie sagen. Und wenn wir selbst uns und unsere Umgebung unter die Lupe nehmen und daraufhin die Natur unserer Probleme zurückverfolgen, dann sehen wir, dass die Schamanen so falsch nicht gelegen haben. Jene Probleme wirken also als Nocebo, und deren Effekt ist die Krankheit.

Leider bin ich zu wenig informiert um sagen zu können, ob vergleichbare Probleme und Konstellationen auch im Tierreich vorliegen, ob sozial lebende Tiere – Bienen, Gnus, Wölfe, Schafe, Heringe – aufgrund ihrer Differenzen, Intrigen und Unverträglichkeiten im sozialen und familiären Verband bestimmte Symptome entwickeln und unter Rückenschmerzen, Herzschwäche oder Migräne leiden. Vermutlich gibt es das nicht. Aber wir müssen uns fragen, was aus der menschlichen sozialen Organisation geworden ist, wenn *sie* es ist, die krank macht. Da der homo sapiens tierische Vorfahren hat, muss er wohl seinerzeit psychisch gesünder gelebt haben so wie die anderen Spezies auch. Was immer geschehen sein mag, dass menschliche Interaktion krank macht, wir tun gut daran, unser Bewusstsein wachsam zu halten und in puncto Bezichung keine leicht- und trübsinnigen Verstrickungen einzugehen, damit solche Nocebos unser Bewusstsein nicht dazu bringen, unliebsame Symptome zu produzieren.

Bewusstseinstiefe

Seit Sigmund Freud gibt es keine ernsthaften Einwände mehr gegen die von ihm aufgestellte Grundstruktur des menschlichen Bewusstseins. Aufteilung, Dynamik und Steuerung wurden bereits skizziert. Hier soll die Topologie, unsere sozusagen räumliche Behelfsvorstellung des Freud'schen Modells hinzugefügt werden.

In Anlehnung an urzeitliche Zuordnungen steht das „oben" für Licht, Klarheit und bewusstes Wissen, das „unten" für Dunkelheit, Verborgenheit und unbekannte Kräfte. Dazwischen liegt ein Übergangsbereich, der Elemente aus beiden Extremen enthält und nach oben und unten verschiebt. Entsprechend hat Freud drei Schichten des Bewusstseins aufgestellt: Oben befindet sich der bewusste Teil des Bewusstseins, auch das Ich, Tages- oder Oberbewusstsein genannt, in dem unser Wille liegt und all jenes Material, das wir „wissen" und das wir bewusst einsetzen. Unten liegen Inhalte, Steuerungen, Triebe, „vergessene" Erlebnisse, Dethlefsen würde von „Programmen" sprechen, von denen wir nichts wissen und auf die wir keinen Zugriff haben. Es ist das Unbewusste, Nacht- oder Schattenbewusstsein. Die Vorsilbe „Un-" stellt hier keine Verneinung von Bewusstsein dar, denn das Unbewusste ist sehr wohl immer vorhanden, immer aktiv, Teil des Bewusstseins, aber eben nicht dem Tagesbewusstsein bekannt. Bisweilen gelangen einzelne Inhalte von unten nach oben in das Oberbewusstsein und Inhalte aus dem Oberbewusstsein können in das Unbewusste hinabsinken. Dies geschieht über einen Übergangsbereich, der in beide Richtungen durchlässig ist, das Unterbewusstsein.

Es gehört zum Verständnis aller Psychotherapie, dass sie sich überwiegend mit dem Unbewussten befasst und dass – gemäß der Analogie, die das Modell suggeriert – die oberen Schichten des Unbewussten leichter durch bestimmte Verfahren nach „oben" gebracht werden können als die tiefer gelegenen. Ob es möglich ist, an die allertiefsten heranzukommen, ist ungewiss. Auf jeden Fall sind die Inhalte in den Schichten des Unbewussten von sehr unterschiedlicher Bedeutung für unser Leben. Darin befindet sich ganz weit oben all das, was wir durch einen Willensakt „abrufen", also in das Oberbewusstsein heben können, Schulwissen, bestimmte Lebenserfahrungen, Fertigkeiten für den Beruf und den Alltag, Sprache, usw. Auch bei vergessenen Namen oder Daten ist es zumeist kein großer Aufwand, sie wieder heraufzuholen. Sogar das viel geübte Positive Denken ist nicht in der Tiefe verankert, denn man kann es willentlich aktivieren. Die Daten, Fakten, Kenntnisse des Oberbewusstseins sowie die leicht abrufbaren Inhalte des Unterbewusstseins sind wichtig für unsere rationale, faktisch-praktische Lebensführung; sie sind offen für Informationen, Ratschläge, Anleitungen, Techniken, die uns helfen die richtige Versicherung zu wählen, ein zweckmäßiges Haus zu bauen, im Beruf voranzukommen, die Kinder auf die beste Schule zu schicken usw. Beim Thema Gesundheit und Krankheit jedoch gilt die Regel: „Alles, was dem Menschen bewusst ist, kann niemals negative Auswirkungen haben" (Dethlefsen *Chance* 231). Alles, was mit Erkrankung und Gesundung zu tun hat, ist also Sache des Unbewussten.

Wenn z.B. ein Placebo wirken soll, darf es nicht im rationalen Bereich des Willens im Oberbewusstsein verharren. Man kann sich also nicht vornehmen, an eine bestimmte Heilmethode glauben zu *wollen*, nur um gesund zu werden. Genauso sinnlos wäre es, sich selbst ein Placebo zu verordnen. Im mentalen Hinterstübchen, d.h. im Unterbewusstsein oder gar im Unbewussten, bleiben natürlich Zweifel und Unglaube, und nur von dort wird das Symptomverhalten gelenkt. Mehr Tiefgang läge vor, wenn eine Placebowirkung auf einem blinden Vertrauen in andere Personen beruhte, von denen man absolute Kompetenz und ungetrübtes Wohlwollen erwartet. Die hier mögliche Placebowirkung unterliegt aber den Schwankungen in der Einschätzung der jeweiligen Vertrauenspersonen. Eine ausgesprochen gute Placebowirkung wird sich einstellen, wenn der Patient überzeugt ist, die gewählte Behandlungsmethode sei wissenschaftlich fundiert, zweifellos wahr und beruhe auf bewiesener Tatsächlichkeit. Jetzt schwingen die bewussten und unbewussten Vorstellungen im Gleichklang. Vor diesem Hintergrund muss man sich klar machen, was es bedeutet, wenn beispielsweise eine Placebotherapie durch gesetzliche Vorgaben angekündigt werden muss oder wenn eine Einverständniserklärung abgegeben werden muss: Das komplette Vertrauen in die therapeutische Erwartung wird in Zweifel gezogen, ein positives Ergebnis zumeist vereitelt.

Bei dem Versuch, die unbewussten Inhalte zu strukturieren, zu ordnen oder zu „lokalisieren", stößt man sofort auf große Schwierigkeiten, weil sie ja nicht offen daliegen, weil sie von Fall zu Fall unterschiedlich sind und weil sie über die jeweilige Modellvorstellung erschlossen werden müssen. Hier ist viel Spekulation im Spiel, aber wenn nichts anderes zur Verfügung steht, kann auch eine Spekulation unserem Verständnis behilflich sein. Für unsere Zwecke soll anerkannt werden, dass unbewusste Inhalte unterschiedlich „tief" gelagert sein können und dass bei zunehmender Tiefe der Zugang, der Zugriff, das „Hochholen" ins Oberbewusstsein schwerer wird. Sarno vermutet, dass emotionale Beschwerden „auf unterschiedlichen Stufen unterdrückt werden". Und er fügt die Beobachtung bei: „Man gewinnt den Eindruck, dass bei einigen Leuten die Gefühle so tief verborgen sind, dass es für den Psychotherapeuten schwer, ja fast unmöglich sein wird, den Patienten dazu zu bewegen, sie ins Bewusstsein zu bringen. Bei anderen liegen die Gefühle nur unter der Oberfläche. Zweifellos sind die unheimlichsten Gefühle am tiefsten verborgen" (Sarno *Rücken* 208).

Es herrscht grundsätzliche Einigkeit darüber, was in den Tiefen unseres Bewusstseins „verborgen" ist: Ganz zuunterst liegen die „Programme", die die vegetativen Tätigkeiten regeln, Herzschlag, Atmung, Verdauung, Immunabwehr usw., aber auch unsere spontanen Überlebensreaktionen bei Stress, Gefahr oder Anpassung an veränderte Situationen. Dazu gehören die Steuerung des Blutdrucks, Schwitzen, Flucht, Angriff etc. Ein weiterer Bestandteil sind die sogenannten allgemeinmenschlichen Bedürfnisse wie das Stillen des Hungers, gesundheitliches Wohlergehen, die Sehnsucht nach Harmonie, Schutz und Geborgenheit, das Streben nach Erfolg und Anerkennung. Diese Programme sind offensichtlich durch die Natur in uns angelegt, brauchen also nicht erworben zu werden.

Sehr tief, weil so schwer bewusst zu machen, liegen sicherlich auch gewisse erworbene Programme. Dazu zählen Erfahrungen, die sehr früh im Leben stattgefunden haben und die entweder lustvoll oder schmerzhaft gewesen sein können. Seit Freud wissen wir, dass besonders diese schmerzhaften Inhalte von großer Bedeutung für den Charakter und die spätere Lebensführung sind. Eine große Rolle spielen auch menschliche Überzeugungen, die gar nicht durch einen Akt der Verinnerlichung entstanden sein müssen, sondern die man gewissermaßen mit der Muttermilch aufgenommen hat. Hier geht es um universale, kulturelle oder familiäre Selbstverständlichkeiten, die nur in Ausnahmefällen hinterfragt werden und die für unser Wohlergehen ungemein wichtig sind: Die Demokratie ist die beste Staatsform; es gibt unheilbare Krankheiten; in meiner Familie haben wir seit Generationen diese oder jene Erbkrankheit; die Pubertät bringt große Probleme mit sich; durch Zugluft erkältet man sich; körperliche Symptome haben körperliche Ursachen; Vitamintabletten stärken die Immunabwehr; mit vollem Bauch oder nach Kaffee schläft man schlecht; falsche Bewegung führt zu Rückenschmerzen; jeden kann es erwischen (Krebs, Unfall, Armut). Es ist klar, dass bei einer solchen Konditionierung geschehen muss, was geschehen kann, geschehen soll und geschehen wird. Bei einer solchen Basis ist es ganz unmöglich, sich vorzunehmen, mal dieses oder jenes zu glauben, weil man es glauben möchte, denn „der allgemeine Glaube, was falsch und richtig ist oder was wirksam und nicht wirksam ist, [ist] so viele Male stärker als der individuelle Glaube" (Kuby *Dimension* 309). Kuby spricht dann von der Stärke des „eigenen Weltbildes" und vom „individuellen Glaubensrahmen", die unser Gesundheitssystem zusammenbrechen lassen würden, „wenn man von heute auf morgen alle Medikamente zu Placebos erklärte, was sie geistig gesehen sind" (309). Es geht eben um das gewaltige Problem, dass unsere verinnerlichten und in den Tiefen des Unbewussten gelagerten Überzeugungen praktisch unangreifbar sind und sich jeder Einmischung widersetzen.

Im Grunde kennt jeder von uns diesen Sachverhalt, die Zähigkeit der Überzeugungen, die Starrheit des Charakters, die Unbelehrbarkeit in Fragen des richtigen und gesunden Lebens, den Eigensinn, was grundsätzlich bei Krankheit richtig und gut ist, die Erfolglosigkeit verordneter Maßnahmen gegen Triebkriminalität und gestörtes Verhalten. Und genau dies ist das Problem bei der Therapie, sei sie klassisch medizinisch oder psychologisch. Die in der Tiefe verankerten Überzeugungen, Traumata, Verdrängungen und verurteilten Gefühle, die krankhafte Symptome im Körper hervorrufen, müssen nach „oben" gebracht werden, damit sie „angeschaut" und dadurch weniger wirksam werden können.

Bis hierher könnte der Leser den Eindruck gewonnen haben, dass diese beschriebene psychische Wirklichkeit uns belastet, dass sie ein Kreuz für das therapeutische Bemühen darstellt und dass es am besten wäre, die Tiefe wäre genauso bequem zugänglich wie die oberen Bereiche.

Ich glaube, wir müssen in unserer Beurteilung vorsichtig sein. Was wäre denn, wenn wir die nötigen Kenntnisse und Techniken hätten, die vegetative Steuerung oder die automatischen Spontanreaktionen unseres Organismus oder unsere grundlegenden Bedürfnisse auszublenden, abzuändern oder zu zerstören? Wenn wir die „schlechten" bzw. störenden Gefühle und Regungen, die uns ja solche Probleme machen, mit Leichtigkeit beeinflussen könnten, dann könnte das wohl auch mit den „guten" bzw. hilfreichen Impulsen geschehen, die in ähnlicher „Tiefe" gespeichert sind. Und wenn wir uns vor Augen führen, welche natürlichen und gesunden Prozesse und Zustände im Namen des Profits, der Macht, des Erfolgs und der Ruhmsucht pervertiert und verunstaltet werden, dann kann man kaum erwarten, dass vor den (guten) psychischen Gegebenheiten Halt gemacht wird. Die Welt wäre wohl wüst und leer.

Aber man kann weiterfragen: Ja, warum ist unser Bewusstsein so organisiert, dass es die schädlichen, die von der Moral, dem

Über-Ich, abgelehnten Gefühle, Regungen und Impulse überhaupt im Unbewussten speichert? Warum werden sie nicht nach Erkenntnis ihrer Unerwünschtheit einfach entsorgt, aus dem System entfernt, so dass keine Notwendigkeit mehr besteht, sich symbolisch auszudrücken (Dethlefsen) oder von sich durch die Bildung eines Symptoms abzulenken (Sarno)?

Eine Antwort kann man nur vermuten. Aber auch wenn sie letztlich nicht zutrifft, so bleiben wir nicht mit dem Gefühl einer eigenartig unlogischen und merkwürdigen Unbegreiflichkeit zurück: Gehen wir nochmals zum letzten Absatz des vorigen Kapitels zurück (S. 141). Dort ging es um das offensichtliche Nichtvorhandensein von krankmachenden sozialen Beziehungseinflüssen im Tierreich und der Schlussfolgerung, dass der Mensch auch einmal unter solchen Bedingungen gelebt haben muss. „Damals" brauchte der Organismus – wie heute auch – die abgespeicherten Programme im Unbewussten, die für das Überleben nötig sind, von den Eltern wurden sinnvolle Mechanismen gelernt und „abgelegt", um sie bei Bedarf zur Verfügung zu haben. Und da die soziale Umwelt keine Intrigen, keine Lügen, keine Bosheit, keine Profitgier, keine Betrügereien, keine unterdrückten Impulse, kurz: keine krankmachenden Einflüsse kannte, konnte alles gespeichert werden, denn es war hilfreich, wertvoll und gut. Es bestand keine Notwendigkeit, zwischen gut und böse zu differenzieren.

Unser unbewusstes Bewusstsein arbeitet offenbar noch immer so und „merkt" nicht, was ihm insgesamt nicht gut tut, was durch die spezifische Menschwerdung an unguten Mechanismen und Beziehungen dazugekommen ist, von denen es glaubt, sie seien alle sinnvoll. Dieser Schluss liegt wirklich nahe, wenn man sich erinnert, wie – als Relikt bis heute – in unseren unbewussten Äußerungen des Traums jegliche Logik, jegliche chronologische Sequenz, jegliche physikalische Präsenz und jegliche grammatische Konsistenz fehlen können; alles wird nach Bedarf unterschiedslos und gleichberechtigt aufgegriffen, verwendet und verwertet. Dieses merkwürdige, aber erhellende Phänomen einer „chaotischen

Logik" lässt uns durch Analogie und Rückschluss begreifen, warum das einmal Gespeicherte weder abgeändert noch entfernt wird und warum mit Widerstand reagiert wird, wenn versuchte Eingriffe den status quo verletzen wollen.

Mit der hier skizzierten Bewusstseins-„mechanik" vor Augen, die moralisch und sozial nicht akzeptierte Empfindungen wie Hass, Wut, Rachsucht oder Furcht in die tiefen Schichten des Unbewussten versenkt, um sie sodann wieder im Körper als Symptom aufleben zu lassen, sei es als stellvertretender Ersatz, sei es als Ablenkmethode, lässt sich das therapeutische Prinzip bei Dethlefsen (vgl. S. 121f) und bei Sarno (vgl. S. 127ff) schlüssig verstehen: Beide bestehen ja auf dem „Hinschauen", auf dem bewussten Verständnis des psychischen Prozesses *und* der wichtigen darauf folgenden Akzeptanz. Diese Akzeptanz, d.i. die Anerkennung der Existenz verborgener und verstoßener Empfindungen, bewahrt diese Empfindungen vor ihrer erneuten Abschiebung in das Unbewusste und damit in die endlose Untergrundagitation. Dass jene unschönen Empfindungen nach materieller Betätigung schreien mögen, bedeutet ja für das Oberbewusstsein nicht, ihnen freie Fahrt zu geben; eine wohlwollende mentale Reaktion wie „So, nun ist's aber genug!" oder „Gut gebrüllt, Löwe!" kann den ganzen Verdruss abklingen lassen – wenn, ja wenn der Widerstand gegen die Auflösung der einmal im Unbewussten gespeicherten „Daten" nicht einen kräftigen Riegel vor alle therapeutischen Bemühungen schiebt.

Wir haben das große Problem des Widerstandes in der Therapie von vielen Seiten beleuchtet und gesehen, dass seine Überwindung ein Kernstück der Behandlung ist. Neben den theoretischen Gesichtspunkten gibt es aber einen sehr praktischen, der den potentiellen Patienten in allergrößte Schwierigkeiten bringen kann. Man kann dem Problem die Überschrift „Schuld" geben. Zwei Aspekte sind zu unterscheiden:

Der erste ist in unserem Rahmen ohne besondere Mühe zu klären: Es kann sein, dass durch die Behandlung ein Erlebnis aus dem Unbewussten emporsteigt, das mit persönlicher Schuld beladen ist: ein übles Ränkespiel, ein Versicherungsbetrug, ein kriminelles Vergehen. Jene Vorkommnisse können völlig verdrängt gewesen und durch körperliche Symptome ersetzt worden sein. Beim Wiederauftauchen glaubt man vielleicht, mit der Schuld nicht weiterleben und die Bürde nicht tragen zu können. Aber auch hier gilt, was schon bisher gegolten hat: „Alles, was dem Menschen bewusst ist, kann niemals negative Auswirkungen haben" (Dethlefsen *Chance* 231). „Gelingt es aber, die Schuld anzuschauen, weicht gleichzeitig der gesamte Druck, der vorher gerade deshalb da war, weil man angeblich nichts davon wusste" (230f). Und weiter: „Die Konfrontation mit der Schuld ist kein Auferlegen einer Bürde, sondern Abnahme einer Bürde" (231). Jetzt erst wird es befreit möglich, die Schuld „als einen Lernschritt der Vergangenheit bewusst" (231) zu integrieren oder aber so abzutragen, dass sie das Weiterleben nicht länger beeinträchtigt: Man kann um Vergebung bitten, man kann der Versicherung den Schaden ersetzen, man kann zur Polizei gehen und seine Schuld eingestehen. Der so gewonnene Frieden ist allemal gesünder als die Folgen der unerledigten Bürde.

Der zweite Aspekt von Schuld ist weit verbreitet und beruht zum Glück nur auf einer ungenügenden Kenntnis der psychodynamischen Fakten; er würde wohl nicht existieren, wäre man besser informiert. Noch immer glauben viele Menschen, wenn sie hören, sie seien womöglich aus seelischen Gründen krank, sie seien für ihre Krankheit selbst schuldhaft verantwortlich, es sei ihre Schuld, weil sie es versäumt haben, gesund sein zu *wollen*, weil sie nicht genügend gekämpft haben, weil sie falsch gedacht haben, zu wenige positive Gedanken hatten (vgl. Bartens *Köglü* 22f). Glauben sie, man unterstelle ihnen solche Versäumnisse, dann kann eine massive Depression entstehen, wenn sie die Unterstellung akzeptieren. Oder die Reaktion fällt gereizt bis aggressiv aus, wenn sie die grobe Vermutung, seelische Faktoren seien beteiligt, als Kritik an ihrer Gewissenhaftigkeit missverstehen und sodann als anmaßende Unterstellung vehement von sich weisen. Beide Reaktionen sind bedauerlich und unangemessen, sie sind die Folge eines nicht verstandenen Konzepts des Unbewussten.

Diese Feststellung bezieht sich nicht allein auf betroffene Patienten, die vielleicht wegen der „unglaublichen Unterstellung" eine Therapie ablehnen, sondern vor allem auch auf zwielichtige Therapie- und Fortbildungsangebote, die smart und effizient verkünden, man sei selber schuld an seinem Leiden und jeder habe es selbst in der Hand, gesund zu werden und zu bleiben. Euphorisch werden Kurse angepriesen mit sicherem Erfolg bei ernsthaftem Bemühen und sogar mit garantierter Erleuchtung.

All diese Appelle zielen auf das Ich, auf das Oberbewusstsein, und machen glauben, dort befände sich der Ausgangspunkt für Gesundheit. Aber das Oberbewusstsein ist völlig machtlos, wie sehr es sich auch anstrengt, es weiß noch nicht einmal, was das Unbewusste beherbergt und strategisch einsetzt, um das Ich zu täuschen und auf die falsche Fährte zu setzen. Vielleicht geht die „Gerissenheit" sogar so weit, die gesamte Empörung über jene ‚infamen' Unterstellungen absichtlich zu produzieren, um sie in den Dienst der Ablenkung von den seelischen Ursachen zu stellen. Unter diesen Umständen von einer Schuld zu sprechen, ist wirklich infam, ignorant oder naiv, und jeder menschenfreundliche Therapeut oder Berater wird versuchen, aufzuklären oder diese Thematik zunächst nicht zu berühren.

Zum Abschluss ein Zitat des von mir so geschätzten John Sarno. Häufig leiden Patienten nach der Diagnose TMS darunter, dass sie sich „so etwas antun konnte[n]. Darauf erwidere ich ihnen, dass ihre emotionalen Muster gefestigt waren, lange bevor sie das Alter der Verantwortung erreichten, und dass das, was sie jetzt sind, die Folge einer Kombination genetischer Muster, Entwicklungs- und Umweltfaktoren ist, worüber sie keine Kontrolle haben. Genauso wenig wie man die Verantwortung für seine Größe oder Augenfarbe übernehmen kann" (Sarno *Rücken* 209).

Teil C Praxis
Vorbemerkung

Man mag den Placeboeffekt völlig unterschiedlich beurteilen, als lästiges Beiwerk, als unerhebliches Zusatzphänomen, als rätselhafte Eigenwilligkeit der Natur, als Beispiel einer interessanten psychologischen Laune, als gefährlichen Illusionsspender, als therapeutische Allzweckwaffe, aber *ein* Urteil lässt sich nicht ernsthaft aufrechterhalten: dass er nicht existiert. Wir haben bis hierher versucht aufzuzeigen, welche Konsequenzen sich aus seiner bloßen Existenz ergeben. Wegen seines ungeniert nichtmateriellen Auftretens widerspricht er der kompletten medizinischen Auffassung, die seit der Aufklärung des 18. Jahrhunderts üblich ist und im akademischen Betrieb als machtvolles Dogma unangefochten besteht, nämlich dass der Mensch einer materiellen Maschine oder Fabrik vergleichbar ausschließlich nach physikalischen und physiologischen Gesetzen arbeitet. Die Seele ist davon völlig getrennt, irgendwie im Gehirn, teilweise im Herzen oder Bauch lokalisiert, aber ansonsten nicht recht zugänglich. Die modernere Neufassung des Dogmas gesteht dem Placeboeffekt eine Art Nebenexistenz zu; er kommt *auch* vor, gelegentlich oder häufiger, kann aber wegen seiner „feinstofflichen" Natur nicht exakt vorhergesehen oder gemessen werden; einige beobachtete Veränderungen im Gehirn können zwar nachgewiesen, aber nicht als erste Ursache des Effekts angesehen werden.

Dass ein Mit- oder Nebeneinander von materieller und geistiger Verursachung eine sehr ungemütliche Vorstellung ist, zeigt sich darin, dass immer wieder versucht worden ist, den Placeboeffekt in eine materielle Kategorie einzubinden, ihm eine schwer zu identifizierende zerebral-physiologische Wesensart zuzuordnen oder ihn auf verspätet wirkende Medikamentengaben zurückzuführen. Da diese Versuche nicht überzeugt haben, begnügt man sich im „politisch korrekten" Medizinbetrieb mit dem Konzept des eigentlich unverträglichen Nebeneinanders von Geist und Materie und nimmt in Kauf, dass durch den zusätzlichen oder versteckt vorhandenen Placeboeffekt die Messungen, Erhebungen und Resultate der medizinischen Eingriffe ungenau werden und ein gut Teil ihrer Wissenschaftlichkeit einbüßen. Das wissenschaftlich ungelöste Placeboproblem vereitelt zwar nicht die Arbeit mit dem Patienten, sorgt aber für unvorhergesehene und überraschende Wendungen, für die es dann keine saubere Erklärung gibt.

In der vorliegenden Schrift wurde mit einiger Radikalität versucht, die ganze Sicht vom Grundsatz her umzukehren: Der Placeboeffekt diente als logischer Türöffner, der das Konzept einer nichtmateriellen geistigen, seelischen, psychischen Priorität unseres Menschseins mehr oder weniger erzwingt. Als Zentralbegriff wurde das Bewusstsein vor allem mit seinen unbewussten Bereichen genannt, von dem die Direktiven ausgehen zur Steuerung des psychischen und somatischen Organismus einschließlich des Gehirns. Im zweiten Teil B war daher der eigentliche Placeboeffekt nicht länger der Schwerpunkt der Betrachtungen, sondern mehr der logische *Effekt* des Placeboeffekts, die primär geistige Natur des Menschen, dessen „Störungen" im Bewusstsein das Kranksein ausmachen, was wiederum in Form von Symptomen in Erscheinung tritt. Grundsätzlich zielt eine um Heilung bemühte Behandlung nicht auf eine Bekämpfung der Symptome, sondern über psychologisch orientierte Maßnahmen auf eine Behebung der Störungen. Dagegen ist eine Placebotherapie weniger geeignet, die Störungen zu beheben, sondern eher, die *Auswirkungen* der Störungen zu unterbinden.

In diesem Teil C wird untersucht, welche Folgen im Hinblick auf die medizinische Praxis, so wie sie gesellschaftlich und industriell etabliert ist und individuell praktiziert wird, entstehen, wenn das hier vertretene Konzept ganz, teil- oder andeutungsweise umgesetzt werden sollte. Dabei wird auch offenbar werden, welche bestehenden Zustände und Praktiken kritisiert werden müssen, da sie kaum hinnehmbar sind und mehr schaden als nutzen. Sowohl generell als auch im Detail geht es nicht darum, Vollständigkeit anzustreben, sondern darum, exemplarisch die hier dargestellte Sicht auf bestehende Verhältnisse anzuwenden.

An dieser Stelle muss aber einem möglichen Vorurteil oder Missverständnis vorgebeugt werden. Es wird gern argumentiert, ein Recht auf Kritik habe nur derjenige, der selbst vom Fach ist und daher genaue Kenntnis aller Spezifika hat. Dabei übersieht man aber, dass es im Gegenteil wichtig ist, gerade von „fachfremder" Seite immer und vor allen Dingen Wertungen abzugeben. Um Politik zu kritisieren, muss (und sollte) ich kein Politiker sein; um ein Fußballspiel zu beurteilen, brauche ich kein Fußballer zu sein; um die nicht durchschaubaren Finanztricks eines Millionärs zu missbilligen, muss ich nicht selbst Millionär sein; um einen Arzt empfehlen zu dürfen, muss ich nicht selbst Arzt sein und benötige auch nicht das Wissen, seine Maßnahmen fachmännisch einzuschätzen. Es kann sogar von Vorteil sein, wenn der Kritiker fachfremd von einer gewissen Distanz aus die „Philosophie" des ganzen Fachs unspezifisch überblickt und dabei nicht durch die aufreibende Nähe zu seinen alltäglichen Berufsproblemen im Blick eingeengt wird.

Bevor wir den Blick auf das medizinische Gebäude mit seinen Stockwerken und Räumen werfen, wollen wir als Ergebnis unserer bisherigen Betrachtungen folgende kleine Vereinfachung in der Darstellung des Systems einführen: In Teil A wurde der Noceboeffekt als ein Phänomen dargestellt, bei dem – analog zum Placeboeffekt – ein wirksubstanzloses Mittel verabreicht wird, aber mit der Information, es handele sich um ein Mittel, das krank macht. Die Idee dahinter ist die Annahme, dass das Bewusstsein in dieser Weise manipuliert Krankheit erzeugt. Da in der Medizin natürlich so nicht verfahren wird, musste der Begriff des Noceboeffekts abgewandelt werden. Es geht nunmehr um Einflüsse verschiedenster Art, die unser Bewusstsein in eine negative krankmachende Richtung dirigieren und es veranlassen,

Krankheitssymptome zu produzieren. Dabei verstärkt sich dieser Effekt, wenn der Betroffene die Einflüsse in das Unbewusste verdrängt und daher ihre Schädlichkeit nicht mehr erkennt. Solche Einflüsse mögen versehentlich oder unwissentlich oder unwillentlich oder bisweilen auch böswillig durch Personen, Medien, Worte, Prognosen, Literatur und Erlebnisse ausgeübt werden; sie mögen auch familiär, kulturell oder universal durch Tradition und Erziehung „herabgereicht" werden; sie mögen schließlich im Individuum quasi selbstmesmeristisch entstehen durch eine pessimistische Deutung der Welt oder durch Traumata, Hass, Rache, Angst, Wut und Fanatismus. Immer ist aber das Bewusstsein Knotenpunkt und Genehmigungsbehörde, denn die Einflüsse selbst würden nichts ausrichten können, wenn wir immer in der Lage wären, ihnen den Zutritt nicht zu genehmigen. Wir haben diese Einzelheiten bereits intensiv in den vorhergehenden Teilen und Kapiteln kennengelernt. Funktional gesehen gibt es keinen Grund, den Begriff des Noceboeffekts nicht in dieser Breite zu verwenden, und so erklärt sich in unserer nichtmateriellen Sichtweise letztendlich, was ein Nocebo immer und eigentlich ist: die erste Ursache von Krankheit.

Institution Medizin

Der Eid des Hippokrates hat zum Ziel, auch wenn er formell nicht mehr geleistet wird, das ethisch korrekte Verhalten des Arztes zu gewährleisten. Der Arzt soll seine ärztlichen Verordnungen zum Nutzen der Kranken treffen und sich hüten, sie zu dessen Schaden anzuwenden, und zwar gemäß seiner Fähigkeit und seinem Urteil. Ich glaube, dass die ganz große Mehrzahl unserer Ärzte ehrlich bemüht ist, diesem Eid zu folgen. Aber sogleich werden wir irritiert: Wenn der Nutzen, also das Wohlergehen, die Heilung, die Gesundheit, an oberster Stelle steht, warum wird dann nicht alles, was Nutzen verspricht, geprüft und eventuell angewendet? Wir alle haben sicherlich die Erfahrung gemacht, dass neue Techniken der Behandlung, wie sie in den anerkannten und renommierten Fachzeitschriften vorgestellt werden, durchaus ohne große Bedenken ausprobiert und vielleicht übernommen werden, dass aber allergrößte Vorbehalte bestehen, wenn es sich um gänzlich neue Wege handelt, die ein andersgeartetes Konzept, eine andere Philosophie, bezüglich der Funktionsweise des Menschen voraussetzen.

Nun ist das Neue immer und für jeden von uns zunächst eine delikate Sache; es fehlt die gewohnte Sicherheit, eine Umstellung ist mühsam und vielleicht unbekömmlich, das Resultat ungewiss. Die Vorbehalte, von denen hier die Rede ist, haben aber eine andere Qualität: Sie grenzen meist an direkte Ablehnung oder sogar unverhohlene Aggression. Das ist deshalb bemerkenswert, weil normalerweise das Neue zwar selten auf spontane Begeisterung stößt, eher auf Zurückhaltung, Vorsicht, Zögerlichkeit und eine gewisse Ängstlichkeit, jedoch nicht auf blanke Verweigerung. Eine solche Haltung muss Gründe haben, und die können bestimmt nicht in einer arztspezifischen Persönlichkeitsstruktur derjenigen Menschen liegen, die Medizin studieren. Sie müssen aus dem unpersönlichen „abstrakten" System der Medizin stammen, das seine Mediziner, Ärzte und Funktionäre hervorbringt. Damit stehen wir vor der Institution Medizin, deren Besonderheiten uns, sofern sie für unser Thema relevant sind, in diesem Kapitel beschäftigen sollen.

Vernon Coleman benutzt in seinem Buch *Bodypower* den Ausdruck „reaktionäre Haltung", wenn er von Schulmedizinern spricht und sagt: „Es scheint fast eine Tradition dieses Berufsstandes zu sein, alle neuen Ideen als ketzerisch zu betrachten und alle neuartigen Auffassungen als wertlos abzutun oder ihnen bestenfalls zweifelhaften Wert zuzubilligen" (183). Er schildert jene Elemente der Ausbildung der Studenten, die die Herkunft ihrer späteren Haltung erklären. So wird ihnen beigebracht,

„nur ja keine unbequemen Fragen zu stellen"; sie müssen „das Unkonventionelle meiden", den vermittelten „Wahrheiten bedingungslos die Treue halten"; sie riskieren ihren Werdegang, „wenn sie gegen den Strom schwimmen"; sie müssen „an den Dogmen ihrer Lehrmeister kleben", wenn sie erfolgreich sein wollen; sie müssen ihren „Geist gegen Theorien abschotten, die sich nicht in die Grundsätze der Schulmedizin einfügen lassen" (102). Vor einem solchen Hintergrund kann man sich gut vorstellen, dass Ärzte und Mediziner laut Hippokratischem Eid den Nutzen für den Patienten „gemäß ihrem Urteil" in ehrlicher Überzeugung nur in dem sehen, was ihnen beigebracht wurde. Coleman beendet seine Ausführungen mit dem Rat an die Patienten, sich skeptisch und misstrauisch zu zeigen, wenn Ärzte „nicht bereit sind, das Unerwartete, das Unwahrscheinliche und selbst das scheinbar Unmögliche in Betracht zu ziehen" (102).

Warum gerade in der Medizin der wissenschaftliche Konservativismus so ausgeprägt ist, wird verständlich, wenn man betrachtet, was auf dem Spiel steht, was bei einer grundsätzlichen Aufgeschlossenheit dem Neuen gegenüber verloren gehen kann. Es ist allgemein bekannt, dass unsere Medizin beileibe keine Vereinigung idealistischer Heiler ist, die ihre Zufriedenheit aus gelungener Nächstenliebe bezieht. Sie ist im Gegenteil, wie Coleman sagt, ein „Riesengeschäft" (102). Coleman bringt die Logik auf den Punkt, wenn er sagt: „Es existieren Tausende von Unternehmen, die ein ureigenes Interesse daran haben, dass Sie krank werden" (102f). Medizinische Geräte, Medikamente aller Arten und Preisklassen müssen hergestellt werden; Privatkliniken und Arztpraxen, Pflegepersonal, Versicherungsmakler, Verwaltungsangestellte und Bürokraten verdienen ihr Geld; das Gesundheitswesen ist ein Wirtschaftszweig geworden mit Lobbyisten und obskuren Wissenschaftlern, die alles „beweisen", was ihre Auftraggeber bewiesen haben wollen. Zusammen mit der fortschreitenden Technisierung in Diagnostik und Therapie, die immer mehr Kosten verursacht, ohne dass die Menschen wirklich gesünder werden, droht eine schleichende Katastrophe. Es sollte uns nachdenklich machen, nicht nur, dass wir einen Gesundheitsminister benötigen, sondern auch, dass diese politische Position äußerst ungeliebt und angreifbar ist. Es gibt ein überaus spannendes Buch von Walter Krämer mit dem bezeichnenden Titel *Wir kurieren uns zu Tode*, in dem er detailliert den Mechanismus beschreibt, der die absurde Kosten- und Leistungsspirale in unbezahlbare Höhen treiben muss, ohne dass das Gesundheitsniveau der Allgemeinheit erhöht werden kann.

Und nun stelle man sich vor, durch eine wundersame Fügung würde eine breite Reform durchgesetzt werden, die die medizinische Behandlung auf eine völlig andere Grundlage stellt, die den materiellen, d.h. technischen, pharmazeutischen, apparativen, diätetischen, motorischen, sanatorischen und kurörtlichen Methoden die Mittel entzieht oder beschneidet und auf geistige Behandlung setzt! Der revolutionäre Sturm wäre zwar absolut überwältigend und nicht zu verkraften, aber auch bereits die leiseste Andeutung in eine solche Richtung ließe schlimmste Ahnungen aufkommen, und der Widerstand ist beinahe zwingend. Daher hält man natürlich an der konventionellen Sicht- und Arbeitsweise fest und nimmt lieber in Kauf, was sich immer einstellt, wenn es um materiellen Profit, viel Geld und politisch-wirtschaftlichen Einfluss geht:

Der schon erwähnte Peter Yoda zeigt in seinem Buch, wie auf allerhöchster Ebene, in den Chefetagen multinationaler Konzerne und politischer Komitees auch und gerade im Gesundheitsbereich manipuliert, vertuscht und betrogen wird, wie gewinnbringende Therapien, auch wenn ihre Schädlichkeit unübersehbar ist, auf rücksichtsloseste Weise angepriesen und durchgesetzt werden, wobei keine Wege gescheut werden, unliebsame Therapien, die preisgünstig und hochwirksam sein mögen, in Misskredit zu bringen, lächerlich zu machen oder gar mit kriminellen Methoden zu verhindern. Wohlgemerkt, hier geht es nicht um den praktizierenden Land- oder Klinikarzt, sondern gewissermaßen um die Systemträger, denen es gelungen ist – wie Yoda berichtet –, ein System zu schaffen, das sich selbst erhält. Ähnlich wie Politiker, Pfarrer, Bankiers, Rechtsanwälte bekommen Ärzte „Ihr Geld, egal was immer sie tun oder sagen. Die wirklich Mächtigen kreieren grundsätzlich Lebenssysteme, in denen sie immer gewinnen, egal was passiert" (Yoda *Insider* 75). Es mag sein, dass Yoda übertreibt, aber es ist unbestreitbar, dass ein Arzthonorar – wie auch das von Anwälten u. a. – auch dann zu entrichten ist, wenn die Therapie erfolglos oder gar schädlich ist, ein Privileg, das Staubsaugerproduzenten oder Handwerker nicht für sich in Anspruch nehmen können. Hinzu kommt – wieder nach Yoda – die medizinische Erfolgslogik: Wird man nach der Einnahme eines Medikaments gesund, dann haben die Medikamente geholfen; bleibt man trotz der Medikamente krank oder wird noch kränker, dann ist „halt die Krankheit stärker" (74). Auf jeden Fall kann die Medizin nie verlieren. Diese Technik der Selbsterhaltung erfährt eine Verstärkung, über die wir uns zumeist überhaupt nicht bewusst sind und über die sich die meisten Ärzte sicherlich ebenfalls nicht bewusst sind: Es ist die Rolle der Angst. Die Krankheit erhaltende und krankmachende Funktion der Angst wurde bereits mehrfach in diesem Buch erwähnt, doch aus Sicht des Systems ist sie sehr gewinnbringend. Yoda: „Doch den meisten Menschen ist es gar nicht klar, dass unser heutiges medizinisches System komplett auf Angst aufgebaut ist" (67). Er zeigt sodann, welche medizinischen Maßnahmen von Patienten gewünscht – weil von Ärzten suggeriert – und dann durchgeführt werden, nur aus „Angst vor einem schlimmen Leiden und Angst vor dem Tod" (67). Clemens Kuby behandelt das gleiche Thema und beschreibt ähnliche Beobachtungen. Er sieht jedoch auch die Angst auf Seiten der Medizin, wenn dort erkannt wird, dass in ihrem materiellen System, das „die ganze Wahrheit" beansprucht, die Seele fehlt: „dann bekommen sie es mit der Angst". Und diese Angst wird auf die Patienten übertragen. „Insofern darf man sich als Laie nicht von der Angstmache hoher Autoritäten erschrecken lassen. Wenn diese Ängste in negative Prognosen und Drohungen ausarten, tut man gut daran, diese Emotionen erst gar nicht an sich herankommen zu lassen, sondern sich klar zu machen, auf welchen Ängsten solche Äußerungen beruhen" (Kuby *Wunder* 63, vgl. auch 62).

Während die bis hierher genannten Methoden der Selbsterhaltung des medizinischen Systems in gewisser Weise organisatorischer Natur sind, Methoden, die sich theoretisch auch abändern ließen (wenn man das tatsächlich wollte), so sind die folgenden direkter Ausfluss des materiellen medizinischen Denkens und könnten auch bei besten Absichten nicht wegorganisiert werden. Es geht zunächst um das Phänomen, das wir oben als Symptomverschiebung kennengelernt haben: Da bei der reinen Symptombekämpfung die eigentliche Ursache nie getroffen wird, sucht sich der Impuls der „Somatisierung" einen anderen Weg, und es werden laufend neue Behandlungen an neuen Symptomen nötig, quasi als eine Forderung unseres materiell therapierten Organismus.

Aber unser materielles Denken in Bezug auf Krankheit verlangt darüber hinaus ein permanentes medizinisches Eingreifen: Da Krankheit ja als ein Ergebnis äußerer Einwirkungen – Mikroben, Ernährung, Motorik, Gifte etc. – aufgefasst wird, handelt das so konditionierte Bewusstsein dem Placebo-Nocebomechanismus entsprechend, produziert die erwarteten Symptome und ist gleichzeitig empfänglich – wieder ein Produkt der Konditionierung – für materielle Heilmittel, die ihrerseits wieder vom medizinischen System zur Verfügung gestellt werden. Nur so versteht man die unaufhörlichen, je nach Mode und Epoche wechselnden Warnungen vor bestimmten Krankmachern, deren Folgen man jedoch durch die Anwendung bestimmter Pillen, Salben und Säfte mildern oder beseitigen kann. In diesem kommerziellen Licht müsste die Medizin die Existenz des Placeboeffekts geradezu begrüßen. Aber Ärzte und Patienten räumen ein mentales oder psychisches Moment, das die Krankheit als ursprünglichen Noceboeffekt identifiziert, das die Krankheit somit ins Bewusstsein verlegt und grundsätzlich heilbar machen könnte, nicht ein. Sie schüren stattdessen die letztlich abwegige und abträgliche Überzeugung, Krankheit wirke unabhängig von uns nach eigenen Gesetzen, auf die wir keinen Einfluss haben; wir werden zu einem hilflosen Opfer, das auf die Hilfe der Medizin angewiesen ist. Angst vor Erregern, Angst vor dem Ausgeliefertsein, Angst vor einer vielleicht machtlosen oder schädlichen Maßnahme, Angst vor Siechtum, Angst vor beruflicher Benachteiligung, Angst vor sozialer Isolation, Angst vor dem Alter, Angst vor dem Tod und schließlich die Angst an sich, sie alle drehen kräftig am Rad der Medizin.

Ein letzter Punkt darf nicht unerwähnt bleiben. Wir wissen, dass eine Reform der Institution Medizin, wenn überhaupt, nur ganz allmählich vonstatten gehen könnte, weil sich ein geistiger Blickwinkel nicht abrupt über einen materiellen stülpen lässt. Das liegt daran, dass materielles Denken ein geistiges Wirken ausschließt. Aber davon abgesehen wäre ein Aufgeben der Schulmedizin auch nicht wünschenswert, denn natürlich brauchen wir sie aus „technischen" Gründen: In hoch bedrohlichen akuten Fällen muss schnell etwas unternommen werden, eine Suche nach psychischen Ursachen verbietet sich in dieser Lage. Hier hat die Schulmedizin enorm viel geleistet. Aber wenn der Fall nicht akut ist, wenn Zeit zur Verfügung steht, warum könnte man nicht generell die mentale, die psychische Komponente in Betracht ziehen? Nun, unsere Schulmedizin ist leider ganz und gar nicht bescheiden. Sie glaubt mit einer solchen Wucht an die Richtigkeit des materiellen Konzepts, dass sie die Erfolge anderer Medizinsysteme entweder nicht zur Kenntnis nimmt oder sie verunglimpft, der Lächerlichkeit preisgibt oder des Betrugs bezichtigt. Sie verkennt, dass sie nur eines von vielen Heilverfahren darstellt und dass ihre selbsternannte Einzigkeit einfach arrogant und peinlich ist.

Begleiterscheinungen

Beobachtungen und Erfahrungen über nicht hilfreiche medizinische Behandlungen hat sicherlich jeder schon gemacht, Veröffentlichungen in Büchern und Zeitschriften über dieses Thema liegen in großer Zahl vor. Derartige Lebenserfahrungen machen wir dauernd in allen möglichen Bereichen, Pannen passieren, Unachtsamkeit und Fahrlässigkeit machen uns zu schaffen, Inkompetenz, Unzuverlässigkeit, schlechte Arbeit und Ignoranz führen zu Ärger und Verdruss. Coleman sieht in menschlichen Schwächen dieser Art ein großes Problem in der Medizin und ist überzeugt, dass „Ärzte mehr Menschen [töten], als sie retten und mehr Krankheiten und Unannehmlichkeiten [verursachen], als sie lindern" (Coleman *umbringen* 39). Es gibt keine Reform weder in der Medizin noch anderswo, die das abschaffen könnte. Etwas anderes ist es aber, wenn jene Misslichkeiten nicht bloß durch menschliches Versagen entstehen, sondern wenn sie gewissen Verfahren und Bestimmungen sozusagen naturgemäß anhaften und auch bei aller Sorgfalt nicht ausgeschlossen werden können. Eventuell treten sogar Schäden auf, die man dem Verfahren gar nicht zuschreibt und die dann unerkannt weiterflorieren. Einige dieser Fallstricke – sofern sie ein typischer Ausfluss der materiellen Denkweise sind – sollen hier besprochen werden.

Früherkennung

Als erstes lohnt es sich, einige wohlbedachte Argumente gegen die heute so beliebte und verbreitete Vorsorgeuntersuchung oder Früherkennung von Krankheit zur Kenntnis zu nehmen, denn die Aufrufe zur Vorsorge benutzen das einleuchtende Argument, bei einer frühen, d.h. rechtzeitigen Erkennung einer Krankheit seien die Heilungschancen ungleich höher als bei einer späteren Erkennung. Es gibt Bestrebungen, solche Untersuchungen gesetzlich vorzuschreiben, und jeder, der nicht mitmacht, wird schon jetzt gern als unverantwortlich, leichtsinnig und unbelehrbar apostrophiert.

Natürlich wird nicht bestritten, dass es Fälle gibt, bei denen man im nachherein sagen muss, dass ein früherer Behandlungsbeginn wahrscheinlich zu einer besseren Wende geführt hätte. Aber hören wir doch zunächst einige Einwendungen, die immer wieder vorgebracht werden:

Im Körper befinden sich immer irgendwelche Unregelmäßigkeiten, seien es Bakterien oder Viren, die dort nicht hingehören, seien es entartete Zellen oder Gifte. „Bei jedem gesunden Menschen fallen tagtäglich unzählige Krebszellen an, die das gesunde Immunsystem isoliert und unschädlich macht" (Platsch *Was heilt* 118). In den meisten Fällen wird der Körper demnach so gesteuert, dass er allein die Bekämpfung erfolgreich erledigt. Wird jedoch frühzeitig ein solcher Herd entdeckt – besonders bei den heute so feinen und raffinierten Untersuchungsmöglichkeiten –, besteht die Gefahr, dass eine Therapie gegen einen Vorboten, der ohnehin eliminiert werden würde, eingeleitet wird mit all ihren gefahrvollen Nebenwirkungen, und man wird erst krank. Es ist wohl dieser Umstand, der die Glosse hat entstehen lassen, niemand sei gesund, man sei lediglich nicht gründlich untersucht worden. Ein solcher Begriff von Gesundheit verkennt die biologische Wirklichkeit: Gesundheit ist eben nicht die totale Abwesenheit von Erregern und Unebenheiten, sondern die Fähigkeit, sie unschädlich zu machen bzw. zu glätten.

In Colemans Buch *Bodypower* (vgl.105f) erfahren wir interessante Dinge: Er führt eine Studie an, bei der 7000 Patienten auf ihr Vorsorgeverhalten untersucht wurden. Es ergab sich, dass im Gesundheitszustand derer, die regelmäßig Vorsorge getroffen hatten und derer, die das nicht getan hatten, keine signifikanten Unterschiede bestanden. Die Schlussfolgerung einer anderen Studie lautete, dass jährliche Vorsorgeuntersuchungen nicht nur ineffizient seien, sondern sogar „potentiell schädlich". Der Grund: Eine solche Untersuchung stelle eine Momentaufnahme dar, die nicht garantiere, dass kurz darauf eine bedrohliche Krankheit auftauchen könne. Aber die als gesund befundene Person laufe Gefahr, aufgrund des erfreulichen Befundes eventuelle spätere Symptome zu ignorieren, denn ihr war ein „falsches Gefühl der Sicherheit" vermittelt worden. Der Aufruf, sich jährlich gründlich untersuchen zu lassen, impliziere gleichzeitig, die „eigene Verantwortung für die Gesundheit zu vernachlässigen und sich zu sehr auf die Zunft der Mediziner zu verlassen" (106). Am Beispiel der Mammographie zeigt Coleman ein besonderes Paradoxon: Ein für Krebs besonders anfälliges Körperteil, die weibliche Brust, wird geröntgt und so mit einer Methode untersucht, „die ein besonders hohes Krebsrisiko mit sich bringt" (Coleman *umbringen* 84). An gleicher Stelle erwähnt Coleman ein Detail, das für unsere Sichtweise besonders aufschlussreich ist. Er sagt: „Mammographie-Programme erhalten die Angst vor Krebs" (84). Ich bin überzeugt, dass hier das eigentliche Problem liegt. Die uns von allen Seiten eingeflüsterte Notwendigkeit einer Früherkennung richtet das Bewusstsein in Richtung „mögliche Krankheit" aus. Damit wird die Weiche falsch gestellt, die Angst hält das Bewusstsein auf den Krebs fixiert, und über den Placebo-Nocebo-Effekt tritt unter Umständen ein, wovor uns die Vorsorge bewahren sollte. Eine andere Art von Vorsorge wird in dem Buch *Krankheit als Biographie* von R. Grossarth-Maticek vorgestellt: „So könnte man z.B. in Zukunft bei Personen, die psychologisch als krebsgefährdet einzuordnen sind, vorbeugend eine Verhaltensänderung einleiten, die die Intensität des unerwünschten Verhaltens erheblich abschwächt" (10). Zusammenfassend muss gesagt werden, dass die Aufforderungen zur Vorsorge und Früherkennung das psychisch-mentale Moment völlig außer acht lassen, weil eben das schulmedizinische Modell mit einer materiellen Eigengesetzlichkeit der Krankheit operiert. Damit entfällt die andere Möglichkeit einer mentalen und psychischen Vorsorge, die das Bewusstsein von diesem besonderen Nocebo freihalten würde und vielleicht effektiver wäre. In seinem Buch *Die Krankmacher* zitiert Werner Bartens den Psychiater Klaus Dörner, der vor einer „Pathologisierung normaler Körper- und Gefühlszustände warnte" und die These aufstellte: „Je mehr ich für meine Gesundheit tue, desto weniger gesund fühle ich mich" (196). Dörner hält Gesundheit für ein „fragiles Gebilde", das schnell zerstört werden kann, wenn es „immer wieder hinterfragt oder ständig optimiert werden soll" (196).

Apparate

Ein Großteil des wissenschaftlichen Fortschritts in der Medizin beruht auf der Verwendung von Apparaturen, was wiederum zu weiterem Erkenntnisfortschritt führt. Dieser vielgelobte Aspekt trifft in der Öffentlichkeit jedoch auf „gemischte Gefühle". Man hört mit einer gewissen Bedenklichkeit skeptische Urteile über die „Apparatemedizin" und wünscht sich die menschliche Hand des hausärztlichen Doktors zurück. Aber auch Kritik wird gern geäußert, wenn die Ausstattung einer Praxis nicht auf dem neuesten Stand ist. Einerseits – so das Argument – lassen sich bis dato verborgene Erreger oder Unregelmäßigkeiten früher und präziser bestimmen, andererseits – so das Gegenargument – kommt das menschliche kommunikative Moment zu kurz, der Patient fühlt sich nicht verstanden, der Arzt gibt sein intuitives Können weitgehend auf, die Kosten steigen ins Unermessliche. Die Kontroverse ist hitzig und emotional; im Rahmen der Schulmedizin haben beide Parteien irgendwo recht. Daher soll hier keine Rechnung mit Gegenrechung aufgemacht werden. Je materieller die Denkweise, desto eher wird das Pendel zugunsten der Apparatemedizin ausschlagen.

Für unsere Betrachtungsweise ist eigentlich nur ein naheliegender Gedanke wichtig. Es ist die Gewaltigkeit der Maschinen, ihre Arbeitsweise und ihre für den Laien undurchschaubaren Ergebnisse, die sich auf Bildschirmen, in Diagrammen, Listen, Zahlen, Kurven und Symbolen präsentieren. Es mutet einfach merkwürdig an, dass das die Essenz unseres Lebens sein soll. Das Element des Umfangs bzw. der Größe bzw. der Komplexität der Apparate und Maschinen hat eine eigene Dynamik: Sie lassen den Gedanken immer absurder erscheinen, dass etwas gänzlich Unmaterielles auch oder sogar in höherem Maße Bedeutung haben könnte als unser materieller Körper. Die Größe allein wirkt als Argument für sich. Es verhält sich so, wie Kipling einmal sehr treffend sinngemäß gesagt hat: Wir unterstellen einem Elefanten mehr Leben als einer Maus, einer Fliege oder gar einer Mikrobe. Als ob Leben eine Frage der Körpermasse wäre! Wir können davon ausgehen, dass ein Facharzt, der zuständig für die Bedienung eines Kernspintomographen ist, wenig Sinn hat für eine seelische Entstehung des gemessenen Tumors. Damit treten die menschlichen Seiten des ärztlichen Berufes immer mehr zurück. Im Interview mit Werner Bartens sagte Bernd Hontschik: „Technischer Fortschritt steht den zutiefst ärztlichen Tätigkeiten des Tröstens, Heilens, Zuhörens und Daseins immer mehr im Weg" (*Süddeutsche Zeitung* vom 11.8.2010). Ähnlich ergeht es dem Patienten. Er wird den Gedanken nicht verhindern können, dass all die beeindruckenden Gerätschaften gewichtige Erkenntnisse zu Tage fördern, und er wird kaum zu denken wagen, dass ja vor aller Ergebnisproduktion die Bedeutungserteilung durch das Bewusstsein stattgefunden haben muss.

Die Ausmaße unserer Klinikzentren, die wie Fabriken häufig aus dem Stadtbild ausgelagert werden und hektarweise alle Spezialabteilungen, Verwaltungsgebäude und Parkplätze beherbergen, hinterlassen einen ähnlichen Effekt. Da die Anmeldungen, die Überweisungen unübersichtlich hier oder da ausgestellt werden, die Ausgabestellen, die Büros und Stationen auf Irrwegen aufgesucht werden müssen, da Formulare durch allerlei Hände gehen, die untereinander keinen Kontakt haben, entstehen Fehler, Verwechslungen, falsche Dosierungen und irrtümliche Amputationen. Natürlich bedauert das jeder, aber – so die Rechtfertigung – der Aufwand ist nötig, damit sich die Apparate durch hinreichende Auslastung amortisieren. Dem kann bei schulmedizinisch materieller Denkweise nicht widersprochen werden.

Medikamente

Wenn wir die Logik der hier vertretenen Sichtweise konsequent zuende denken, brauchen wir keine Medikamente, denn alles Geschehen, also auch das heilende, geht vom Bewusstsein aus. Was zählt, ist der Weg, wie das Bewusstsein dazu gebracht wird, die Kräfte der Selbstheilung in Gang zu setzen. „Welcher Aufwand auch immer getrieben wird: Unter Medizinern, egal, ob Ärzte oder Heilpraktiker, wird anerkannt, dass der Mensch sich letztlich nur selbst heilen kann" (Kuby *Dimension* 308). Und in der Schule lernten wir: medicus curat, natura sanat (der Arzt pflegt, die Natur heilt). Aber welches ist der Weg, der Anstoß, den unser Bewusstsein braucht?

Diese Frage ist im Grunde keine medizinische, sondern eine gesellschaftliche. Wir sind seit Jahrhunderten geprägt, dass körperliche Vorgänge physiologisch sind, die im biologischen Kontext stattfinden, die wiederum auf chemischen und physikalischen Gesetzmäßigkeiten beruhen. Es fehlt die geistige Regierung oder die psychologische Mitwirkung. Daher verhält es sich so, wie Kuby ausführt: „Jede medizinische Maßnahme, die eine materielle Intervention mit einschließt, wird gestützt durch die materielle Prägung unserer Gesellschaft" (*Dimension* 306), denn: „In unserem materialistischen Weltbild sind wir vom Vertrauen in die reine Geisteskraft sehr weit weg. Behandlungen, bei denen nichts Physiologisches eingesetzt wird, haben es in unserer Gesellschaft sehr schwer, das heißt, sie haben es schwer, sich in unserer eigenen Psyche unzweifelhafte Anerkennung zu verschaffen" (307). Unser Bewusstsein ist also überzeugt, dass erst über die Gabe einer Arznei oder durch einen chirurgischen Eingriff oder durch gezielte Ernährung oder durch Klimaveränderung oder durch gymnastische Übungen usw. unserem Körper Wohltaten erwiesen werden können, aber nicht durch mentale Neueinsicht. Diese Schwierigkeit ist wirklich groß. Kuby sieht sich persönlich ab einem gewissen Punkt ebenfalls in dieser Bewusstseinslage— und ich mich auch. Was Kuby von sich sagt, „Dieses überragende Vertrauen in die Kraft des Geistes fehlt mir persönlich noch durch meine Sozialisation" (310), muss auch ich zugestehen, obwohl ich wünschte, ich hätte jene Sicherheit, wie sie gewisse Schamanen haben, aber andererseits weiß ich, dass unser bloßer Wunsch oder Wille viel tiefer reichen muss, um unser Denken *wirklich* umzukrempeln. Immerhin wanke ich nicht bei jeder kleinen oder mittelgroßen gesundheitlichen Misslichkeit, und kleine Erfolge kräftigen den Schritt vorwärts.

Aus dieser Situation heraus ist es klar, dass man nicht einfach Medikamente abschaffen könnte mit dem Argument, unser Bewusstsein sei doch nicht auf materielle Hilfsmittel angewiesen. Denn jetzt und heute und in einiger Zukunft kann unser Bewusstsein einen solchen Verzicht nicht bewältigen. Aber eine andere Konsequenz ergibt sich aus dem Wissen, das uns der Placeboeffekt gelehrt hat. Ich zitiere Kuby: „[…] ich bin der Meinung, es würde sich gegebenenfalls zu einem signifikant hohen Prozentsatz herausstellen, dass es nicht darauf ankommt, was in den Medikamenten enthalten ist, sondern wie sie von den Medien und damit von der breiten, öffentlichen Meinung bewertet werden, um zu wirken" (309).

Uns ist diese Schlussfolgerung aus der Faktensammlung für den Beleg des Placebo- und Noceboeffekts bekannt, aber in die Praxis verlängert, wenn es um pharmazeutische Tests, um Patente, um Kosten, um Marktbeherrschung, um Nebenwirkungen, um Apothekenpflicht, um Tablettenabhängigkeit, um Scharlatanerie geht, haben wir es bei dieser Sichtweise mit reinem politischen, ökonomischen und therapeutischen Sprengstoff zu tun.

Es schadet nichts, sich noch einmal deutlich vor Augen zu führen, was Kubys Aussage, die uns nach den Ausführungen zum Placeboeffekt nicht mehr überraschen sollte, bedeutet: Die

Substanz eines Medikaments ist so gut wie bedeutungslos; was zählt, ist die Promotion, also die Intensität und Glaubwürdigkeit der Informationen für die Öffentlichkeit, die zu dem Glauben gebracht werden soll, es handele sich bei dem zu lancierenden Medikament um eine hochwirksame, wissenschaftlich überprüfte und abgesicherte, in ausgedehnten Tests erprobte und statistisch signifikant als heilend belegte Neuentwicklung, die gesetzlich problemlos zugelassen worden ist und die sich in anderen Ländern bereits mit überraschenden Erfolgen bewährt hat. So oder ähnlich muss geworben werden mit den Stimmen namhafter Wissenschaftler, die ganz begeistert sind.

Man kann sich durchaus vorstellen, dass clevere Verkaufsstrategen aus der pharmazeutischen Branche, die um den Wirkmechanismus des Placeboeffekts wissen, auf die Idee kommen, ein regelrechtes Betrugsmanöver zu starten, um *irgendein* Mittel mit ungeheuren Profiten an den Mann zu bringen. Wichtig dabei wäre, dass nur möglichst wenige Mitwisser Bescheid wissen und dass der Coup von ganz, ganz oben kommt mit praktisch unbegrenzten finanziellen Mitteln zur Finanzierung der Statistiken, der Expertisen, der Heilungsberichte und der Ärzte, die selbst wieder „ehrlich" an die neue Wunderdroge glauben müssen. Einmal ins Rollen gebracht, dürfte sich der kommerzielle Prozess von selbst erhalten. Durch den Placeboeffekt kann man sicher sein, dass positive Rückmeldungen vorkommen werden, die dann wiederum veröffentlicht werden müssen und so weiter. Da nur wenige Personen um die wahren Fakten wissen, bleibt eine solche Machenschaft naturgemäß unentdeckt. Peter Yoda sieht als „medizinischer Insider" exakt auch diesen Mechanismus am Wirken!

Würde man ein vergleichbares Betrugsmanöver jedoch im kleinen Stil organisieren wollen, müssten zu viele „unsichere" Kandidaten eingeweiht werden; die regionale Konkurrenz könnte leicht undichte Stellen in den Labors und bei unzufriedenen Angestellten ausmachen, und man hätte – was ja immer wieder vorkommt – einen Skandal aufgedeckt mit unehrenhaften Ärzten, mit habgierigen Kollaborateuren und mit der uneingeschränkten Empörung der großen Konkurrenz. Hinzu käme ein internes Problem aus der Natur des Placeboeffekts heraus: Während bei den groß angelegten Betrugstaktiken die Ärzte im praktischen Alltag selber an die Arznei glauben, können sie völlig glaubwürdig den Placeboeffekt ohne jedes Hintertürchen hervorrufen. Wenn hingegen im kleineren Stil der verabreichende Arzt den Betrugshintergrund kennt und nur an seinen Profit denkt, wird er nie wirklich glaubwürdig sein, und zwar im intuitiven unbewussten Sensorium des Patienten. Die Eheleute Brody berichten in ihrem Buch *Der Placebo-Effekt* von Experimenten, die untermauern, dass die Reaktionen von Patienten signifikant von den Erwartungen des Arztes abhängen (vgl. Brody *Placebo* 90f). Daher kommt bei ehrloser Mentalität der Placeboeffekt nur bedingt zum Tragen, Heilungen stellen sich kaum ein, und die Betrügerei fliegt mit größerer Wahrscheinlichkeit auf. Genau das geschah unlängst (2001-2002) im nordhessischen Bad Karlshafen, wo die sogenannte „Galvanit-Bande" mit betrügerischer Absicht ein Wundermittel gegen Krebs verkaufte und verabreichte. Wer weiß, ob sie nicht Erfolg gehabt hätten, wenn sie selbst absolut überzeugt von dem Mittel gewesen wären?

Der Leser kann sich denken, dass ich die Erläuterungen zu den Bedingungen für die großen Betrugsplanungen nicht einfach aus spekulativer Phantasterei angeführt habe, denn in einem Fall ist der riesige Schwindel, den die pharmazeutische Industrie zu inszenieren wagt, doch aufgedeckt worden, und die gewaltigen Dimensionen sorgen dafür, dass er noch nicht abgestellt werden konnte. Aber er demonstriert, welches Betrugspotenzial noch unerkannt vorhanden sein mag. Es geht um die „Cholesterin-Lüge", die in gewissenhaften medizinischen Kreisen als solche bekannt ist, die aber noch nicht ausreichend in die Öffentlichkeit getragen werden konnte. In meiner kurzen Darlegung beziehe ich mich auf das Buch von Walter Hartenbach *Die Cholesterin-Lüge. Das Märchen vom bösen Cholesterin*. Zunächst zeigt Hartenbach die

Funktionen des Cholesterins, seine Wichtigkeit und lebenserhaltende Aufgabe. Er zeigt auch, dass kein Zusammenhang besteht zwischen Cholesterinmenge und Arteriosklerose und dass eine Senkung des Cholesterinspiegels überaus gefährliche Folgen hat. Sodann führt Hartenbach die Methoden auf – gut belegt, zitiert und dargelegt –, mit denen der Glaube an die Gefährlichkeit eines hohen Cholesterinspiegels lanciert und am Leben gehalten wird. Quelle jener Desinformationen ist die Pharmaindustrie, die cholesterinsenkende Medikamente herstellt. Um einen hohen Bedarf für diese Medikamente zu schaffen, wurde der Normalwert des Cholesterinspiegels kurzerhand gesenkt, so dass auf einen Schlag 80% der Bevölkerung wegen erhöhten Cholesterinspiegels „krank" waren. Aber die Sache hat durchaus kriminelle Aspekte: Mit hohem Aufwand wurden Statistiken erstellt und gefälscht, Fortbildungen für Ärzte wurden angeboten und großzügig finanziell begleitet, um das neue Wissen zu verbreiten, Angst vor möglicher Nachlässigkeit gegenüber seinem tückischen Cholesterin wurde und wird implantiert, indem ein baldiger Schlaganfall oder Herzinfarkt prophezeit wird, und die Gewinne belaufen sich auf Hunderte von Milliarden Dollar und Euro. Hartenbach spricht von der „Anti-Cholesterin-Mafia" und ist entsetzt, dass inzwischen auch Bestrebungen erkennbar werden, eine Pflicht zur Überprüfung und Senkung der Cholesterinwerte gesetzlich zu verankern. Ich kann jedem nur raten, dieses oder ein anderes Buch mit dieser Thematik zu lesen, damit er die Chance hat, von einem vielleicht verderblichen Kurs, auf dem er sich befindet, loszukommen.

Ein weiteres Beispiel einer globalen Betrugsinszenierung kann der interessierte Leser bei Peter Yoda nachlesen im Kapitel „Timothys Story" seines Buches *Ein medizinischer Insider packt aus*. Dort wird erzählt, wie ein Aussteiger seinen „Job" in einer Spezialfirma betrieben hat, in deren Chefetage nur wenige Köpfe genaue Kenntnis der Aktivitäten haben. Die Firma erhält Aufträge besonders von Regierungen und Pharmafirmen mit dem Ziel,

Bevölkerungen so zu manipulieren, dass sie, ohne es zu merken, genau das tun, was die Auftraggeber wollen. Die Basisformel für ein solches Unterfangen ist: Angst erzeugen z.b. vor einer Krankheit. Aber: „Angst funktioniert nur dann als Geldeintreiber, wenn man den Menschen gleichzeitig auch Hoffnung gibt" (133). Am Beispiel der Chemotherapie wird nun gezeigt, wie zunächst die Angst vor Krebs geschürt wird mit der gleichzeitigen Perspektive, dass nur die Chemotherapie Aussicht auf erfolgreiche Bekämpfung verspricht. Alternativen Methoden entzieht man sodann die Möglichkeit, für sich eine breite Interessenvertretung zu bilden, Krebshilfeorganisationen werden eingerichtet, die neuen verängstigten Kunden „Mut" machen, und schon fließen Erbschaften und Spenden in solche Organisationen und Beträge in Milliardenhöhe in die Kassen der Herstellerfirmen. Übrigens hat Yoda volles Verständnis für den Leser, der solche Gewaltigkeiten fast nicht glauben kann, aber er beteuert sehr glaubwürdig sein moralisches Anliegen, seine Kenntnisse nicht länger seinen Mitmenschen vorenthalten zu können und zu dürfen. Aber auch ohne die Enthüllungen von Yoda erleben wir doch exakt das gleiche Muster in fast jedem Arztgespräch, jedem Gesundheitsratgeber und jeder abendlichen Fernsehsprechstunde.

Die Symptome (welche auch immer) – so heißt es – seien ernstzunehmen, man müsse sie im Auge behalten, es könne, müsse aber nicht, eine ernste Erkrankung, die Krankheit XY, daraus entstehen, aber man möge sich keine Sorgen machen, man habe die Sache im Griff. Erst also die Angst, dann die Hoffnung! Resultat: Der Patient entscheidet sich „sicherheitshalber" für die Beobachtung oder die Behandlung, denn natürlich macht er sich Sorgen. Die Angst treibt ihn nun um, und er hat Glück, wenn dieses besondere Nocebo nicht seine Wirkung tut.

Wenn man versteht, wie zweitrangig wegen des Placeboeffekts die chemische Beschaffenheit eines Medikaments ist, versteht man auch, warum praktisch beliebig manipuliert und sogar mit guten Ergebnissen betrogen werden kann, und gewisse Streitpunkte verlieren ganz von allein ihre Brisanz. Zum Beispiel die heftig geführten Diskussionen um originale Markenarzneien und deren ungeschützte Imitate, die Generika. Nicht irgendwelche Mischungsnuancen oder unidentische Füllstoffe bei den Generika erklären eine vielleicht doch festgestellte Wirkungsabweichung, sondern der unterschiedlich ausgeprägte Glaube an die Wirkung des Originals bestimmt die Reaktion des Bewusstseins und damit des Körpers. Die Untersuchungen zur sogenannten Bioäquivalenz, d.h. zur legitimen Vergleichbarkeit von Original und Generikum, müssen gewissen Vorgaben entsprechen, damit ein nicht originales Medikament zugelassen wird. Die Probleme, die sich ergeben, sind vergleichbar mit den unterschiedlichen Reaktionen von unterschiedlichen Patienten auf das *gleiche* Originalmedikament. Die Medizin sagt in einem solchen Fall, die Chemie bei den einzelnen Individuen sei nicht gleich; wir sagen, das Bewusstsein sei nicht gleich. Aber dennoch stellt die Pharmazie Arzneimittel für die breite Allgemeinheit her, was ja nach aller Logik eine gleichartige breite Reaktion auf das Medikament voraussetzt.

Es ist leider so, dass, solange wir nur auf materiell medikamentöse Hilfe setzen, wir den undurchschaubaren Moden und fraglichen Neuentwicklungen der Pharmaindustrie ausgeliefert sind. Diese Geisteshaltung konserviert zudem auch eine Bedauerlichkeit, die Yoda bei seinen Ausführungen zu den Selbstheilungskräften in uns eindrücklich formuliert: „Nein, natürlich sind sie immer da, aber wir haben den Glauben daran leider verloren, weil wir schon vor Jahrzehnten das Wissen über die Selbstheilungskräfte gegen das Wissen über die „moderne Medizin" eingetauscht haben" (*Insider* 74).

Ernährung

Von all den Belehrungen über richtige Ernährung, die ich in meinem Leben erhalten habe, sind mir drei Aussagen in Erinnerung geblieben, nachdem ich es aufgegeben hatte, bei der Unzahl von

Rezepten und Diäten, die sich gegenseitig widersprachen oder diffamierten, an irgendeine Wahrheit zu glauben. Ich möchte diese drei Aussagen (mit kleinen Kommentaren von mir) in freier Anlehnung an den klassischen Syllogismus, den logischen Vernunftschluss, darstellen. Der Syllogismus besteht ja aus zwei Prämissen und die sich daraus ergebende Schlussfolgerung. Das Paradebeispiel stammt von Aristoteles: 1. Alle Menschen sind sterblich. 2. Sokrates ist ein Mensch. Ergo: 3. Sokrates ist sterblich. Nun mein Ernährungssyllogismus:

1. Vor Jahren, als ich eine Broschüre über Vitamine und Ernährung las, sagte der Autor (ich weiß nicht mehr, um wen es ging), bei unserer abendländischen Ernährung, die so reich an allen nur erdenklichen Nährstoffen ist, sei es völlig unsinnig, zusätzliche Vitamintabletten oder Ergänzungsstoffe zu sich zu nehmen, der Körper habe eher Mühe, all die Überschüsse wieder auszuscheiden. Das leuchtete mir augenblicklich ein.

2. Wieder kenne ich die Quelle nicht mehr, aber der Autor des Artikels beschrieb ein Experiment, in dem Krabbelkinder selbst wählen konnten, was sie essen wollten. Man baute eine riesige Auswahl von allen möglichen Nahrungsmitteln vor ihnen auf. Und siehe da, die Kinder wählten über einen längeren Zeitraum in perfekter Mischung genau jene Speisen und Getränke aus, die für ihre Bedürfnisse richtig waren, nicht einseitig, nicht zu viel, nicht zu wenig. Ein solch intuitives Wissen um natürliche und kreatürliche Zuträglichkeit beeindruckt mich noch heute. Ich glaube im Übrigen, dass wir alle dieses Wissen haben – warum sollte die Natur ihre eigene Genialität nur punktuell, nur bei Kleinkindern, einsetzen? –, und ich glaube auch, wir würden uns täglich wie jene Krabbelkinder verhalten, wenn unser Bewusstsein nicht durch zivilisatorische Unzuträglichkeiten irritiert und pervertiert werden würde und uns dazu brächte, ein Essverhalten gegen unsere eigene Natur zu entwickeln. Um Yoda abzuwandeln: Dieses Wissen ist immer da, aber wir haben den Glauben daran verloren, weil wir das intuitive Wissen um rechtes Essen gegen

das Wissen über die moderne Diätetik eingetauscht haben. Wenn jemand vor dem Fernseher nur Bier, Fastfood und Chips verzehrt, dann muss nicht zuerst die Diät verändert werden (das hätte nur einen kurzzeitigen Effekt), sondern die Lebensweise, die Interessen, die Beschäftigung, die Verantwortung, die Entfremdung von der Natur, kurz: die Bewusstseinshaltung. Dann wird der Fastfoodkram von selbst reizlos.

3. Als Schlussfolgerung gilt, was Werner Bartens über drei Buchseiten detailreich beschreibt (vgl. *Köglü* 57-59). Zitat: „Es kommt in erster Linie nicht darauf an, was gegessen wird, sondern mit wem und in welcher Stimmung" (58). Bartens erwähnt u. a. das „Französische Paradox", welches besagt, dass von hunderttausend Einwohnern in Schottland mehr als dreihundert jährlich einen Herzinfarkt erleiden, in Südfrankreich aber, wo die Nahrung sehr fettig und cholesterinreich ist, nur fünfzig. Bartens' Erklärung: „Ausgelassen mit Freunden zu essen und zu feiern ist gesünder als jede Diät" (66). Bartens erwähnt explizit nicht das Bewusstsein als Dirigent unseres gesundheitlichen Befindens, aber wir tun es. Dieses Paradox wird aber auch schulmedizinisch erklärt über die ungesättigten Fettsäuren im Olivenöl, den beliebten Fisch und den gesunden Rotwein, während die Schotten den ungesunden Whiskey trinken, wenig Sonne haben (Vitamin D-Produktion) und sich weniger im Freien aufhalten.

Ein anderes schönes Beispiel erzählt Lown: Eine Patientin erschien nach sechs Monaten wieder in seiner Praxis und war völlig abgemagert, siech und gebrechlich. Auf Lowns Frage, was denn geschehen sei, sagte sie, sie könne praktisch nichts mehr essen; der Kardiologe habe sie vor tierischen Fetten gewarnt wegen des zu hohen Cholesterinspiegels; der Arzt, der sie wegen ihrer Diabetes behandele, habe ihr geraten, den Zuckerkonsum zu reduzieren; ihr Internist habe ihr das Salz verboten, weil sie sonst in ihren eigenen Körperflüssigkeiten ertrinke. Lown empfahl ihr, alles zu ignorieren und zu essen, was ihr Spaß mache. „Innerhalb von sechs Monaten gewann sie ihr ursprüngliches Gewicht und auch ihre vitale und positive Stimmung wieder zurück" (Lown *Kunst* 284f). Fazit: Guten Appetit!

Kunstfehler

Wenn ein KFZ-Mechaniker Fehler macht und die Radmuttern nicht richtig befestigt, so spricht man von fahrlässiger oder schlechter Arbeit oder schlicht von Schlamperei. Desgleichen, wenn das Dach meines neuerbauten Hauses einstürzt oder wenn eine Straßenführung falsch dimensioniert wurde, so dass sich permanent Staus bilden. Das Urteil, die Arbeit sei schlecht, lässt sich zumeist leicht begründen, weil genau definierte Regeln für eine korrekte Arbeit existieren und weil der Monteur, Architekt oder Ingenieur eindeutig davon abgewichen ist. Der Schaden erfolgt darauf mit zwangsläufiger Gewissheit.

Wäre der Mensch eine rein physikalisch chemische Maschine, so wie ihn sich die Schulmedizin unausgesprochen vorstellt, so könnte man mit gleicher Gewissheit Fehler lokalisieren und von schlechter Arbeit oder Schlamperei seitens des Arztes sprechen. In ganz krassen Fällen ist das in der Tat möglich, wenn Fehler auftreten, die weniger mit medizinischer Inkompetenz zu tun haben, sondern eher mit allgemeinmenschlicher Dummheit, Vergesslichkeit, Unbedachtsamkeit oder Schusseligkeit wie das Vergessen einer OP-Schere im Bauch, die Entfernung des falschen Lungenflügels oder die versäumte Aufforderung zur Nachsorgebehandlung. Solche und andere Fehler werden *grobe Behandlungsfehler* genannt und werden ziemlich eindeutig juristisch geahndet.

Sind die Behandlungsfehler nicht „grob" sondern „einfach", so wird die Sachlage extrem schwierig. Anders als beim Mechaniker, Architekten oder Ingenieur ist das Ergebnis der beruflichen Aktivität nie mit absoluter Gewissheit voraussagbar. Auch wenn weit und breit kein Fehler sichtbar ist, kann eine medizinische Behandlung ohne Erfolg bleiben oder den Schaden sogar verschlimmern; andererseits kann nach allgemeiner Übereinkunft durchaus ein

Behandlungsfehler (einfacher Art) begangen worden sein, aber dennoch ist die Behandlung erfolgreich, sei es, dass der Körper die Fehlerhaftigkeit des Arztes „wegsteckt", sei es, dass über den Placeboeffekt eine Heilung eintritt, weil der Patient des festen Glaubens war, ihm sei geholfen worden. In diesen Fällen wird der Behandlungsfehler wohl nie bemerkt und problematisiert werden.

Einfache Behandlungsfehler werden auch *Kunstfehler* genannt, ein Begriff, der etwas beschönigend besagt, dass durch Ärzte oder Kliniken schuldhaft vermeidbare Fehler gemacht wurden, die zu Schäden der Gesundheit des Patienten führen. Dabei liegt erst dann eine Schuld des Arztes vor, wenn er nicht nach den anerkannten Regeln und gemäß dem neuesten Stand der medizinischen Wissenschaft behandelt hat.

Um die Problematik des Begriffs des Kunstfehlers sinnvoll diskutieren zu können, muss er von benachbarten Begriffen abgegrenzt werden. Schäden an der Gesundheit können ja auch durch Quacksalber, Kurpfuscher oder Scharlatane angerichtet werden, und man würde bei ihnen nicht mehr von Kunstfehlern sprechen. Bei einem *Quacksalber* denkt man vornehmlich an jemanden, der gegen Bezahlung eine Heilbehandlung vornimmt, ohne amtliche oder akademische Zulassung bzw. Qualifikation. Seine Behandlung mag durchaus erfolgreich sein, und wenn sie zudem nach den Regeln der wissenschaftlichen Medizin durchgeführt sein sollte, wird er wohl kaum behördlich verfolgt werden, solange kein Kläger gegen ihn auftritt. Sollte er sich den Titel „Arzt" geben, macht er sich auch bei größten Erfolgen strafbar. Ein zertifizierter und approbierter Arzt hingegen, dem man keine Fehler nachweisen kann, macht sich nicht strafbar, sollte er auch größte Misserfolge haben. Ein *Kurpfuscher* hat einen ähnlichen Status wie ein Quacksalber, jedoch betont dieser Begriff deutlicher die schlechte Qualität seiner Arbeit, d.h. seine eher geringen Heilerfolge. Beim *Scharlatan* kommt die gezielte Absicht des Betrügens hinzu. Durch den Anschein fundierten Wissens sucht er das Vertrauen von Patienten zu gewinnen, die er behandelt, ohne an deren Gesundheit ernsthaft interessiert zu sein. Der kommerzielle Gewinn ist sein deutlichstes Streben. Die Abgrenzung zum klassischen Kunstfehler wird dann regelrecht kritisch und schwierig durchzuführen, wenn andere als die schulmedizinischen Behandlungsmethoden ins Spiel kommen. Begeht der Akupunkteur einen Kunstfehler, wenn er zu tief oder an falscher Stelle die Nadel setzt? Können wir von einem Kunstfehler sprechen, wenn der Homöopath eine falsche Potenz seiner Mittel wählt? Macht der Schamane einen Kunstfehler, wenn er die falschen Geister anruft? Wer will hier entscheiden, wenn er trotz Fehlers seinen Patienten heilt? Und konnte überhaupt ein Fehler vorliegen, wenn geheilt wurde? All dies sind Fragen, die wir so oder ähnlich bereits bei der Bewertung des Placeboeffekts kennengelernt haben. Es gibt medizinische Verfahren, die zwar nicht zur Schulmedizin gehören, die aber trotzdem von der Sozialgerichtsbarkeit (meist nach langen Prozessen gegen die Versicherungen) anerkannt sind. Wir können als Faktum aber festhalten, dass von Kunstfehlern fast ausschließlich nur dann die Rede ist, wenn sie in der Schulmedizin vorkommen. Der Grund ist ganz einfach: Da nur die Schulmedizin den Anspruch erhebt und zugebilligt bekommt, eine Wissenschaft und deshalb wahr zu sein, gibt es auch nur dort echte Abweichungen von der Norm, die nach Klärung der diffizilen Beweislagen gegebenenfalls eine Straftat darstellen. Ein einfacher Misserfolg einer Behandlung liegt dagegen in der Natur der wissenschaftlich „noch nicht" hinreichend erforschten Sache. Anders ein Misserfolg oder schlimmstenfalls ein Todesfall nach einer alternativen, nicht schulmedizinischen Behandlung. Jetzt wird nicht nach Kunstfehlern gesucht; jetzt steht das komplette Verfahren am Pranger, das wegen seiner Unwissenschaftlichkeit ja in der Katastrophe enden musste. Hätte man einen „richtigen" Arzt aufgesucht, wäre das wahrscheinlich nicht passiert. Außerdem sollte man die Motive solcher Heiler untersuchen, ob sie nicht bloß ihr dickes Honorar einstreichen wollten. So wird gern und schnell geredet, als ob dieses Motiv in der Schulmedizin nicht existierte.

Nachdem wir das Phänomen des Kunstfehlers einigermaßen isoliert haben, können wir näher darauf eingehen. Die bekanntesten oder häufigsten Kunstfehler sind (nach *Wikipedia*) folgende: falsche Diagnose; Therapiefehler (z. B. falsche Verordnung von Medikamenten); Ausführung eines überflüssigen, medizinisch nicht notwendigen Eingriffs; fehlende Überweisung an einen Facharzt oder ein Krankenhaus trotz Notwendigkeit; unzureichende Hygiene (Infektion); unzureichende Aufklärung über die Risiken einer Operation; Fehler bei der Bedienung und Kontrolle medizinisch-technischer Geräte; Organisationsmängel im Krankenhaus oder in einer Arztpraxis; im Körper zurückbleibende Fremdkörper; Unfruchtbarkeit wegen unsachgemäßer Ausschabung der Gebärmutter; nicht ordnungsgemäße Lagerung des Patienten während der OP; unterlassene Röntgenaufnahme während der OP, um deren Fortsetzung zu beurteilen; fehlerhafte Überwachung des noch unerfahrenen Anästhesisten; Wahl eines ungeeigneten Narkosemittels; fehlende Überwachung in der Aufwachphase.

Bei dieser Aufzählung fällt auf, dass die Fehler durchweg Bezug nehmen auf den Körper, auf die Technik, auf die Organisation. Sie sind eingebunden in das materielle System der Medizin und klammern andere Möglichkeiten der Diagnose und Therapie von vornherein aus. Zum Beispiel: Wie ist eine falsche Medikamentengabe oder -dosis denkbar, wenn die eigentliche Ursache der Krankheit gar nicht mit Medikamenten bekämpft werden kann? Wie kann eine Diagnose richtig oder falsch sein, wenn statt der Krankheit lediglich ein Symptom begutachtet wird? Was bezwecken all die exakten Anweisungen bezüglich einer Operation, wenn Alternativen zu einer Operation häufig gar nicht ernsthaft in Betracht gezogen werden, die OP aber mit Sicherheit die Lebensqualität beeinträchtigt? Muss alles Gewicht auf hygienische Keimfreiheit gelegt werden, wenn die Anwesenheit von Erregern vielleicht gar nicht der erste Grund für Infektionen ist?

Im Laufe unserer Beobachtungen und Überlegungen sind wir vorsichtig geworden, was die Bewertung konkurrierender oder abweichender Heilsysteme angeht, die sich auf Sterne, Dämonen, Götter oder Materie gründen. Wir hätten Hemmungen, im Stile eines Albert Schweitzer andere Kulturen aufzusuchen und *unser* Heilsystem als das selbstverständlich bessere oder richtige zu etablieren. Man braucht sich nur den umgekehrten Fall vorzustellen und ein afrikanischer Medizinmann würde mit seinem Kollegenstab eine Praxis im besonders „unterentwickelten" Bankenviertel von Frankfurt eröffnen. Uns erscheint das grotesk. Aber warum? Weil wir in der Medizin weder Toleranz, noch Demokratie, noch Respekt vor der anderen Denkweise kennen.

Auch wenn wir die Kunstfehler anderer Heilsysteme nicht wahrnehmen, weil wir das komplette System belächeln und weil uns unsere Kunstfehler die einzig möglichen und denkbaren zu sein scheinen, so sollten wir aufhorchen, wenn die so genau beschriebenen Kunstfehler ganz überraschende Resultate hervorbringen und keine Auswirkungen auf die Heilung haben, wenn sie folgenlos bleiben und wenn dagegen korrekte Behandlungen verheerende Auswirkungen haben können. Der Mechaniker, Architekt und Ingenieur, die alle ihre Kunstfehler ebenso exakt beschreiben können, wären froh, wenn ihnen die Folgen ihrer Fehler mitunter erspart bleiben könnten.

Offensichtlich sind wir blind gegenüber einem Element, das wirklich als Kunstfehler zu gelten hat, das wir aber in unseren medizinischen Katalog nicht aufgenommen haben, weil es mentaler Natur ist und wir den Zusammenhang nicht sehen. Würden wir uns dessen bewusst werden, so wären wir sicherlich einen bedeutenden Schritt weiter und würden besser verstehen, warum die Kunstfehler des Katalogs so eigenwillig mal unauffällig, mal gut, mal schlecht zu Tage treten.

Es mehren sich inzwischen die Stimmen von Ärzten, die – zumeist aus bloßer praktischer Erfahrung – das Verhalten vieler ihrer Kollegen energisch kritisieren. Bernard Lown ist einer von ihnen: „Ärzte sollten einen Patienten niemals mit Unwissenheit und Furcht belasten, aber bedauerlicherweise tun sie dies häufig" (Lown *Kunst* 91). Dann zitiert er die häufigsten Bemerkungen, die er in Erfahrung gebracht hat: „Sie leben mit geborgter Zeit." „Es geht rasch mit Ihnen bergab." „Ihr nächster Herzschlag könnte Ihr letzter sein." „Der Todesengel schwebt über Ihnen." „Sie tragen eine Zeitbombe in Ihrer Brust." „Dieses eingeengte Blutgefäß ist ein Witwenmacher." „Der Gedanke an Ihre Anatomie lässt mich schaudern." Er fährt fort: „Manchmal können [solche vernichtenden Worte] von den Patienten ohne weiteres zur Seite geschoben werden, gelegentlich aber verursachen sie unendlichen Kummer" (91). Neun Seiten später fragt sich Lown, weshalb Ärzte solch schauerliche Szenarien entwerfen, wo doch die einfachste Psychologie lehre, wie Angst konstruktives Verhalten hemme und die inneren Kräfte des Patienten lahmlege. „Wenn Angst vorherrscht, ist die Fähigkeit, intelligente Entscheidungen zu treffen, untergraben. Schlimmer noch: Heftige negative Empfindungen verschlimmern Symptome, beeinflussen den Heilungsprozess negativ und beeinträchtigen die Prognose eines Patienten" (100). In die gleiche Richtung gehen versteckte Andeutungen, dass das „Überleben des Patienten von den Ergebnissen der vorgeschlagenen [...] Prozeduren abhänge" (104). Ganz besonders harsch geht er mit seinen Kollegen in diesem Zitat um: „Je mehr ein Arzt zu erschreckenden Taktiken greift, eine furchteinflößende Terminologie benutzt und eine düstere Prognose stellt, falls seine Ratschläge nicht befolgt werden, umso geringeren Glauben sollte man seinen Anweisungen schenken. Ein Arzt, der schwarzen Trauerflor aushängt, ist entweder ein Handelsvertreter oder ein Scharlatan [...]" (95). Über Angst und Abwehrkraft schreibt Bartens, der auf eine Vielzahl wissenschaftlicher Untersuchungen hinweist, die alle folgendes belegen: „So schwächen z.B. Angst und Depression das Immunsystem eklatant und nachhaltig. Das hat weitreichende Auswirkungen auf die Entstehung vieler

Krankheiten wie Infektionen, Allergien oder auch Krebs" (Bartens *Was heilt* 118). Noch einmal Lown, der die Quintessenz des Arztseins von einer sibirischen Ärztin übernimmt und zitiert: „Ein Patient sollte sich jedes Mal, wenn ihn ein Arzt gesehen hat, besser fühlen.' Dies war eine weise Erkenntnis. Meiner Erfahrung nach ist die Besserung eines Patienten stets mit positiven Worten verbunden. Heutzutage ist es modern und sogar ‚cool', sich in Pessimismus zu verlieren und damit philosophischen Tiefsinn vorzutäuschen" (*Kunst* 106). Würde sich im medizinischen Denken die Bedeutung der Angst intensiv festigen, dann könnte man mit großer Sicherheit sehen, warum Kunstfehler durchaus auch keinen Schaden anrichten, weil nämlich keine Angst aufgebaut worden ist, aber zusammen mit Angst ist wohl immer mit schädlichen Auswirkungen zu rechnen.

Es wird nicht immer möglich sein, jeden Patienten so zu behandeln, dass er keinerlei Angst entwickelt, denn immerhin besteht eine gesetzlich festgelegte Aufklärungspflicht über Risiken und Nebenwirkungen. Und eine gezielte Verharmlosung bei entgegengesetzter Überzeugung kann man nicht wünschen, zumal ein solches Theater genau das Gegenteil bewirken kann. Aber jeder Hintergedanke, über Angst einen Klienten an sich binden zu wollen, oder für die eigene Karriere eine neue Methode ausprobieren zu wollen, oder sich vor seinem Chef profilieren zu wollen, oder sich eine gewinnbringende Therapie nicht entgehen lassen zu wollen, oder die Lockprämien der Pharmaindustrie einstecken zu wollen, oder sich als überragend kompetent, mächtig, souverän, versiert oder geschickt hinstellen zu wollen, all dies mindert die ärztliche Kompetenz, schadet dem Patienten und dem Ansehen der Medizin, auch wenn kaum justiziabel wird eingegriffen werden können. Aber welches Elend, welche unnötigen Eingriffe, welche sinnlosen Therapien sind in die medizinische und mitmenschliche Alltagswelt eingebrochen – nur aus Angst!

Vermeidbare, gewollte und unachtsam vorgebrachte Äußerungen, die Angst einflößen, sind der größte ärztliche Kunstfehler! Und wie ließe sich dieser Kunstfehler vermindern oder vermeiden? Ich bin überzeugt, dass Appelle nichts ausrichten, aber wenn die Geistigkeit unseres Menschseins, die psychisch-mentale Verursachung von Krankheit besser verstanden und eingesehen wird, wenn eine Unheilbarkeit, eine deprimierende Ausweglosigkeit, ein krankes Siechtum, eine tödliche Gefahr nicht mehr als eine grundsätzliche, zwingende, alternativlose Gesetzmäßigkeit geglaubt wird, dann gibt es keinen Grund mehr, solche Prognosen zu verkünden.

Kosten

Wir sind in einem Zustand angelangt, wo sich die allgemeine Auffassung immer weiter verbreitet, dass Gesundheit nicht ein simples Geschenk der Natur ist, sondern Geld kostet. Gesundheit ist zu einer Regierungsdisziplin geworden mit einem Minister, Staatssekretären, Behörden, Universitäten, Einrichtungen für Forschung und Wissenschaft, Wirtschaftsbetrieben, Zulieferern, Vertretern, Banken, Klinikzentren und Arztpraxen. Aus irgendeinem Grund hat sich diese Sparte unserer Gesellschaft seit etwa 100 Jahren immer mehr verteuert, so dass heute ernsthafte Zweifel bestehen, ob der ganze Komplex überhaupt noch bezahlbar ist. Die Krise unseres Gesundheitswesens ist Dauerthema geworden.

Der schon erwähnte Walter Krämer hat ein Buch vorgelegt, in dem er mit verblüffender Logik darlegt, warum das unter den gegebenen Bedingungen so sein muss. Krämer schreibt nicht als Politiker oder Arzt oder Patient, sondern als Wirtschafts- und Sozialstatistiker. Dadurch hat er den Vorteil, nicht direkt selbst betroffen zu sein und das Phänomen Gesundheitswesen mit der nötigen Distanz und Sachlichkeit beschreiben zu können. Die Grundidee seines Buches *Wir kurieren uns zu Tode. Rationierung und die Zukunft der modernen Medizin* frappiert nur auf den ersten Blick. Er sagt, „Die Wahrheit, die paradoxe und sehr schmerzhafte Wahrheit ist […], dass uns die Medizin nicht trotz, sondern *wegen* ihrer Erfolge immer kränker macht und immer kränker machen muss" (Krämer *kurieren* 33). Gerade durch die Errungenschaften der modernen Diagnostik und Therapeutik werden so viele Kranke am Leben erhalten, „und zwar an einem in der Regel durchaus lebenswerten Leben, die früher längst gestorben wären" (35). Insofern sei z.b. ein hoher Krankenstand von Krebsleiden in einem Land nicht ein Zeichen von schlechter Medizin sondern im Gegenteil von sehr guter Medizin, weil in einem Land mit schlechter medizinischer Versorgung jene Patienten längst gestorben wären. Unter seinem statistischen Blickwinkel ergibt sich eindeutig: „Gerade *weil* sie [die moderne Medizin] uns durch ihre Effizienz im Reparieren immer länger leben lässt, gerade *weil* sie immer mehr früher todgeweihte Menschen dem Sensenmann entreißt, geht die Gesundheit aller Lebenden [im mittleren Durchschnitt] zurück" (35). Die finanzielle Tragödie entsteht dadurch, dass die teuren Apparate und Verfahren nun länger und häufiger eingesetzt werden müssten, und zwar eigentlich bis zu einem Grade, der gar nicht mehr durchführbar, das heißt, finanzierbar ist. Dadurch muss rationiert (nicht rationalisiert!) werden, d.h. es muss eine Auswahl getroffen werden, wer nutznießen darf. An diesem Punkt wird die moderne Medizin ein Politikum allererster Brisanz, und je mehr die medizinische Technik voranschreitet, desto weniger lösbar wird das Problem. All die eher hilflosen Versuche der Gesundheitsreform, die Organisation umzugestalten, die Mittel zu kürzen durch Budgetierung, durch Vorschriften, Kontrollen und Einengungen der therapeutischen Freiheit der Ärzte, sind langfristig – wie gesagt – hilflos.

Wohlgemerkt, Krämer ist ein Mann der Zahlen und Statistiken. Deshalb ist die Frage der medizinischen Philosophie nicht sein Thema. In dem letzten Zitat spricht Krämer (absichtlich oder unabsichtlich?) von der „Effizienz im Reparieren", nicht von einer Effizienz im Heilen. Damit trifft er natürlich den Nagel auf den Kopf: Denn bei den Praktiken der modernen Medizin geht es ums Reparieren, will sagen, um das Vertreiben von Symptomen, was durchaus das Leben verlängern kann, was aber nicht die Krankheit aufhebt. Durch den Mechanismus des Symptomimperativs entwickelt sich nun das unendliche Problem der endlosen medizinischen Betreuung.

Es ist kaum noch nachzuvollziehen, dass die Versicherungen, vor allem die gesetzlichen, diesen Zusammenhang entweder einfach nicht sehen, oder nicht sehen können, oder nicht sehen wollen. Krämer deutet sehr wohl an, dass der Wille zur tiefgreifenden Umgestaltung offenbar durch Selbstbehinderung bei den Funktionären unterbleibt oder durch kraftvollen Lobbyismus unterdrückt wird, denn—das Geld fließt ja.

In dem System, so wie es ist, stehen die Versicherungen natürlich vor einem regelrechten Dilemma: Getreu dem herrschenden Konzept des Menschen als Körpermaschine werden die Kosten für körperliche, also materielle Therapien, wenn von einem approbierten Arzt verordnet, weitgehend ohne Anfechtung übernommen, bisweilen gegen die Auflage, preiswertere Generika zu verschreiben. Das geschieht, auch wenn die Therapien keinen heilenden oder lindernden Effekt haben und wenn Nachfolgebehandlungen ohne Ende nötig werden. Manchmal ist es sogar so, dass bestimmte Krankheiten überhaupt erst entstehen, weil bekannt ist, dass Versicherungen dafür zahlen. Sarno referiert einen Artikel der Medizinzeitschrift *Lancet*, in dem beschrieben wird, wie norwegische Ärzte nicht verstanden, dass in ihrem Land Menschen nach leichten Auffahrunfällen massenweise sogenannte Schleudertraumata mit Nacken- und Schulterschmerzen entwickelten, dass aber in einem Land wie Litauen, wo es keine Krankenversicherung gibt, das Schleudertrauma nicht existiert (vgl. Sarno *Schmerz* 18). Ein anderes Beispiel sind Rückenschmerzen: „Rückenschmerzen sind mit den durchschnittlich längsten beruflichen Ausfallzeiten verbunden und stellen auch die häufigste Ursache für Arbeitsunfähigkeit dar. Kein Wunder, dass sie außerdem die höchsten Krankheitskosten verursachen" (Bartens *Krankmacher* 264). Von Sarno haben wir ja viel über Rückenschmerzen gelernt. Ich rufe ihn nochmals in Erinnerung mit diesem Zitat: „Menschen mit einem unbewussten psychischen Bedürfnis nach Symptomen neigen dazu, eine Störung zu entwickeln, die wohlbekannt ist, z.b. Rückenschmerzen, Heuschnupfen oder ein Ekzem. Das ist keine bewusste Entscheidung" (Sarno *Schmerz* 17).

Interessant für uns ist, dass Versicherungen bereitwillig alle körperlichen, physikalischen, pharmazeutischen Therapien bezahlen, dass sie jedoch – obwohl Sarno das für das einzig sinnvolle hält – bei psychotherapeutischen und mehr noch bei alternativmedizinischen Maßnahmen Zurückhaltung üben. Warum verhalten sie sich so, auch wenn sie wissen könnten und wissen sollten, wie erfolgreich nichtmaterielle und alternative Therapien in vielen Fällen sind? Das ist nunmehr die zweite Hälfte ihres Dilemmas.

Wenn die Versicherungen die Tragweite und Wirkungsbreite des Placeboeffekts kennen – und davon ist auszugehen –, dann wissen sie auch, dass die Wahl des Placebos grundsätzlich je nach Bewusstseinslage beliebig ist, dass sie therapeutisch erfolgreich sein kann und dass daher die entsprechende Therapie bezahlt werden muss. Die Erfolgsquote dürfte nach allen Erfahrungen mit der schulmedizinischen „echten" Therapie vergleichbar sein. Die Folge wäre, dass schlechthin alles, was sich Therapie nennt, übernommen werden müsste, von der Pilgerfahrt nach Lourdes über die Affenschwanzpeitsche, den Exorzismus, die Astrologie, Akupunktur, Homöopathie, Autogenes Training etc. bis hin zur Schulmedizin.

Dieser finanzielle Kollaps kann nicht geduldet werden, also braucht man Beurteilungskriterien. Wollte man nur Therapien bezahlen, die im nachherein erfolgreich waren, dann dürften viele schulmedizinische Behandlungen neben vielen alternativen nicht übernommen werden. Des weiteren würde dem Betrug (Absprachen zwischen Arzt und Patient) Tür und Tor geöffnet werden; das ganze Feld würde undurchschaubar werden, weil dieselbe

Therapie im einen Fall wirkt, im anderen nicht; vor allem aber ließe sich dieses Kriterium für die Schulmedizin nicht durchsetzen, weil dann weithin sichtbar die Frage nach der schulmedizinischen Wissenschaftlichkeit gestellt werden würde.

Die Festlegung auf Übernahme nur (oder allerweitestgehend) der schulmedizinischen Verfahren ist wohl das geringere Übel, lässt sich abgesteckt überblicken und hält ungebetene Konkurrenz fern, auch wenn die Probleme im Laufe der Jahre zugenommen haben und sie in absehbarer Zeit wohl nicht mehr organisatorisch gelöst werden können.

Es gibt einen Effekt des organisatorischen Sparens, den sich die verantwortlichen Politiker offenbar nicht klar gemacht haben, der aber den Schuss sehr wahrscheinlich „nach hinten" losgehen lassen wird: Die Ärzteschaft muss Einbußen hinnehmen, muss sich Beschneidungen ihres therapeutischen Freiraums gefallen lassen, muss verantwortungsbewusste Maßnahmen, wenn sie das Budget überschreiten, selbst tragen, muss sich zu Knechten der Versicherungen degradieren lassen und sich sodann einen hehren Idealismus als Helfer und Heiler bewahren. Das daraus entstehende Ressentiment, der Groll und die Wut führen nicht nur zu Streiks sondern zu so mancher verfrühten Schließung der Praxis. Aber schlimmer noch ist die mentale Auswirkung. „Dann soll eben über den Patienten der Schaden kompensiert werden", mag sich der eine oder andere oder viele der grimmigen Ärzte insgeheim denken. Jetzt wird es höchst kontraproduktiv und wenig menschlich. Die Behandlungen müssen noch schneller „abgehakt" werden, und ein empathisches Mitgefühl für den Patienten bleibt vollends auf der Strecke. Wir können sicher sein, dass unter diesen Bedingungen die Krankenrate steigt, die Kosten zunehmen und das berufliche Klima verroht.

Ich bin mir ziemlich sicher, dass das Kostenproblem durch keinerlei Reform wird gelöst werden können, sofern es darum geht, am System herumzufeilen, hier und da die Kosten zu beschneiden, die Versicherungen zu erhöhter Wachsamkeit und

Kontrolle anzuhalten, an die Ehrlichkeit der Ärzte und Funktionäre zu appellieren und gleichzeitig den technisch apparativen Fortschritt bedingungslos zu unterstützen. Würde man das mentale Moment von Anfang an stärker berücksichtigen, dann könnte passieren, was Sarno immer wieder bei seinen Patienten festgestellt hat, dass nämlich die „Erkenntnis der Rolle der Emotionen als Ursache [der] Krankheit […] zur Heilung geführt hat. Es ist möglich, dass analog zu TMS die Krankheit dazu dient, die Aufmerksamkeit vom Reich der Emotionen abzulenken, und ihre Berechtigung verliert, sobald die Person den Zusammenhang verstehen lernt und ihre Aufmerksamkeit auf die Emotionen lenkt" (Sarno *Rücken* 222). Könnte man den Weg in dieser Richtung gehen – auch nur ein wenig –, dann stünden uns sicherlich keine erdrutschartigen Glückseligkeiten bevor, und so mancher Misserfolg würde uns weiterhin zu schaffen machen, aber der Bedarf an rein medikamentöser, technischer und chirurgischer, also finanziell aufwändiger Behandlung könnte sinken, wenn, ja wenn man nur wollte.

Medien

Jemand, der erst einmal über das Placebo-Nocebophänomen eingesehen hat, dass unser Bewusstsein je nach seiner Beschaffenheit über Gesundheit und Krankheit entscheidet, versteht die Welt nicht mehr, genauer gesagt, er versteht nicht mehr, wie wir es landauf landab zulassen können, dass unser Bewusstsein permanent mit Nocebos überschwemmt und vergiftet wird. Man lese eine beliebige Zeitschrift, und schon fürchten wir uns vor dieser oder jener und vor vielen weiteren Krankheiten, von denen wir erfahren haben, wie gefährlich sie sind, wie schrecklich sie sich auswirken, wie total sie unsere Lebensqualität zerstören. Sehr häufig werden Anleitungen mitgeliefert, auf welche kleinen Vorboten zu achten ist, was vermieden werden muss, damit wir keinen Krankheitsauslöser züchten, welche Vorbeugungsmaßnahmen wo und wann und zu welchem Preis gekauft werden können. So entstehen Modekrankheiten in Form von Epidemien, man glaubt, etwas für seine Gesundheit zu tun und tut doch nur etwas zugunsten einer Krankheit, die ohne „Vorbeugung" meist nie das Licht der Welt erblickt hätte. Dazu kommen genüssliche Darbietungen mit Fotos, Diagrammen, unglücklichen Gesichtern von Betroffenen und zum Schluss die sorgenvolle Stimme des Verfassers, der seinen Mitmenschen nur Gutes tun will und muss. Solche Tatsächlichkeiten prägen sich sodann tief in unser Bewusstsein ein, und wenn wir keine souveräne Distanz wahren können, schlägt der Noceboeffekt zu.

Ganz traurig bestellt ist es sehr häufig um Leute, die sich als verhinderte Mediziner fühlen, sich ein gewaltiges Wissen aneignen, meist über eine Krankheit, an der sie schon leiden, dieses Wissen bis in jedes Detail vertiefen, um ja genau Bescheid zu wissen, was der Körper mit ihnen macht. Leider wissen sie nicht und wollen auch nicht wissen, dass es sich umgekehrt verhält, dass sie unbewusst etwas mit ihrem Körper anstellen und dass sie einen furchtbaren Preis für ihr Wissen bezahlen. Nicht umsonst heißt es von angehenden Medizinstudenten, dass sie erst einmal alle möglichen Krankheiten zu haben glauben, bevor sie über die professionelle Einsicht und Distanz ihr Bewusstsein abschirmen können.

In den meisten Fällen sind es laut „Expertenmeinung" immer materielle Dinge, die uns gefährlich werden, Parasiten, Mikroben, Viren, falsche Ernährung, Klima, Körperhaltung, fehlende Bewegung, Gifte, Überanstrengung und so weiter. Und obwohl in großer Zahl Veröffentlichungen vorliegen, die von der großen Macht der Psyche sprechen und die häufig sogar einräumen, dass hierin die erste und größte Ursache, zunächst nur von bestimmten Krankheiten, dann auch von Krankheit allgemein, zu sehen ist, bewegen sich populäre Ratgeber fast ausschließlich auf der materiellen Schiene und jagen uns mitunter Angst vor den harmlosesten und erfreulichsten Dingen ein. Als kleines Experiment habe ich (ausnahmsweise) mal in meiner lokalen Tageszeitung

(HNA) die heutige (7.10.2011) Gesundheitsseite gelesen. Es ging um Vorsorge gegen Erkältung mit der Überschrift *Herbst bringt Schnupfen*. Damit stand schon einmal der Übeltäter fest: die Jahreszeit. Und mit welchen Mitteln arbeitet er? „Schon eine kalte Nase oder kalte Füße können ausreichen, um die körperliche Abwehr zu schwächen". Andererseits werden wir gelehrt – das steht nicht auf der Seite –, dass ein Bad in eisigem Wasser abhärtet. Der nächste Rat sagt, man müsse sich warm anziehen. Ja auch die Nase, die doch nicht kalt werden darf? Weitere Ratschläge beinhalten Vermeidung von Zugluft, Bewegung an der frischen (kalten) Luft, vitaminreiche Kost, gründliches Händewaschen und ausreichende Flüssigkeitszufuhr. Man fragt sich wirklich, warum die komplette Fauna noch nicht ausgestorben ist.

Gerade Erkältungen sind ein Musterbeispiel für die Erkenntnis, dass unsere mentale und psychische Verfassung dafür verantwortlich ist, was wir „einfangen". Nicht umsonst fragt die Volksseele, ob ein Mädchen, das leicht bekleidet zum Tanzvergnügen geht, sich jemals erkältet habe. Das muss doch bekannt sein, aber warum wird es mit keinem Wort erwähnt? Obwohl man den Eindruck haben könnte, dass ein von der Pharmaindustrie beauftragter Verfasser am Werk war, kann ich das nicht glauben. Es ist sicherlich vielmehr so, dass wir unser ganzes Leben mit solchen Weisheiten gefüttert worden sind, auch die Ärzte, Eltern und Erzieher, mit dem Ergebnis, dass diese Legenden über Zugluft, Kälte, Feuchtigkeit und „kälteliebende" (HNA) Viren den Status eines Kulturgutes angenommen haben, absolut unkritisch geglaubt werden und als Nocebos unser Leben beschweren.

Sarno: „Die Bevölkerung wird mit Informationen und Werbung zu gesundheitlichen Themen überschwemmt. Deshalb neigen die Menschen dazu, diesen Informationen ebenso oder sogar mehr Glauben zu schenken als den medizinischen Fachleuten" (*Schmerz* 317). Und schon M.B. Eddy wusste vor mehr als hundert Jahren: „Die Presse sendet unwissentlich manches Leid und manche Krankheit unter die Menschen. […] Eine ausführlich beschriebene Krankheit kostet manch einen das Wohlergehen seiner Erdentage" (Eddy *Wissenschaft* 196f).

Was ist zu tun? Die Natur und Qualität unserer publizistischen Sitten und Gepflogenheiten ändern zu wollen, ist selbstverständlich aussichtslos. Das wäre ein Kampf einer David-Mücke gegen einen Goliath-Elefanten. Nur jeder für sich kann an seiner eigenen Einsicht und Sichtweise arbeiten. Ist der Leser in der Lage, die nichtmaterielle Gesundheitsanschauung ganz oder teilweise zu akzeptieren? Ist er bereit, Bewusstseinshygiene zu betreiben? Ist er willens, seinen Selbstheilungskräften stärker zu vertrauen? Bringt er es über sich, den Leseversuchungen durch marktschreierische und „seriöse" Regenbogenartikel zu widerstehen? Will er sich die Muße nehmen, statt über physiologische lieber über seinen mentalen, moralischen und sozialen Beziehungsstandort nachzudenken? Will er das Wagnis eingehen, den Hinweisen nachzugehen, die ihn zu unbewussten Problemnestern führen? Bringt er es fertig, bei lustvoll präsentierten Krankheitsgeschichten wegzuhören? Würde er es wagen, seinem Arzt bisweilen eher nicht zu glauben? Ist ihm klar, dass viele Zeitgenossen an seiner Krankheit verdienen wollen? Ist ihm der tiefere Sinn der Aussage bewusst, dass eine Erkältung behandelt eine Woche anhält, unbehandelt aber sieben Tage? Stimmt er schließlich der Maxime zu, dass die Natur nach einigen Millionen Jahren des Erprobens – wenn sie nicht laufend durch unsere Besserwisserei irritiert wird – sehr wohl weiß, was sie tut?

Arztverhalten

Vom Beruf des Arztes zu sprechen, kann leicht in eine falsche Richtung des Verständnisses weisen, weil er gleichrangig neben anderen Berufen zu stehen scheint. Man wird Ingenieur, KFZ-Mechaniker, Journalist oder eben – Arzt. Vorsicht: Was den Arzt angeht, so ist er im menschlichen Sozialgefüge mit nur wenigen anderen Berufen oder Berufungen zu vergleichen, nämlich mit einem Geistlichen, einem Anwalt, mit einer Kindergärtnerin oder sogar mit dem „Beruf" Eltern. In allen genannten Berufen ist er oder sie da, um in Fragen des menschlichen Lebens Hilfe zu gewähren. Probleme sollen gelöst werden, und die jeweils zuständige Person verfügt angenommenermaßen über die Kompetenz und somit über die Autorität zu wissen, was richtig ist. In dem Augenblick, wo jemand eine der genannten Personen Hilfe suchend aufsucht, wird ihr unausgesprochen Vertrauen entgegengebracht. Und dieses Vertrauen verpflichtet zu einem verantwortlichen Verhalten. Hilfe anzubieten, aber in erster Linie auf den eigenen Vorteil, auf erhöhtes Ansehen, auf gute Bezahlung zu achten, ist moralisch unwürdig.

Hinzu kommt ein weiterer Faktor, der bei Eltern, Kindergärtnern und Ärzten verstärkt zum Tragen kommt: Durch ihre Autorität, an die ihre „Klienten" glauben, und zwar je jünger umso stärker, haben sie die Macht, Einfluss auf das Denken ihrer Schutzbefohlenen zu nehmen. Das heißt in unserem Kontext nichts anderes, als dass sie einen Placebo- bzw. Nocebo-Mechanismus implantieren können, der bisweilen das ganze Leben anhält. „Zieh dich warm an, sonst erkältest du dich"; „Nimm, was immer du kriegen kannst"; „Im Leben wird dir nichts geschenkt"; „Kleider machen Leute"; „Cholesterin ist gefährlich". „Ein richtiger Junge weint nicht". Die Stärke des elterlichen Einflusses ist seit Freud bekannt, aber dass ein Arzt ebenfalls in unser Denken, d.h. in unser Bewusstsein eingreifen kann, ist zwar mehr als naheliegend, scheint aber nicht allgemein bewusst zu sein. Das Vorurteil sagt, der Arzt befasse sich „nur" mit dem Körper. Anders lässt sich nicht erklären, dass es Ärzte gibt, die dem Patienten kaum zuhören, ihn sogleich körperlich untersuchen, diagnostizieren und Rezepte ausgeben, offenbar weil sie ihren Einfluss auf das Bewusstsein des Patienten entweder nicht kennen oder unterschätzen. Natürlich wirken sie so ebenfalls auf das Bewusstsein ein und verstärken die Annahme, es komme einzig und allein auf körperliche Befunde an. Dabei vernachlässigen sie den Königsweg zur eigentlichen Ursache der Krankheit, die ja im Bewusstsein liegt: das Gespräch.

Das Gespräch

Ich glaube, wenn Ärzte wüssten, dass sie selbst als Heilmittel wirken oder eben nicht ('Droge Arzt', Michael Balint) und wenn sie wüssten, was ihr Kollege Bernard Lown erkannt hat: „Ich kenne nur wenige Heilmittel, die mächtiger sind als ein sorgsam gewähltes Wort" (Lown *Kunst* 106), dann würde nicht nur die Sprechstundenatmosphäre sehr häufig anders ausfallen sondern wahrscheinlich unser gesamtes Vergütungs- und Gesundheitswesen.

Würde man in der heutigen Situation einen Arzt wegen mangelnder Gesprächsoffenheit kritisieren, so würde er auf den Vergütungsmodus verweisen, der für das ärztliche Gespräch den geringsten Satz vorsieht, stattdessen die apparativen Methoden deutlich finanziell favorisiert. Würde man die Versicherungen mit der gleichen Kritik konfrontieren, dann würden sie auf die kostbare Zeit des Arztes verweisen, die nicht durch Gespräche, die ja naturgemäß sehr zeitraubend sind, noch weiter verknappt werden darf. Ei oder Henne? Das Problem liegt eine logische Ebene höher: Beide sind in Unkenntnis über die eigentlichen Prioritäten.

Es muss fairerweise gesagt werden, dass viele Mediziner diese Schwachstelle kennen und den augenblicklichen Zustand durchaus beklagen. Eine besondere Pointe liefert Hontschik: „Man muss Patienten ausreden lassen. Das spart Zeit, denn sonst drängt ihr eigentliches Anliegen immer wieder nach vorn" (zitiert nach Bartens *Köglü* 224). Das hat er sicherlich augenzwinkernd gemeint, um dem Einwand des Normalmediziners, es gäbe keine Zeit für Gespräche, den Wind aus den Segeln zu nehmen, denn gerade Hontschik weiß in völliger Seriosität, welche Bedeutung das Gespräch tatsächlich hat. Joachim Faulstich zeigt die missliche

Lage besonders klar. Er sagt, worauf es ankommt, auf „die Fähigkeit, einem Patienten mit Empathie und dem tiefen Wunsch zu helfen gegenüberzutreten" (Faulstich *Grenzen* 247). Dem stellt er dann den Alltag der modernen Arztpraxen gegenüber: winziges Finanzbudget, Schichtdienst, unverantwortliche Arbeitszeiten, Zeitdruck, fabrikmäßige Organisation, Unpersönlichkeit. Das sind alles organisatorische Einengungen, die aber über den eigentlichen blinden Fleck nicht hinwegtäuschen dürfen, denn aus dem Gespräch „erfahren die Ärzte mehr als durch alles andere" (Coleman *umbringen* 44). Dieses Argument entkräftet jedes organisatorische, persönliche, finanzielle oder diagnostische Gegenargument.

Man darf auch nicht unterschätzen, welche Wirkung solch äußere Dinge wie die dem Laien unverständliche Terminologie ausüben. Man spricht ja gern vom sogenannten Ärztelatein, von all den Ausdrücken griechischer und lateinischer Herkunft, die eindrucksvolle medizinische Erkenntnisse suggerieren, aber sehr häufig lediglich ein äußeres Symptom *beschreiben* (z.B. „Presbyakusis" für Schwerhörigkeit im Alter oder „Emesis gravidarum" für Erbrechen während der Schwangerschaft). Walter Bartens erörtert diese Problematik mit vielen Beispielen in seinem Buch *Körperglück* auf den Seiten 226 bis 228. Neben den Problemen durch blankes Unverständnis und die Verwechslungen wie *super-* vs *sub-*, *hyper-* vs *hypo*, *psycho-*vs *physio-* usw. ist für uns vor allem der Effekt auf den Patienten interessant: Der Arzt ist der unnahbare Fachmann, das untersuchte Objekt (der Körper des Patienten) wird zu einer akademischen Befremdlichkeit, der Patient sinkt auf den Status eines still ergebenen, alles hinnehmenden armen Schluckers herab. Sollte man als Patient einmal in die Verlegenheit kommen, einer Zusammenkunft von Medizinern „unter sich" beizuwohnen, dann traut man (ziemlich oft) seinen Ohren nicht, wie dort häufig und gern Patienten in Witzschubladen gesteckt werden, wie man sich über sie lustig macht, wie pikante Details (nicht namentlich) zum Besten gegeben werden.

Es heißt häufig, diese Entgleisungen seien als Ventil verständlich, weil sonst der enorme Druck nicht zu ertragen sei. Ich glaube das nicht. Es zeigt im Gegenteil etwas anderes an: Die echte mitmenschliche Verbundenheit und das aufrichtige Mitfühlen angesichts des Leids des anderen sind im beruflichen Broterwerbsalltag oder schon früher abhanden gekommen. Sprache ist ja nichts anderes als Ausdruck des Denkens. Es ist daher sinnwidrig, wenn man als Arzt beigebracht bekommen sollte, mit welchen Worten Trost oder Aufmunterung zu spenden sei, nein, die wirkliche Überzeugung im Denken zählt. Faulstich (vgl. *Grenzen* 155f) zeigt uns, was jeder Heiler fühlt, denkt und sagt, dass nämlich die innere Haltung des Arztes auf den Patienten und seinen Genesungsweg wirkt, eine Haltung, die nicht oberflächlich sein darf. Die Worte der Ermunterung müssen aus der Tiefe kommen, denn sollten sie lediglich mit den Lippen gebildet worden sein, haben sie keine Wirkung. Was sich überträgt, ist das Verheimlichte.

Denkweise

Werner Bartens berichtet eine bemerkenswerte Beobachtung, die in England durch eine großangelegte Untersuchung mit Hunderten von Arzt-Patienten-Kontakten erhärtet wurde (vgl. Bartens *Köglü* 218f). Er spricht von der „populären Erklärung" unter Ärzten, warum so viele Patienten mit psychosomatischen Beschwerden erst spät einen Arzt finden, der ihre Leiden erkennt: Die Patienten selbst seien es, die sich eine rein körperliche Abklärung wünschten, denn sie würden eine psychische Ursache nicht akzeptieren. Diese für Ärzte bequeme Theorie ist aber durch die englische Studie widerlegt worden. Danach fordern nicht zuerst die Patienten eine apparative Untersuchung oder ein Rezept für eine Arznei oder eine Operation, sondern: „Es sind die Ärzte, die eine solche rein symptomorientierte Diagnostik oder Therapie vorschlagen" (218). Im Gegenteil, wenn Patienten eine mögliche psychische Verursachung ins Gespräch brachten, gingen mehr als drei Viertel der Ärzte nicht auf diese Gesprächsangebote ein. Ich glaube, Erfahrungen dieser Art hat jeder Patient gemacht. Es ist das alte Bild: Die materielle Denkweise von der Körpermaschine klammert die Seele aus. Nochmals Peter Yoda: Trotz Wissens um den großen Einfluss der Psyche auf den Körper, wenn es um Krankheit geht, „glauben fast alle Ärzte dieser Welt, dass es NICHT die Psyche war, die zur Krankheit geführt hat" (Yoda *Insider* 62). Hier haben wir ein regelrechtes Kuriosum. Natürlich sind Ärzte liebende Ehemänner, fürsorgliche Väter und mitfühlende Freunde, so wie wir alle mehr oder weniger. Aber wenn der Beruf im Vordergrund steht, kann sich das Bild plötzlich ändern und aus Kummer und Freude werden zerebrale Prozesse, Schmerz ist ein neuralgisches Phänomen, Angst ist ein Begleitsymptom der angina pectoris, schamhaftes Erröten bildet sich durch Gefäßdilatation, Verliebtsein ist das Ergebnis optischer und olfaktorischer Reize und zeigt sich durch Erweiterung der Pupille. Wird dieses Denkschema zur beruflichen Gewohnheit, dann ist kein Platz für die Seele, und wir brauchen uns nicht mehr zu wundern, wenn alle Welt sich über fehlende Empathie beklagt, wenn das Wort des Patienten überhört wird, wenn weder Erfahrungswissen noch Intuition noch Einfühlung, sondern eine technische Apparatur die Diagnose auf den Computerausdruck projiziert.

Was spräche denn dagegen, wenn wir die Konsequenzen ernst nähmen, die sich aus den Lehren des Placeboeffekts ergeben? Wenn wir im medizinischen Denken eine vorsichtige Umkehrung versuchten und die Körperlichkeit nicht nur und immer als erste und einzige Priorität ansehen, sondern regelmäßig auch eine psychische Ursächlichkeit von Anfang an in Betracht zögen? Es geht ja in unserer jetzigen Situation nicht um ein Entweder-Oder, nur um Physiologie bzw. nur um Psychologie. In beiden Bereichen fehlen uns die letzten Erkenntnisse, und wenn wir im einen nicht weiterkommen, dann mag uns der andere weiterhelfen. Dethlefsen bringt es pointiert auf den Punkt: Bei einem Magendurchbruch lautet die Frage nicht, deuten oder operieren, sondern das eine wird durch das andere erst sinnvoll. Eine „Operation allein wird schnell sinnlos, wenn der Patient den Sinn nicht begriffen hat – die Deutung allein wird genauso schnell sinnlos, wenn der Patient bereits tot ist" (*Weg* 363). Und beruhigend ergänzt er, dass die überwiegende Menge der Symptome ja nicht dringlich gefährlich ist und daher eine psychologisch orientierte Sondierung getrost ins Auge gefasst werden kann.

Die ganze Wahrheit

Eines Tages steht jeder Arzt vor dem Problem, dass die Befunde eine äußerst schwere Erkrankung seines Patienten zeigen, die dauerndes Leid, eine schwere Behinderung, trauriges Siechtum oder Tod ankündigen. Wenn wir den Fall beiseite lassen, dass ein völlig gefühlloser Mediziner nur den medizinisch interessanten Fall sieht und all seine Vermutungen hinsichtlich der Zukunft des Patienten in faktischer Nüchternheit vorträgt, so muss sich der einfühlsam behandelnde Arzt die Frage stellen, was er wie und warum seinem Patienten sagt. Er steht dabei in einer uralten Tradition, die je nach Epoche, Philosophie und Temperament diese Frage unterschiedlich beantwortet.

Platon war der Ansicht, der Arzt dürfe ohne weiteres die Unwahrheit sagen, die Angelegenheit harmloser darstellen, wenn er damit seinem Patienten nutzt. Er war überzeugt, dass die Worte des Arztes für die Heilung eine wichtige Rolle spielen, und einen ethischen Vorwurf der Lüge ließ er für den Arzt nicht gelten. Sein „Gegner" war Hippokrates, der nicht an die heilenden Worte glaubte, sondern überzeugt war, nur die strikte Befolgung der vom Arzt angeordneten Therapiemaßnahmen führe zum Erfolg. Dafür sei der Patient zuvor von der Richtigkeit des medizinischen Vorgehens zu überzeugen (vgl. Brody *Placebo* 34f).

Die Kontroverse um die Verpflichtung zur Wahrheit ist nie wirklich gelöst oder entschieden worden. Gerade die akute Diskussion des Placeboeffekts hat diese Kontroverse in der modernen Medizin wieder entfacht, und je nach medizinischer Gesinnung wird der Einsatz von Placebos befürwortet oder gemieden. Seit während der letzten Jahrzehnte die medizinische Ethik sich dahin entwickelte, dass der Patient nicht mehr länger nur der folgsame „Befehlsempfänger" zu sein habe, sondern bei den ärztlichen Entscheidungen mitzubestimmen habe, wurde eine medizinische Aufklärung nötig, weil ansonsten eine Beteiligung an den Entscheidungen sinnwidrig wäre. Dies ist auch der Hintergrund für die ausführlichen Beipackzettel, die gesetzlich vorgeschriebenen Aufklärungsgespräche, die – so die Annahme – die Verantwortung für die therapeutischen Maßnahmen juristisch eindeutig regelt. Diese Gesetzeslage hat den großen Nachteil, dass Placebobehandlungen ihrer innersten Natur nach eigentlich nicht mehr möglich sind, da sie ja nur so lange funktionieren, wie der Patient der festen Überzeugung ist, er erhalte eine reguläre „echte" Arznei.

Für den verantwortungsvollen Arzt, der eine düstere Prognose mitzuteilen hat, entsteht nunmehr eine schwierige Lage: Ist ihm die Tragweite des Placeboeffekts bekannt, so könnte er durch eine hoffnungmachende „unehrliche" Diagnose eventuell über den Placebomechanismus eine Heilung oder Besserung des Patienten in Gang setzen. Bliebe die Besserung aus und die Lage des Patienten verschlechtert sich, so riskiert er eine strafrechtliche Verfolgung, denn er hat den Patienten nicht am wahren Vorgehen „beteiligt". Teilt er hingegen die düstere Prognose seinem Patienten ungeschminkt mit, so riskiert er auch bei einem tragischen Ausgang seiner Therapie keine Verfolgung, aber er riskiert auch, dass eine eventuelle nicht vorhergesehene günstige Entwicklung vielleicht nicht eintritt durch den Noceboeffekt, oder – schlimmer noch –, falls seine Diagnose falsch gewesen sein sollte, so könnte er eine normalerweise sicher eintretende Besserung durch den ungewollten Noceboeffekt verhindert haben.

Bei unserer Gesetzeslage werden die meisten Ärzte den für sie sicheren Weg gehen und wahrheitsgemäß aufklären, zumal Patienten inzwischen dazu neigen, „die ganze Wahrheit" wissen zu wollen. Doch – und hier müssen wir wirklich genau sein – erfahren sie denn die *ganze* Wahrheit? Nehmen wir als Beispiel die Diagnose einer Krankheit, die als unheilbar ausgegeben wird. „Unheilbar" heißt ja, dass die grundsätzliche Möglichkeit einer Heilung ausgeschlossen wird. Es braucht jedoch nur einen einzigen Fall einer Heilung dieser Krankheit zu geben, und das Attribut „unheilbar" ist falsch und darf nicht mehr verwendet werden. Es müsste dann richtiger heißen „schwer heilbar" oder „mit unseren Mitteln nicht heilbar". Man mache sich bewusst, dass diese sprachliche Korrektur in der Schulmedizin nicht vorgenommen wird, obwohl die Literatur voll ist von Fällen „unheilbarer" Krankheiten, die doch, wenn auch nicht auf medizinischem Wege, geheilt wurden. Clemens Kuby hatte größte Probleme, seine Glaubwürdigkeit zu beweisen, wenn er versicherte, querschnittsgelähmt gewesen zu sein. Erst die Einsicht in die entsprechenden Röntgenbilder überzeugte auch jene Ärzte, die mit seinem Fall nicht von Anfang an vertraut waren. Ich selbst erlebte den Fall in der onkologischen Abteilung der Kinderklinik München, dass mir Ärzte und Schwestern von einem kurz zuvor entlassenen Jungen erzählten, dessen Körper durchsetzt war mit Metastasen und dessen Lebenserwartung nur noch Tage betrug. Bei der letzten Visite war der Körper ohne jede Ankündigung absolut frei von Tumoren und Metastasen. Die Ärzte trauten ihren Augen nicht.

In solchen Fällen spricht man von Spontanheilungen oder spontanen Remissionen mit dem Zusatz „unerklärlich". Im Allgemeinen werden solche Vorkommnisse als Ausnahmeerscheinungen abgetan und nicht weiter verfolgt. Ich halte das für einen Skandal! Anstatt solche Phänomene mit allerhöchstem Interesse zu untersuchen, um irgendwelche Gründe – vielleicht ja auch „jenseits" des Körpers – ausfindig zu machen, werden sie als Ausnahmen nicht ernst genommen. In einer Wissenschaft mit dem Anspruch, in direkter Nachbarschaft von Naturwissenschaften zu liegen, ist eine solche Haltung unerhört. Es ist, als ob man bei der universal wirkenden Schwerkraft die Aufwärtsbewegung eines Luftballons als Ausnahme bezeichnen und nicht weiter studieren würde. Gottlob gibt es Außenseiter unter den Medizinern, die der psychischen Komponente doch Gewicht geben. Zu ihnen gehören – neben den hier zitierten – Ronald Grossarth-Maticek, das Ehepaar Carl und Stephanie Simonton (USA) und Herbert Kappauf. Dennoch erhärtet sich der Verdacht, dass Spontanheilungen nicht nur unerklärlich, also im Grunde Wunder sind, sondern auch absolut ungeliebt sind im medizinischen Tagesgeschäft. Zum Beispiel enthält das Klinische Wörterbuch, der *Pschyrembel*, 260. Auflage, weder das Stichwort „Spontanheilung" noch „Spontanremission", und unter dem Eintrag „Remission" liest man u. a. „Rückbildung eines Tumors unter Therapie". Zwei Zeilen später unter „komplette Remission" heißt es: „ein Zustand nach Ther., der eine Krankheitsfeststellung mit den übl. Mitteln nicht mehr ermöglicht, der Pat. fühlt sich vollkommen gesund (scheinbare Heilung)". Offensichtlich dürfen „wurzelechte" Spontanheilungen nicht existieren und daher nicht zum Fach Medizin gezählt werden, man hält sie eher für Wunder, die aber in eine andere Berufssparte gehören. Augustinus hat schon einen bemerkenswert weisen Satz gesagt: „Wunder geschehen nicht im Widerspruch zur Natur, sondern im Widerspruch zu dem, was wir von der Natur wissen" (zitiert nach Faulstich *Grenzen* 74).

Was also ist „die ganze Wahrheit"? Auf keinen Fall ist sie die Begrenzung auf Unheilbarkeit, sondern sie umschließt prinzipiell die Möglichkeit des „Wunders", des scheinbar Unmöglichen. Unheilbarkeit ist allenfalls die schulmedizinische Interpretation gewisser Symptome, für die das System keine aussichtsreichen Heilmethoden bereithält. Kategorisch zu sagen, eine Krankheit sei unheilbar, muss als gravierender Kunstfehler angesehen werden. Das ist aber noch nicht alles. Wenn Ärzte Unheilbarkeit deklarieren und ihr Gesprächspartner ist ein betroffener Patient, der sich ohnehin schon vor Angst verzehrt, dann führt eine solche Aussage mit Hilfe des Nocebomechanismus mit hoher, aber unbekannter Wahrscheinlichkeit genau zu der Katastrophe, die der Arzt ankündigt und die der Patient befürchtet. Wer weiß, wie viele Krankheiten nur deshalb tödlich endeten, weil eben diese Prognose gestellt worden war? Und zu allem unglückseligen Überdruss gibt dann der Ausgang des Dramas der Vorhersage auch noch anscheinend recht. Man erinnere sich an all die Gefangenen, denen Wasser mit Cholerabakterien zu trinken gegeben wurde (vgl. S. 46), ohne dass sie in Kenntnis gesetzt wurden; den anderen Gefangenen wurde sauberes Wasser gegeben, aber mit der Information, es sei choleraverseucht gewesen. Nur Gefangene der letzten Gruppe starben.

Man kann diesen Punkt nicht deutlich genug betonen: Wir sollten den Mut und die Kraft aufbringen, in unserem Bewusstsein die Tatsache permanent wach zu halten, dass es keinen Arzt gibt, der von sich behaupten darf, er sei im Besitz einer bedrohlichen Wahrheit, die von körperlichen Befunden abgeleitet ist und die er glaubt seinen Patienten sagen oder vorenthalten zu müssen. Alle Aussagen bezüglich der Schwere einer Krankheit, bezüglich ihres Verlaufs, ihrer Gefährlichkeit und Unheilbarkeit können genauso gut unzutreffend sein, und wir sollten souverän genug sein, eine solche ärztliche Autorität nicht anzuerkennen. Coleman sagte doch, man solle Ärzten misstrauen, die nicht bereit sind, „selbst das scheinbar Unmögliche in Betracht zu ziehen" (*Bodypower* 102).

Und ein letzter Punkt: Es wäre ein vergebliches Bemühen, wenn Ärzte sich nunmehr vornehmen würden, Heilbarkeit zu äußern, aber an Unheilbarkeit zu glauben. Was sich in das Unbewusste überträgt und dann im Organismus wirkt, sind immer nur – wir sagten es schon – die echten, in diesem Fall die verheimlichten Glaubenssätze.

Patientenverhalten
Die Diagnose

Wenn jetzt der Problembereich Diagnose fortgeführt wird, dann haben wir einen großen Schritt bereits gemacht und wissen, dass die „ganze Wahrheit" mehr ist als die medizinische Wahrheit, die ein trauriges Ende unter der Überschrift „unheilbar" prophezeit. Sehen wir bei unseren Betrachtungen davon ab, dass medizinische Diagnosen häufig genug die Symptome auch nach dem Lehrbuch falsch beurteilen und eine Schwere oder eine Harmlosigkeit konstatieren, die im Rahmen der üblichen Erfahrung gar nicht zutrifft. Diese Problematik ist rein innermedizinisch und kann nur dort behoben werden. Sehen wir des weiteren davon ab, dass schulmedizinische Diagnosen die Symptome zwar korrekt katalogisieren können, aber in ihren Erklärungen zur Herkunft auf halbem Wege stehen bleiben, indem sie den nichtmateriellen, also den mentalen oder psychischen Kern nicht sehen wollen und daher nicht einbeziehen können. Diese Problematik berührt das Konzept der Medizin als Ganzes und ist daher eher ein weltanschauliches als ein medizinisches Problem. Es wurde in Teil B dieses Buches eingehend besprochen. Sehen wir zuletzt auch von all den Diagnosen ab – ob richtig oder falsch –, die wegen ihrer Ungefährlichkeit weder das Leben noch die Lebensqualität nennenswert beeinträchtigen. Ein Schnupfen, eine Prellung oder ein gelegentlicher Durchfall beunruhigen nicht und sollen auch hier nicht zum Problem erhoben werden.

Nein, wir befassen uns hier mit den Diagnosen, die für den Patienten schwerwiegend sind, die ihn verunsichern, die ihm alle Lebensfreude nehmen, die ihn ins Unglück stürzen und ihn mit dem Tod konfrontieren. Oben bezog sich die umgangssprachliche „ganze Wahrheit" auf die einengende Sicht des Arztes, der darunter schicksalhafte Unheilbarkeit oder schweres Leid für den Patienten verstand, eine Sicht, die wir kritisierten und korrigierten. Aber unser Anliegen wird erst vollständig, wenn wir auch die Situation des Patienten darlegen, wenn wir deutlich zeigen, wie jene Diagnose mit der angeblichen „ganzen Wahrheit" auf ihn wirkt und was sie bei ihm anrichtet, denn er benötigt ebenso viel Beistand wie der Arzt Korrektur benötigt.

Von den zahlreichen Autoren, die über die Diagnosewirkung geschrieben haben, hören wir wieder Peter Yoda, der immer sehr direkt und unverblümt ist: „Glauben Sie wirklich, dass ein Mensch, der HIV-positiv diagnostiziert wird, genauso weiterleben kann wie vorher?" (*Insider* 63). Er stellt diese Frage, nachdem er zu bedenken gab, warum wohl in Afrika so viele Menschen an Aids sterben. Etwas später beim Thema Krebs wird er präziser: „… überlegen Sie doch einmal, was ein Arzt seinem Patienten antut, wenn er ihm sagt, dass er Krebs hat. Das Wort Krebs löst bei jedem Menschen AUTOMATISCH folgende Worte aus: Tod, Schmerz und Warum? Seine ganzen Gedanken, und damit der größte Teil seiner Lebensenergie, beschäftigen sich ab sofort nur noch mit dem Thema Krebs" (65). Yoda, selbst promovierter und habilitierter Arzt, appelliert an seine Kollegen mit der rhetorischen Frage: „Oder haben Sie etwa noch nie gesehen, wie schnell Menschen sterben, wenn man ihnen gesagt hat, dass sie bald sterben werden?" (66). Yoda erkennt, dass er selbst jahrelang irrigerweise den Tod in solchen Fällen auf den Krebs, den Herzinfarkt, die MS usw. geschoben hat, „weil diese Denkweise viel einfacher für mich war" (66). Einige Seiten später weigert er sich im Zusammenhang mit dem Für und Wider der Krebsfrüherkennung, die Statistiken über erhöhte oder erniedrigte Sterberaten überhaupt ernsthaft zur Kenntnis zu nehmen, „so lange das Wichtigste gar nicht erst diskutiert wird, nämlich der Diagnose-Schock. Jede Diagnose löst einen Schritt in die falsche Richtung aus. Egal ob Ihnen Ihr Internist sagt, dass Ihr Blutdruck zu hoch ist oder Ihr Onkologe, dass ‚es' Krebs ist. Zuerst einmal sind Sie in Ihrem EIGENEN Tun blockiert und geben Verantwortung ab" (69f).

Wir können den Mechanismus dieses Diagnose-Schocks leicht transparent machen. Er beruht natürlich auf dem immer wieder erwähnten Phänomen der Angst. Es ist nämlich durchweg Teil jeder Diagnose, dem Patienten vor Augen zu führen, welche feindselige Eigenschaft unseres Gegners uns in Bedrängnis bringt.

Bei Krebs sind es die sich unkontrolliert vermehrenden Zellen, die uns verderben; bei einer Querschnittslähmung haben die durchtrennten Nerven nicht mehr die Möglichkeit zusammenzuwachsen, so dass sie unser Leben an den Rollstuhl binden; bei AIDS haben die verursachenden Retroviren die Eigenschaft, sich der Identifizierung durch die Immunabwehr zu entziehen, so dass sie uns dauerhaft schaden.

Solche Informationen sind Gift für unser Bewusstsein. Sie versetzen uns in die Lage von zwei Parteien, wobei die eine sich wie eine Maus in den Fängen der anderen, einer Katze, sieht. Die Katze in diesem Bild, d.i. die Krankheit, handelt absolut losgelöst von den Wünschen der Maus ausschließlich nach ihren eigenen Launen und Impulsen. Die Maus, der Patient, das Opfer, ist somit völlig ausgeliefert, absolut hilflos und ohne Hoffnung auf Rettung: die klassische Angstsituation.

Was allerdings regelmäßig bei diesen Informationen unterschlagen wird, ist die simple Tatsache, dass es genügend Fälle gibt, die beweisen, dass unser Organismus sehr wohl mit solchen Feinden fertig werden kann. Noch ist nicht im einzelnen bekannt, welche Bedingungen erfüllt sein müssen, dass der Organismus sich erfolgreich zur Wehr setzt, aber die allererste Bedingung ist sicherlich die, dass wir jenes angstbesetzte medizinische Denken überwinden, das uns an eine ausweglose, unheilbare Situation glauben lässt. Es dürfte das größte Hemmnis sein, das die Entfaltung unserer Selbstheilungskräfte oder die Hinwendung zum Blick in die eigene unbewusste Psyche verhindert. Schon vor einem Jahrhundert bezeichnete M.B. Eddy die Furcht als die eigentliche Ursache jeder Krankheit, und sie folgerte: „Wenn es dir gelingt, die Furcht ganz und gar zu beseitigen, ist dein Patient geheilt" (*Wissenschaft* 411f). Leider ist es in unserem kulturellen Kontext überaus schwierig, seine Furcht vor Krankheit zu umgehen; die medizinische, familiäre und soziale Umgebung drängt uns laufend Ängste und Befürchtungen auf, die Medien übertreffen sich gegenseitig in hochbrisanten Krankheitspräsentationen, medizinische Ratgeber verweisen auf tragische Krankheitsverläufe, weil der Patient mit fahrlässiger Sorglosigkeit die Symptome nicht ernst genommen hat, die Forschung entdeckt im Wochentakt neue Gefahrenquellen. Erst kürzlich drückte mir ein besorgter Verwandter eine Zeitungsnotiz in die Hand, in der die Ergebnisse zweier US-Forscher vorgetragen wurden: Sie hatten Holz- und Blechblasinstrumente untersucht und festgestellt, dass sich darin über 400 Sorten von Bakterien, Pilzen und Sporen tummeln. Höchste Vorsicht und regelmäßige Reinigung – nicht nur der Mundstücke! – seien geboten. Ich spiele seit Jahren Klarinette! Was nun?

Die Berichte müssen nicht erlogen sein, aber hat man je Reportagen in der populären Presse gelesen, in denen massenhaft Sterbefälle aufgeführt werden, die durch angstmachende Prognosen verursacht wurden? Hat man je die unendlich häufigen Fälle erfasst, in denen Patienten, von der Unheilbarkeit ihrer Krankheit durchdrungen, resignierten und den vorausgesagten Tod über sich ergehen ließen? Wie in aller Welt soll unser Bewusstsein unsere Immunstärke und unser Heilungspotenzial in Gang setzen können, wenn es dazu gebracht worden ist, keine Hoffnung mehr zu haben? Joachim Faulstich äußert den gleichen Gedanken: „Wenn der Arzt dem Patienten jede Hoffnung verbietet, verschließt er ihm, ohne es zu wollen, die Quelle, die den Strom des Lebens speist" (Faulstich *Grenzen* 71).

Greifen wir nochmals Yoda auf, der als direkte Auswirkung des Diagnose-Schocks festhielt, der Patient sei in seinem eigenen Tun blockiert und gebe unverzüglich die Verantwortung ab. Diese Feststellung interessiert uns, weil nämlich Faulstich die sehr richtige Überlegung anstellt: „Wenn es gelänge, im Vergleich unterschiedlicher Heilungsgeschichten bestimmte biologische oder psychologische Gemeinsamkeiten zu finden, die allen gemeinsam sind, wäre das ein Quantensprung in der Medizin" (*Grenzen* 75).

Er resümiert daraufhin einige „unerklärliche" Spontanheilungen von Krebs und versucht, gemeinsame Elemente zu erkennen, wobei wir an Yoda denken müssen: „Die wichtigste Gemeinsamkeit scheint die Wiedergewinnung der Handlungsfähigkeit oder der Selbstverantwortung zu sein" (Faulstich *Grenzen* 81), nachdem zuvor alle Verantwortung in die Hände der Ärzte abgegeben worden war. Erst am allerletzten Ende der kummervollen Reise „im Augenblick der vollständigen Niederlage, scheint sich bei einigen wenigen Menschen in der Seele etwas grundsätzlich zu verändern". Es sind Veränderungen, „die alle damit zu tun haben, dass der Patient wieder die Verantwortung übernimmt" (82). In leicht erweiterter Form teilt auch Ruediger Dahlke die gleiche Beobachtung mit: „Jene Patienten, die das Blatt noch einmal gewendet haben, berichten, wie radikal sich ihr Leben durch die Krankheit geändert hat. An Stelle von Fremdbestimmung ist Selbstbestimmung getreten, an Stelle von subalterner Unterwürfigkeit der offene Aufstand" (Dahlke *Sprache* 111).

Fassen wir zum Schluss die zwei vermutlich wichtigsten Bedingungen zusammen, die eine Diagnose für den Patienten weniger betrüblich gestalten könnten. Medizinische Diagnosen von Unheilbarkeit oder einem Leben im unabwendbaren Elend sind nie zwingend wahr, und niemand ist berechtigt, eine solche Vorhersage auszusprechen. Dann nämlich reduziert sich die Wahrscheinlichkeit, einen Patienten in tiefste Hoffnungslosigkeit zu stürzen. Des weiteren: Wenn Hoffnung erhalten bleibt, wird die Versuchung kleiner, sich komplett in die Hände anderer zu begeben, seine Eigenverantwortung aufzugeben. Dieser Impuls, Verantwortung für sich zu übernehmen, tut unserem Bewusstsein gut und mobilisiert unter Umständen Kräfte, die in keinem Lehrbuch stehen.

Abwege

Bei der in diesem Buch vertretenen These vom ursächlichen Primat des Mentalen und Psychischen bei den Krankheiten des

Körpers kann man im Fall einer Erkrankung viel falsch machen. Die allgemeine Formel dafür ist das Vertauschen von Ursache und Wirkung, spezieller: die Ursache von Krankheit in materiellen Vorgängen zu suchen und demzufolge zu glauben, die Therapie müsse aus materiellen Maßnahmen bestehen. Über den Placeboeffekt, eine interpretierende Aktivität des Bewusstseins, kann eine materielle Maßnahme jedoch wiederum den Anschein einer Heilung erwecken. Im später folgenden Teil D wird die Frage der Heilung, ob „dem Anschein nach" oder „echt", Gegenstand unserer Betrachtungen sein; hier hingegen im letzten Kapitel von Teil C sollen gewisse Verhaltensweisen der Patienten, besonders nach der Botschaft der Diagnose, skeptisch erörtert werden. Dabei soll die Auswahl der sowohl hilfreichen als auch weniger hilfreichen Beispiele unser generelles Anliegen, den Menschen als geistiges Wesen zu sehen, festigen helfen.

Werner Bartens verwendet in seinem Buch *Die Krankmacher* den Terminus „Befindlichkeitsindustrie" und meint damit die überall zu beobachtenden Bestrebungen, neue Krankheiten und Therapien dadurch zu erfinden, dass bislang als normal angesehene Phänomene „pathologisiert" und mit einem neuen Namen versehen werden. Früher war das einmal die (meist weibliche) Hysterie, heute ist es der zu hohe Cholesterinspiegel (vgl. S. 169f). Diese Beispiele mögen genügen, denn uns interessieren mehr die Folgen solcher Umtriebe. Wie Bartens weiter anführt, werden Weiterbildungsseminare und Kongresse zu den neuen Krankheiten organisiert, Forschungen in die Wege geleitet, Laborwerte zu Glücks- bzw. Unglücksträgern hochstilisiert, Arzneien entwickelt und gewinnbringend in Umlauf gebracht (vgl. Bartens *Krankmacher* 13). Bald ist die neue Krankheit ein Modeartikel geworden, und für seine Schwere und Gewichtigkeit wird sich mit Nachdruck Gehör verschafft. Das war schon vor 100 Jahren so: „Ein neuer Name für ein Leiden wirkt auf die Menschen wie ein Pariser Name für ein neues Gewand. Jeder beeilt sich, in dessen Besitz zu gelangen" (Eddy *Wissenschaft* 197). Und natürlich kommt es so, wie es kommen muss: Je mehr das Bewusstsein damit angefüllt wird, desto weiter verbreitet sich das Leiden. Die Betroffenen kämpfen um die Anerkennung ihres Leidens bei Behörden und Versicherungen, wehren sich gegen Unterstellungen, sie bildeten sich ihre Krankheit nur ein, beantragen Behindertenausweise und Frühverrentung oder gründen Selbsthilfegruppen.

Obwohl Selbsthilfegruppen eine durchaus sinnvolle Stütze bilden können, bergen sie aber die Gefahr, dass sie das Bewusstsein laufend in seinem pathologischen Zustand fixieren und letztlich einen Glauben an Unheilbarkeit züchten. Es ist das Dilemma jeder chronischen Krankheit: Die schmerzhaften Symptome liegen natürlich wirklich vor – und es wäre ungerecht, gezieltes Simulantentum zu vermuten –, widersetzen sich aber durch ihre Fixierung im Bewusstsein jeglicher wirksamen Therapie, einer Therapie natürlich, die am schmerzenden Symptom einzugreifen sucht. Diesen Mechanismus erkennt auch Klaus-Dieter Platsch und beschreibt ihn sehr zutreffend in *Das Heilende Feld*, p.56. Werner Bartens führt ebenfalls solche Gruppen vor und gibt ein anschauliches, wegen seines militanten Charakters aber etwas ironisch amüsantes Beispiel einer Fibromyalgie-Selbsthilfegruppe in *Krankmacher*, p.331-338. Die Selbsthilfegruppen können durchaus den gleichen Effekt haben wie das intensive medizinische Studium der eigenen Krankheit: Das Wissen wird erweitert, man kennt alle Arzneien, alle Therapien, „berät" den Arzt und belehrt die Umwelt, aber die Krankheit weicht nicht. Was solchem Wissen fehlt, ist die Einsicht, dass genau diese Dauerbeschäftigung das Bewusstsein einseitig füllt und davon abhält zu lindern und zu heilen.

Im Englischen gibt es das Wort *malpractice*, das wörtlich bedeutet: schlechte Praxis. Es bezieht sich auf berufliches Fehlverhalten und entspricht unserem deutschen *Kunstfehler*. Man könnte dieses Wort „eindeutschen" und „Malpraxis" und das Verb

„malpraktizieren" bilden (so geschehen in der Übersetzung von M.B. Eddys Werk). So könnten wir sagen, man malpraktiziere sich selbst, wenn man fast nur noch an seine Krankheit denkt und sein ganzes Leben um die Krankheit herum organisiert. Ein wichtiges Element für die Gesundheit wäre daher, diese Selbstmalpraxis, dieses Anhäufen und Festhalten von Nocebos, möglichst zu vermeiden. Natürlich ist dies leichter gesagt als getan. Ein erster Schritt wäre – wie schon gesagt – die Überwindung des schulmedizinischen Begriffs von Krankheit, der uns die Krankheit gegenüberstellt als ein Phänomen, das nach Gesetzen arbeitet, auf die wir als Patient keinen Einfluss haben.

Man könnte aber auch meinen, das Problem der Selbstmalpraxis dadurch zu lösen, dass wir unser Bewusstsein einfach umstellen. Das Wort „einfach" ist wichtig, weil es eine solche Therapierichtung tatsächlich gibt, die von großen Erfolgen spricht, welche wiederum von anderen vehement bezweifelt werden. Es ist das *Positive Denken*, das aus Amerika kommend fast die ganze Welt in Bann gezogen hat. Ich möchte hier nicht im Detail kritisieren, weil ich ein anfängliches Interesse doch bald eingestellt habe. Mir fiel nur auf, dass das therapeutische Anliegen dieser Richtung sehr stark auf finanziellen Erfolg abzielt und den Eindruck erwecken möchte, man brauche nur alles positiv zu sehen, dann stelle sich Erfolg, Reichtum und auch Gesundheit wie von selbst ein. Es mag Fälle geben, wo genau das passiert ist, so recht glauben kann ich es nicht. Immer wieder treffe ich auf Menschen, die bei irgendwelchen Problemen sagen: „Das wollen wir mal positiv sehen!" oder „Du musst das positiv sehen!". Im Rahmen unserer Sichtweise kann das nicht funktionieren. Wie soll man auch eine positive Sichtweise *befehlen* können? Das Positive Denken geht offenbar – wie wir – vom Bewusstsein aus und sieht dort die zentrale Leitstelle, aber es unterstellt, man könne über den bewussten Willen die Strukturen des Unbewussten und der Welt ändern. Dabei verhält es sich doch umgekehrt: Solange wir willensmäßig gesund werden *wollen*, kämpfen wir gegen die Krankheit; wir warten fieberhaft auf die Genesung; unsere Gedanken drehen sich um nichts anderes als die Krankheit; wir haben das Krankheitsbild im Kopf und zwingen uns, positiv die Gesundheit zu sehen. Unbedingt einschlafen wollen, hält wach. Unbedingt die Selbstmalpraxis wegschieben wollen, zieht sie herbei. Wie oben im Teil B, Theorie, dargelegt (S. 117), gehört der Wille zum Oberbewusstsein und ist lediglich der Ausfluss eines tiefliegenden Programms, das wir natürlich nicht wiederum über den Willen erreichen können.

Zum Schluss ein paar Anmerkungen zu einem Diagnose- und Therapieansatz, der eine gewisse Popularität erreicht hat. Er stammt von Thorwald Dethlefsen und Rüdiger Dahlke. Spätere Autoren haben das Konzept etwas simplifiziert. Es geht darum, dass die Symptome uns etwas *sagen* wollen. Natürlich enthalten sie implizit eine Bedeutung, aber die Frage ist, ob es faktisch zutrifft, wenn die Bedeutung der Symptome in einem Katalog präsentiert werden und über Redewendungen erschlossen werden sollen oder können: Wir „zerbrechen uns den Kopf" oder etwas „macht uns Kopfzerbrechen", also haben wir Kopfschmerzen wegen der Probleme, die uns durch den Kopf gehen; wir „machen uns vor Angst in die Hose", also haben wir Durchfall wegen der Probleme, denen wir uns nicht gewachsen fühlen; uns „verschlägt etwas den Atem", „schnürt uns die Kehle zu", also drückt Asthma Angst vor etwas aus; wir „haben an manchen Brocken schwer zu kauen" oder wir „müssen sie einfach schlucken", also verraten Schluckbeschwerden unbewältigte Konflikte; wir haben Rückenschmerzen, weil wir „eine schwere Last mit uns herumtragen" (vgl. Kurt Tepperwein *Was dir deine Krankheit sagen will*, alphabetisches Symptomverzeichnis).

Es soll hier nicht behauptet werden, dass solche Zusammenhänge immer falsch sind, die Lektüre ist im Gegenteil interessant und kurzweilig, aber man muss fragen, ob sie immer richtig sind. Es ist vergleichbar mit den Träumen: Nach Freuds *Traumdeutung* erschienen Zuordnungskataloge, in denen die Bedeutung bestimmter Trauminhalte abgedruckt wurden; heute ist das überholt. Der Patient muss auf anderem Wege Anhaltspunkte für die Bedeutung des Traums liefern, und dann mag sich herausstellen, ob der Katalog mit dem individuellen Fall übereinstimmt. Ein Symptom sozusagen im psychologischen Lexikon nachzuschlagen um herauszufinden, wofür es seelisch steht, ist in dem Augenblick fatal, wenn der Betroffene daraufhin an sich in der angegebenen Richtung arbeitet, die Bedeutung aber falsch gewesen ist. Wenn seine Arbeit kein Ergebnis bringt, ist das noch der günstigere Fall. Wenn er hingegen etwas gefunden zu haben glaubt, handelt er sich unter Umständen nur eine neue Krankheit ein.

Eine Diagnose zu erstellen anhand von Nachschlagewerken, Listen und Tabellen ist sehr schulmedizinisch, denn die materiellen Erscheinungsbilder, also die Symptome, weisen häufig klar umschriebene Eigenschaften auf. Aber was die eigentliche Krankheit, also das unbewusste Seelenproblem, das versteckte Nocebo, ist und vor allem, was im individuellen Fall zu geschehen hat, kann keinem „Duden" und keinem Pschyrembel entnommen werden.

Teil D Metaphysik
Einleitung

Liest man in irgendeinem Lexikon die Erklärungen zum Stichwort „Metaphysik" nach, so schwirrt einem schnell der Kopf vor all den gewichtigen Begriffen wie „Urgrund des Seins", „erste Gründe", „Gibt es Gott?", „freier Wille", „unsterbliche Seele" usw. Im Brockhaus stößt man sodann auf „das Übersinnliche", womit die Metaphysik ins Esoterische entschwindet. Dabei kann man sich dem Begriff recht leicht und unkompliziert nähern.

Die Legende sagt, im „Bücherregal" der Bibliothek des Aristoteles hätten die Werke über philosophische Fragen hinter oder nach (=meta) den Werken über die Physik gestanden. Daher der Begriff „Meta-Physik". Aber sehr bald habe „Metaphysik" die Bedeutung erlangt, über Dinge nachzudenken und zu schreiben, die wir mit unseren Sinnesorganen nicht greifen können. Für unsere Zwecke bleiben wir einmal bei dieser letzten Begriffserklärung und vergessen die späteren komplexen und subtilen Erweiterungen und Verfeinerungen.

Geht man direkt und naiv an eine „Welterklärung", so lässt sich problemlos festhalten, dass wir all das *physisch*, also materiell oder dinglich, nennen, was wir mit den Sinnesorganen erfassen können, was wir sehen, hören, riechen, tasten und schmecken können. Dazu gehört auch alles, was wir irgendwie messen oder wiegen können, sei es mit oder ohne Apparaturen, die ja lediglich unsere Sinnesorgane „verlängern". Diese Art der Weltbeschreibung wird aber sehr bald unzulänglich, wenn wir zum Beispiel ein Kind sehen, das gewisse Laute ausstößt, den Mund in bestimmter Weise verzieht und Flüssigkeit aus den Augen fließen lässt. Diesen Sinneseindruck bezeichnen wir als „weinen", wobei wir aber nicht lediglich die beobachteten materiellen Details zusammenfassen, sondern auch etwas nicht Sichtbares, Hörbares, Riechbares, usw. mitbezeichnen. Wir sind sicher, das Kind hat eine „Empfindung", ein „Gefühl" – alles bereits nichtmaterielle Begriffe – von Trauer oder Kummer. Das wissen wir deshalb, weil wir die gleichen Gefühle plus ihre körperlichen Manifestationen an uns selbst kennen und „empfinden". Auch wenn wir uns darüber keine Rechenschaft ablegen, aber diese eben beschriebene Wahrnehmung ist bereits Metaphysik. Trauer oder Kummer oder Freude oder Schmerz lassen sich in der Außenwelt nicht sehen oder messen. Was wir sehen oder messen, sind immer nur physikalische Phänomene, die auch in anderen Zusammenhängen auftreten können und die wir dann „metaphysisch" interpretieren. Nennen wir diese Metaphysik im Rahmen unserer Betrachtungen „A-Metaphysik", weil sie die erste Stufe nichtmaterieller Wahrnehmung darstellt. Diese A-Metaphysik ist uns dermaßen natürlich und selbstverständlich, dass wir üblicherweise keinen besonderen philosophischen Denkakt darin sehen. Die Vielfalt dieser metaphysischen Welt ist vermutlich nicht geringer als die der physischen Welt. Daher haben wir sie sprachlich geordnet und Begriffe gebildet, die alle Details und Facetten wiedergeben. Wir benutzen problemlos „metaphysische" Wörter wie „Liebe", „Gefühl", „Geist", „Seele", „Empfindung", „Psyche", „Wehmut", „Lust" usw. usw. Es haben sich auch wissenschaftliche Abteilungen gebildet, die die Begriffe dieser A-Metaphysik in Kategorien aufteilen, ordnen und dokumentieren. Die prominenteste ist wohl die Psychologie, praktisch ein Synonym für die A-Metaphysik.

Im Alltag, in unserer Kommunikation, in unserem sozialen, familiären und politischen Leben machen wir ganz selbstverständlich laufend Gebrauch von dieser A-Metaphysik. In den Wissenschaften dagegen trennen wir penibel. In der Physik, der Chemie, der Astronomie, der Technik gibt es diese Metaphysik nicht. Wir sind ganz sicher, dass ein Eiswürfel keinen Schmerz empfindet, wenn wir ihn zerbrechen, dass ein Automobil nicht trauert, wenn ein Reifen platzt, dass eine Säure nicht wütend wird, wenn sie auf eine Lauge trifft. Bei Tieren halten wir unsere

Metaphysik je nach Gattung für mehr oder weniger wahrscheinlich; bei Pflanzen gehen die Meinungen auseinander. Aber wie auch immer, wir sind in unserem Urteil ziemlich sicher, wo wir die A-Metaphysik anwenden dürfen und wo nicht.

Und dann gibt es die Medizin. Bis in die vormoderne Zeit hinein, war sie ein Gemisch aus Physik und Metaphysik. Dann setzte die Bestrebung ein, die Metaphysik, d.h. unsere A-Metaphysik, aus der Medizin zu verbannen. Man ging ganz physikalisch zu Werke. Die statisch topographische Physik war und blieb die Anatomie, die „Bewegungs"-Physik wurde die Physiologie, die Abweichungen von der Norm die Pathologie. Diese Disziplinen bezogen sich auf den ganzen Menschen oder auf einzelne Organe. Die Metaphysik hatte zwar keinen Platz mehr, musste aber dennoch irgendwie berücksichtigt werden. Sie wurde zu einem Spezialfach, der Psychiatrie, später kamen dann die klinische Psychologie und die Psychosomatik hinzu. Es war – wie schon gezeigt – der Placeboeffekt, der die wissenschaftliche „Harmonie" brutal gestört hatte. Er erzwang ungeniert den Wiedereintritt der Metaphysik in das komplette medizinische System. Er war das wissenschaftliche *missing link* zwischen Psychologie und Physiologie.

Man muss sich klar machen, dass die Etablierung der materiellen Schulmedizin zunächst ein gezieltes Aufgeben der innigen Verflechtung von Körper und Psyche bzw. von Physik und Metaphysik darstellte. Diese Trennung des eigentlich Untrennbaren war im Grunde ein Kunstfehler der Wissenschaft. Es musste erst so weit kommen, dass ein Vorkommnis wie der Placeboeffekt zwar *physisch* exakt beobachtet werden konnte, aber mittels *psychischer* Botschaften zustande kam, die alle Physikalität Lügen straften. Der Versuch, über die Gehirnphysiologie doch noch die Metaphysik zu vertreiben, ist selbstverständlich physiologisch interessant, aber ohne Bezug zur psycho-physischen Problematik. Wir können zurückschauend sagen, dass der Placeboeffekt aufdeckte, dass das etablierte System der Schulmedizin in der bis dahin gültigen Form nicht mehr zu halten war, und insofern ist er ein Steigbügel, über den wir die wissenschaftliche Anerkennung einer Alltagstrivialität errungen haben: den natürlichen Platz der Metaphysik, will sagen, unserer A-Metaphysik oder der Seele oder des Geistes, in der Medizin.

Und jetzt erhebt sich die spannende Frage, ob wir mit dem Placeboeffekt das Ende unserer grundsätzlichen Erkenntnis erreicht haben. Sind alle prinzipiellen Fragen beantwortet? Gibt uns der Placeboeffekt alles Verständnis, das wir zur Behandlung von Krankheit brauchen? Können wir nun rundum zufrieden sein, oder eröffnet er neue Probleme, die mit der jetzt geschlossenen Ehe von Physik und Metaphysik nicht gelöst werden können? Ist unsere A-Metaphysik zugleich auch das Ende der Metaphysik? Fragen, mit denen wir uns nun beschäftigen werden.

Fortschritt durch den Placeboeffekt

Damit wir den Placeboeffekt kritisch und angemessen würdigen können, schauen wir noch einmal etwas gezielter als bisher hin, was wir ihm zu verdanken haben, denn es ist ja nicht allein die Wiedereinführung der abhanden gekommenen A-Metaphysik, die wir begrüßt haben und die für die Praxis unverzichtbar ist, sondern der Placeboeffekt mit seinem Pendant, dem Noceboeffekt, hat ja auch viele Unstimmigkeiten, Ungereimtheiten und Unklarheiten aufklären können. Einer dieser Hauptpunkte war die für eine Wissenschaft irritierende Tatsache, dass auf therapeutisch identische Maßnahmen völlig unterschiedliche Reaktionen erfolgen können.

Aber die Uneinheitlichkeit geht ja weiter. Hat man je gehört, dass in Wissenschaften wie der Physik oder Chemie unterschiedliche „Schulen" neben- oder gegeneinander gearbeitet haben mit gegenseitigen Verunglimpfungen, Unterstellungen und Kompetenzabsprechungen? Hat man je Bücher gesehen, die

die Leserschaft vor falschen, irrtümlichen, betrügerischen oder gefährlichen Methoden in der Physik oder Chemie warnen? In diesen Wissenschaften ist man der Meinung, dass Fehler oder Irrtümer durchaus vorliegen können, dass sie aber beim weiteren Fortschritt erkannt und korrigiert werden.

In der Medizin ist das alles anders: Dort grenzt man sich gegen andere Schulen ab, man schimpft auf anders denkende Kollegen und besonders auf Abtrünnige, man verhält sich im beruflichen Alltag, als ob die gefundenen Erkenntnisse und die entwickelten Therapien endgültige Wahrheiten seien, die zu hinterfragen ungebührlich ist. Hat ein Patient sich „alternativ" behandeln lassen und stirbt, so lag das an der uneinsichtigen Therapiewahl, gesundet er, so geschah das „trotz" der Therapie, oder er war ursprünglich falsch diagnostiziert worden, oder es lag an einer unerklärlichen Spontanheilung (vgl. auch Coleman *umbringen* 219).

Die etablierte „alternativlose" schulmedizinische Therapie jedoch, die dem Patienten helfen soll, liegt in keiner Weise wissenschaftlich fest. „Frage drei Professoren und du erhältst drei verschiedene Antworten. Das hat nichts mit Wissenschaft zu tun" (Yoda *Insider* 28), oder: „Wäre die Schulmedizin wirklich wissenschaftlich, dann würden Patienten mit den gleichen Symptomen auch die gleiche Behandlung bekommen. Das ist aber nicht der Fall. Es gibt fast ebenso viele Behandlungsmethoden wie Ärzte" (Coleman *umbringen* 220).

Und wer weiß schon, dass der Nutzen der Medizin keineswegs allein durch die Anzahl von Heilungen bestimmt wird, sondern per Abstimmung: „»Konsensus-Konferenzen« werden wie Bischofssynoden einberufen, und hinter verschlossenen Türen beschließen Doktoren und Professoren, was die rechte Medizin sei – merkwürdiges Gebaren für ein Fach, das Anspruch auf Wissenschaftlichkeit erhebt" (Blech *Heillos* 43). Die Anspielung auf die kirchlichen Würdenträger ist ganz und gar nicht abwegig: Ausgeprägte und auffallend borniert Hierarchien und Amtsautoritäten, die ihre Macht der unwissenschaftlichen Struktur ihres jeweiligen Betätigungsfeldes verdanken, finden sich beim Militär, im Adel, in der Politik, in der Kirche und—in der Medizin, aber ganz sicher nicht in der Physik, der Chemie, Mathematik oder Astronomie.

Der Placeboeffekt brachte Licht in dieses merkwürdige wissenschaftliche Dunkel: Da lediglich die Intensität des Glaubens an die Methode für deren jeweiligen Erfolg verantwortlich ist, klärte sich die Daseinsberechtigung für die Vielfalt der unterschiedlichen, ja gegenläufigen, Methoden und deren Erfolge mit Leichtigkeit auf. Da aus diesem Grunde die *eine* materielle Methode der herrschenden Ärzteschaft nicht verbindlich festgeschrieben werden kann, muss sie zumindest behauptet und über Macht ausübende Autoritäten dogmatisiert werden. Das erreicht man durch Konferenzbeschlüsse, durch finanziellen Förderungslobbyismus, durch Meinungsmonopole und Gleichrichtung in der Ausbildung, von Bestechung, „unverbindlichen Zuwendungen" und Kongressen unter Palmen einmal abgesehen.

Der Placeboeffekt hat einen wichtigen Stein ins Rollen gebracht, indem er uns einen Hebel in die Hand gegeben hat, mit dem wir die wissenschaftlich fragwürdige Lage der Institution Medizin aufdecken konnten. Wir wissen, dass die materielle Symptombekämpfung praktisch nichts mit Krankheit oder Gesundheit zu tun hat, und wir wissen, dass die körperliche Verfassung von unserem Bewusstsein abhängt, auf das sodann ein Placebo oder Nocebo durch die damit verbundene Information, an die man glaubt, einwirken und letztlich körperliche Veränderungen hervorrufen kann. Aber – das ist die Frage – bringt es uns weiter, wenn wir die grundsätzliche Beliebigkeit der „materiellen" Methoden, die wir durch einen generellen Placeboeffekt erklären, durch eine Beliebigkeit der zu glaubenden Bewusstseinsinhalte ersetzen?

„Wie schon gesagt, kann jede körperliche Behandlung ein Placebo sein, auch Physiotherapie" (Sarno *Rücken* 138). Aus solchen Tatsachen, dass schlechterdings jede medizinische Maßnahme Wirkung entfalten kann, wenn man daran blind glaubt, dass also

„jede Handlung einen Placeboeffekt bewirken" kann, zieht Bernd Hontschik ganz konsequent die gleiche Schlussfolgerung, die er schon beim Thema Psychosomatik gezogen hatte, nämlich „den Placebo-Begriff abzuschaffen – schließlich verbinden Patienten mit jeder ärztlichen Maßnahme eine Bedeutung" (zitiert nach Bartens *Köglü* 91). Wenn *alles* eine bestimmte Eigenschaft hat, braucht man sie nicht eigens herauszustellen.

Unbehagen durch den Placeboeffekt

John Sarno war der Mann, der seine Kollegen dazu aufrief, den Placeboeffekt als Realität anzuerkennen, ihn daher zu studieren und nicht zu ignorieren oder zu diffamieren. Aber obwohl er ihn in seiner ganzen Tragweite ernst nahm, hat er nur wenig für ihn übrig. Er spricht vom blinden Vertrauen, das der Patient haben muss und er fährt fort: „Wenn er oder sie das hat, kann das Resultat sehr eindrücklich sein" (Sarno *Rücken* 175). An anderer Stelle wird er deutlicher: Eine Placeboreaktion muss auf jeden Fall verhindert werden, denn „eine Placeboreaktion ist fast immer nur von kurzer Dauer, wir dagegen streben ein dauerhaftes Verschwinden der Schmerzen an" (*Rücken* 137). Erst nach 12 bis 13 Jahren wurden ihm die Zusammenhänge beim Phänomen Rückenschmerzen so klar, dass er „keine Physiotherapie mehr verschrieb", denn Physiotherapie widerspricht dem einzigen rationalen Therapieweg, der davon ausgeht, dass die Symptome ihren Ursprung in der Psyche haben (vgl. *Rücken* 123). „Dazu kam noch, dass einige Patienten all ihr Vertrauen in die Physiotherapie (oder in den Physiotherapeuten) gesetzt hatten und sich einer Placebogenesung erfreuten, was bedeutete, dass sie früher oder später wieder Schmerzen bekamen" (123). Er erkennt, dass er sich selbst widerspricht, wenn er seine Patienten einerseits davon abhalten will, ihre Aufmerksamkeit auf den Körper zu richten, damit sie stattdessen psychologisch über ihre

Schmerzen nachdenken, ihnen aber andererseits *Physio*therapie verschreibt (vgl. 138).

Für Sarno kann der Placeboeffekt deshalb nicht funktionieren, weil er auf blindes Vertrauen in was auch immer setzt und nicht das verursachende Moment beseitigt, was einzig und allein durch völliges Verständnis des psychischen Sachverhalts geschehen kann. Wird dieses Verständnis nicht erreicht oder vom Widerstand gegen die Einsicht in die Psyche abgewehrt, arbeitet die eigentliche Ursache weiter und entwickelt neue Symptome oder reaktiviert die alten Symptome nach einer Placebo-„heilung". Sarno führt den Fall eines Patienten an, dessen Symptome durch eine Reihe von Placebos beseitigt wurden. „Die Symptome wurden „geheilt", der *Grund* für die Symptome aber blieb unbehandelt. Und da es kein Wissen um den wahren Grund der Symptome gab, produzierte das Gehirn einfach neue Symptome. Ein Prozess, der ewig weitergehen kann" (Sarno *Schmerz* 117). Dies ist der Mechanismus des von Sarno so genannten Symptomimperativs.

Einen dramatischen Fall von der bloßen nichtheilenden Placeboreaktion übernimmt Sarno von von Bruno Klopfer, 1957: Der Patient litt an Lymphknotenkrebs und überzeugte seinen Arzt, ihn mit dem Medikament Krebiozen zu behandeln. Die Tumoren verschwanden, und es ging ihm gut, bis er aus der Zeitung erfuhr, dass Krebiozen kaum wirke. In kürzester Zeit hatte er wieder all die Symptome, die er vor der Behandlung gehabt hatte. Daraufhin schlug sein Arzt ihm vor, ihm sehr viel stärkere Injektionen mit Krebiozen zu verabreichen. In Wahrheit nahm er aber lediglich steriles Wasser. Der Patient reagierte ausgezeichnet, und die Tumoren verschwanden wieder. „Als die Amerikanische Medizinische Vereinigung offiziell die Entscheidung bekannt gab, dass Krebiozen wertlos sei, kamen seine Tumoren wieder zurück, und er starb kurze Zeit danach" (*Rücken* 175f).

Aus diesen Beispielen und Einsichten wird deutlich, dass der bloße Verlass auf den Placeboeffekt keine Heilung sein kann. Er ist kurzlebig, d.h. er hält so lange an, wie das Bewusstsein auf der Illusionsschiene verweilt, aber er schlägt genauso leicht um in einen Noceboeffekt, wenn das Bewusstsein manchmal rein zufällig ein neues Credo übernimmt. Das ist das große Problem bei der Placebothematik: Durch die Beliebigkeit der auslösenden Maßnahmen oder Überzeugungen oder Handlungen ergeben sich unvorhersehbare Fluktuationen in der Dauer und in der Richtung des Effekts. Es ist letztlich nichts anderes als eine Symptombehandlung, wie sie die Schulmedizin mit anderen Methoden ebenfalls unternimmt. In unserer Terminologie waren ja Krankheitssymptome die Äußerungsform eines unbewussten Nocebos, das sich im Körper realisiert und sich so lange in verschiedensten Symptomen ausdrückt, wie es bestehen bleibt. Wirkt nun ein Placebo auf das Bewusstsein ein, so wird das eigentliche, d.h. ursprüngliche Nocebo nicht zum Verschwinden gebracht, sondern lediglich überlagert, ohne daran gehindert zu werden, an anderer Stelle wieder zum Vorschein zu kommen. Eine Heilung kann insofern nur darin bestehen, dass das Nocebo bewusst gemacht, akzeptiert, aufgelöst und damit entfernt wird. Geschieht das nicht, ist die Wahrscheinlichkeit groß, dass die Symptome nicht nur in alter oder neuer Form weiter bestehen, sondern dass sie – wie Dethlefsen sagt – eskalieren. Wie wir später noch diskutieren werden, gibt es im Bewusstsein auch die Aufforderung, durch das Symptom „das dahinter stehende Problem zu sehen und zu begreifen". Die Eskalationsstufen erhöhen jeweils die Intensität, um so den Menschen aufzufordern, „seine gewohnte Sichtweise in Frage zu stellen und etwas bisher Verdrängtes bewusst zu integrieren. Je höher dabei der eigene Widerstand ist, umso höher wird der Druck des Symptoms" (Dethlefsen *Weg* 119). Dethlefsen gibt sieben solcher Stufen an, die hier zitiert seien: 1.) psychischer Ausdruck (Gedanken, Wünsche); 2.) funktionale Störungen; 3.) akute, körperliche Störungen (Entzündungen, Verletzungen, kleine Unfälle); 4.) chronische Störungen; 5.) unheilbare Prozesse, Organveränderungen, Krebs; 6.) Tod (durch Krankheit oder

Unfall; 7.) angeborene Missbildungen und Störungen (vgl. *Weg* 120ff). Ich möchte dem interessierten Leser raten, die detaillierte Entwicklung dieser Stufen bei Dethlefsen nachzulesen oder gleich das ganze Buch zu lesen.

Dass eine Placebobehandlung nicht der Gipfel einer therapeutischen Bemühung sein kann, ergibt sich aus einer weiteren einfachen Überlegung: Sie benötigt, um funktionieren zu können, immer ein Gegenüber, dem man blind vertraut, sei es ein Medikament, eine Person, ein Ort, eine Handlung. Das bedeutet aber gleichzeitig, dass sie nicht zur Selbstbehandlung benutzt werden kann. Man kann nicht wissentlich ein Medikament einnehmen, das keine Wirksubstanz enthält, und sich dann dazu bringen, ganz fest an die Medikamentenwirkung zu glauben. Nein, eine Selbstbehandlung kann nur heißen, das eigentliche Nocebo aufzuspüren und ihm durch geeignete Methoden (siehe später unten) sein Wirkvermögen zu nehmen. Es sollte unser Ziel sein, wenn immer möglich, keine Abhängigkeit von anderen Personen oder Dingen zu suchen.

Wenn es uns nicht gelingt, etwas, von dem wir wissen, dass es ohne Wirkung ist, für wirkungsvoll zu halten, so hat das seine guten Gründe, denn es bedeutet, dass unser Bewusstsein nicht beide Seiten eines Widerspruchs für wahr halten kann. Ein Satz wie „die Erde ist rund und eckig" kann nicht wahr sein, genauso wenig wie „er lebt und ist tot" oder „er ist gesund und krank", immer vorausgesetzt, alle Eigenschaften beziehen sich exakt auf den gleichen Aspekt des Subjekts. Also ein Satz wie „er ist (finanziell) gesund und (seelisch) krank" wäre kein Widerspruch. Beim Placeboeffekt haben wir eine ganz ähnliche Problematik.

Unser Bewusstsein kann, um im Sinne des Placeboeffekts wirken zu können, unmöglich die bewusste Überzeugung haben, dass die therapeutische Wahrheit, an die es zugunsten eines Placeboeffekts glauben muss, beliebig ist. Beliebigkeit umschließt auch Widersprüchlichkeit, für das Bewusstsein unannehmbar. Es kann nur eine Wahrheit akzeptieren, die den gleichzeitigen Anspruch auf eine gegenteilige oder widersprechende Wahrheit ablehnt. Das ist auch der Grund dafür, dass die zahllosen Therapien, die sich gebildet haben, mit einem offen oder verdeckten Absolutheitsanspruch auftreten und dazu neigen, *ihre* Methode als die einzig wahre oder richtige oder effektive hinzustellen.

Fazit: Die Therapie mittels Placebos kann nie mit offenen Karten gespielt werden. Der Patient darf weder wissen, dass er überhaupt ein Placebo verabreicht bekommt, noch, dass die Wahl des Placebos beliebig ist. Er braucht die feste Überzeugung, dass das ihm gegebene Mittel die *eine* Wahrheit ist. Was für eine Therapieform bleibt dann dem informierten Patienten, der diesen Mechanismus kennt und durchschaut?

Einsicht in Stufen

Die gerade gestellte Frage verhindert, dass die Ausführungen zum Effekt des Placebomechanismus hier enden. Auf den ersten Blick könnte man doch damit zufrieden sein, dass wir über den Placeboeffekt wichtige Einblicke in das Konzept der Medizin gewonnen haben: Das Element der Psyche, der geistigen, d.h. nichtmateriellen, Information zusammen mit den seelischen, ebenfalls nichtmateriellen, Gefühlen musste in die Medizin wiedereingeführt werden mit dem Ergebnis, dass alle körperlichen Vorgänge vom nichtmateriellen Zentrum, dem Bewusstsein, gesteuert werden. Die Hirntätigkeit ist dabei nichts anderes als ein hochkomplexer *körperlicher* Vorgang. Der gleiche Mechanismus, der den segensreichen Placeboeffekt produziert, kann aber auch den gegenteiligen, unerfreulichen Noceboeffekt hervorbringen, der sich in Krankheitssymptomen äußert. Mit diesem Wissen konnten wir hinsichtlich der praktizierten Medizin gewisse Schwachstellen erkennen und Vorschläge zu ihrer Behebung machen.

Der genaue Blick auf das Placebo-Nocebophänomen offenbarte aber einen anderen Schwachpunkt, denn eine erfolgreiche

Symptombeseitigung durch den Placebomechanismus konnte nicht als Heilung der Krankheit angesehen werden, weil das verursachende Nocebo dadurch nicht aufgehoben wird. Zum Schluss unserer Betrachtungen kamen wir zu der bittersüßen Bilanz, dass wir nunmehr über den Begriff des Bewusstseins die therapeutischen Unregelmäßigkeiten und unvorhersagbaren Reaktionen der Patienten bei einer schulmedizinischen Behandlung zwar verstehen können, dass aber neue oder die gleichen Unregelmäßigkeiten dafür durch die nichtmaterielle Ebene der Psyche bei den Placeboreaktionen auftreten. Mit diesem Ergebnis sollten wir nicht zufrieden sein.

Zu Beginn dieses Teils D führten wir den für die Medizin unüblichen Begriff der Metaphysik ein. Das geschah nicht, um jetzt vom Thema weg in die Philosophie abzuschweifen; nein, es hat einen didaktischen Grund, der das Verständnis der ab jetzt folgenden Überlegungen im Grunde erleichtern soll. Daher nochmals kurz die „Funktion" der Metaphysik:

Was wir als materiell bezeichnen, liegt auf der ersten oder untersten Ebene unserer Wahrnehmung; wir können es sehen, messen, fotografieren. Damit gehen wir tagtäglich um, ohne weitere Fragen zu stellen. Darüber gibt es eine weitere Wahrnehmungsebene, die, wenn wir uns darüber Gedanken machen, nicht materiell ist. Wir meinen, Freude, Lust, Trauer, Wut, Intelligenz usw. zu „sehen", aber wir *sehen* nur gewisse *Dinge*, Konfigurationen, Bewegungen. Diese Dinge interpretieren wir hauptsächlich aus eigener Gefühlserfahrung blitzartig um und wissen, was sie psychisch bedeuten. Diese nichtmaterielle Ebene nannten wir A-Metaphysik oder Psychologie. Wir verbringen unseren Alltag, unsere Beziehungen, unser ganzes Leben, indem wir mit sicherster Souveränität diese beiden Ebenen betätigen.

In der Wissenschaft wird aus dieser innigen Verflechtung bisweilen ein Problem gemacht, weil einige Wissenschaften (Physik, Chemie) nur mit der ersten, der materiellen, Ebene arbeiten und sehr erfolgreich sind. Andere Wissenschaften wie die Soziologie und Psychologie arbeiten so gut wie ausschließlich auf der zweiten Ebene, der A-Metaphysik. Die Medizin hatte den Ehrgeiz, sich der ersten Gruppe von Wissenschaften anzuschließen, was zum Problem werden musste, weil ihr Gegenstand, der Mensch, ohne die zweite Ebene nicht verstanden werden kann. Sogar in der Psychologie hat es Bestrebungen in Richtung auf die erste, die materielle Ebene gegeben, den Behaviorismus.

Der Placeboeffekt machte, wie wir schon sagten, die Wiedervereinigung der beiden Ebenen unumgänglich. Die Schritte, die dazu führten, müssen wir uns genau klar machen, weil davon unsere weiterführenden Überlegungen abhängen. Die Mediziner, die eigentlich auf der ersten, der materiellen oder physischen, Ebene bleiben wollten, machten Beobachtungen (Placeboeffekt), die mit ihren materiellen Begriffen und Werkzeugen einfach nicht ins System zu integrieren waren. Es blieb ein unbehagliches Rätsel zurück, es sei denn, man akzeptierte auch in ihrer Wissenschaft die Alltäglichkeit der zweiten Ebene, die A-Metaphysik. Auslöser war also eine Unverträglichkeit, eine Diskrepanz, ein Ärgernis, welche den Übergang in eine höhere, nichtmaterielle Ebene notwendig machten.

Jetzt stehen wir vor dem Placebo-Noceboeffekt, dessen Erscheinungsbild durchaus auf der ersten, der physischen, Ebene liegt, dessen Mechanismus aber exklusiv auf der zweiten, der psychischen, abläuft. Und parallel zu den dargelegten Unregelmäßigkeiten auf der ersten Ebene stoßen wir wieder auf Unregelmäßigkeiten auf der zweiten Ebene, der A-Metaphysik. Dazu jetzt das nötige Material.

Das erste Rätsel wurde schon genannt: Wie verhält sich der informierte Patient, der den Placeboeffekt in seiner Allgemeingültigkeit kennt? Kann er bei Krankheit überhaupt seriös behandelt werden? Muss er hoffen, nie ernstlich krank zu werden? Gibt es Heilung für ihn? Wenn er nur die beiden Ebenen der Materialität und der Psychologie zur Verfügung hat, sind dies ernste Fragen.

Eine weitere Merkwürdigkeit sollte uns irritieren: Wir sprechen von den unterschiedlichsten Krankheiten, aber nicht von unterschiedlichen Gesundheiten. Warum ist der Plural bei Krankheit möglich, aber nicht bei Gesundheit (vgl. dagegen Dethlefsen *Weg* 17)? Entsprechend bezieht sich die Frage nach den Ursachen immer nur auf eine oder mehrere Krankheiten, aber wer fragt nach den Ursachen der Gesundheit? Allenfalls fragt man nach einer Ursache für eine Genesung oder eine Gesundung nach Durchlaufen einer Krankheit. Offenbar zeigt sich in unserer Sprache ein intuitives Wissen über einen Sachverhalt, über den wir nicht mehr nachdenken, den wir aber im Folgenden klären werden.

Diesen Punkt können wir noch vertiefen, wenn wir die historischen Theorien über die Krankheitsursachen betrachten. Es waren ja immer, wie schon in Teil B dargelegt, äußere Einwirkungen, Dämonen, Geister, Flüche, Gott, Teufel, die Sterne, falsche Säfte, Miasmen, Mikroben, falsche Ernährung, fehlende Bewegung u. a. In unserer Sichtweise sind Nocebos die Ursache von Krankheiten, d.h. genauer, von Symptomen. In unserem Bewusstsein entstehen Nocebos ja ebenfalls letztlich durch unsere Umgebung, also von außen, in unserer Erziehung, während unserer Sozialisation; nur ihre „Installation" und Verwandlung in Symptome geschieht „innen". Nun machen wir ein kleines Gedankenexperiment und stellen uns vor, all diese von außen kommenden Einflüsse, Verfluchungen, Säfte, Mikroben, Nocebos usw., die unsere Krankheiten verursachen, seien nie aufgetreten, weder ein Placebo noch irgendeine andere Behandlung sei je nötig gewesen. Was bliebe dann übrig; wie stünde der Mensch da?

Es heißt immer, man dürfe nicht die Symptome kurieren, sondern man müsse die Ursachen bekämpfen. Gut, die Ursache sei nun bekämpft und ausgerottet worden. Und wieder die Frage: Was liegt dann vor? Doch nicht ein halber Mensch, dem die Krankheit fehlt, oder eine biologische Leerstelle, eine hohle Hülse oder eine *tabula rasa*, die nunmehr mit Gesundheit aufgefüllt werden muss! Nein, es kann nur der immer schon *gesunde* Mensch sein.

Das ist keineswegs trivial, denn es impliziert, dass der Begriff oder das Konzept von Gesundheit eine ursprüngliche Eigenschaft der Kreatur Mensch sein muss, die *vor* jeder menschlichen Begriffsbildung, vor jeglichem Nocebo oder Placebo, vor jeglicher medizinischen Tätigkeit vorgelegen haben muss, die, wenn man so will, Teil der Schöpfung ist. Viele Krankheitsnamen drücken indirekt dieses Konzept einer uranfänglichen Gesundheit aus, wenn die Rede ist von Eß- oder Durchblutungs*störungen*, von Magen*irritationen*, Atem*beschwerden*, von *Miss*bildungen von vegetativen *Dys*funktionen, von *A*nomalien, *Fehl*bildungen und *ab*normem Wachstum. Das Kranke ist dabei immer nur eine von vielen möglichen Abweichungen, eine aufgepfropfte Störung oder Verdrehung. Gesundheit als primordiales Grundkonzept ist immer nur das Eine und kann daher nur im Singular gebraucht werden. So ist Gesundheit als Grundkonzept eine immense Erkenntnis, die wir ernst nehmen sollten. Wir glauben doch immer, *wir* müssten uns gesund erhalten, etwas für unsere Gesundheit *tun*, der *Arzt* könnte uns gesund machen, Krankheit gehöre zum Menschsein wie die Gesundheit, jeden könne es treffen, niemand sei sicher.

Ich bin überzeugt, dass solche Äußerungen bereits eine sehr fundamentale Nocebowirkung auf uns ausüben, wenn wir sie glauben. Natürlich soll das nicht heißen, wir seien immer gesund, egal was wir tun. Selbstverständlich können wir unserer Gesundheit schaden, so wie wir immer durch Nocebos unsere Gesundheit verdrängt oder überlagert haben. Es kommt auf den Blickwinkel an: Gesundheit wird nicht von uns gemacht, auch nicht gekauft, sondern höchstens meist unbewusst von uns *beeinträchtigt*, indem wir ihre Entfaltung behindern. Und das nennen wir dann Krankheit.

An dieser Stelle ist es wichtig, die eben abgeleiteten Erkenntnisse in unser System der Wahrnehmungsebenen einzuordnen: Alles, was wir bisher über die körperlichen Krankheitssymptome gesagt haben und auch alle Vorgänge, die über den Placeboeffekt die psychische Komponente in die Medizin wiedereinführten, sowie alle Psychologie und Psychotherapie spielen sich auf der materiellen Ebene und der Ebene der A-Metaphysik ab. Sie gehören sozusagen zu unserem Körper (materiell) und zu unserem Bewusstsein (A-Metaphysik). Das Wort „unser" ist wichtig, denn auf der Ebene der A-Metaphysik betrachten wir Gedanken, Gefühle, Impulse, Neigungen als zu *uns* gehörig, (den Körper auf der materiellen Ebene sowieso). Wir meinen, sie befänden sich *in* uns, seien gewissermaßen von unserer Haut umschlossen, obwohl es schwer vorstellbar ist, wie ein nichtmaterieller Gedanke, ein seelisches Gefühl, ein geistiger Begriff von etwas Materiellem wie der Haut umgrenzt sein kann.

Das Konzept der Gesundheit, das ja existierte und existiert, *bevor* wir je einen Gedanken fassten oder fassen, *bevor* wir jemals krank wurden oder werden und *bevor* wir medizinisch behandelt wurden oder werden, also auch *bevor* ein Nocebo uns krank und ein Placebo wieder „gesund" machte und macht, dieses Konzept kann wegen seiner Ur-Existenz nicht Teil der A-Metaphysik sein, die nur die Plattform unserer zeitlich begrenzten und wandelbaren Gedanken, Empfindungen und Vorstellungen ist. Wir müssen eine weitere Ebene der Metaphysik einführen, die mit der uns vertrauten A-Metaphysik nichts zu tun hat und in vergleichbarer Form hinter der A-Metaphysik steht wie die A-Metaphysik hinter der materiellen Ebene steht. Wir nennen sie B-Metaphysik. Und in vergleichbarer Weise wie die A-Metaphysik in die materielle Ebene eingreift, wie zum Beispiel die psychische Freude physische Luftsprünge produziert, so steht die B-Metaphysik hinter der A-Metaphysik und bringt unser Bewusstsein dazu, das Grundkonzept der Gesundheit sowohl in unserer Psyche als auch daraufhin in unserem Körper realisieren zu wollen. Von der Schwere der Nocebos hängt es dann ab, ob und inwieweit die Realisierung gelingt. Die oben (S. 219 f) erwähnten Eskalationsstufen von Dethlefsen gehören hierher.

Der Leser darf nicht denken, ich hätte mir die gezeigte Dreistufigkeit (Physis–A-Metaphysik–B-Metaphysik) ausgedacht, um mit dem Vehikel der Metaphysik durch die Hintertür zum lieben Gott oder zur religiösen Wunderheilung zu gelangen. Ein solcher Gedanke liegt deshalb nahe, weil es durchaus Autoren gibt, die Sprungbretter dieser Art gern benutzen. Nein, es hat mich anfangs verwundert, dass praktisch alle Autoren, die sich mit psychologischen Heilvorgängen befassen, irgendwann und irgendwie an einen Punkt kommen, wo es metaphysisch wird, wo sie ein Etwas, meist eine Kraft, voraussetzten, die jenseits unserer psychischen Realitäten liegt und die „letztlich" die treibende, heilende Kraft ist. Das findet sich bei gestandenen Medizinern genauso wie bei Psychologen mit dem Hang zur Spiritualität. Gelegentlich wird Gott oder eine göttliche Kraft genannt, aber meistens spürt man eine gewisse Verschämtheit, man möchte nicht explizit über Gott die wissenschaftlichen Schwierigkeiten überwinden.

Dethlefsen zum Beispiel führt seine Eskalationsstufen mit der Bemerkung ein, dass das *„Schicksal* den Menschen auffordert, seine gewohnte Sichtweise in Frage zu stellen" (*Weg* 119, meine Hervorhebung). Das Schicksal ist eben nicht die eigene innewohnende Psyche. An anderer Stelle im Zusammenhang mit dem Couéismus, einer Therapieform, die unser Wohlbefinden einzig und allein von unserer Einbildungskraft abhängig macht, referiert er die Maxime Coués: „Denn der Mensch ist, was er denkt". Aber Dethlefsen sieht es anders und fährt fort: „Richtig ist vielmehr. ,Der Mensch ist nicht, was er denkt, sondern er ist, wie er gedacht wurde' (Hans Blüher)" (*Schicksal* 59). Und gleich im nächsten Satz ganz explizit: „Coué ging an dem metaphysischen Aspekt der Krankheit mit derselben Sicherheit vorbei wie unsere heutige Medizin."

Auch John Sarno kommt nicht umhin, an die metaphysischen Grenzen der Psyche zu stoßen: „Aber es gibt noch eine ähnlich starke Kraft in unserer Psyche [neben der Kraft, die von psychischen Gefühlen ablenken möchte], die daran arbeitet, diese

Gefühle ins Bewusstsein zu bringen" (*Rücken* 78). Oder: „Die Existenz von TMS bestätigt, dass es eine Kraft gibt, die schlechte Gefühle ans Licht zu bringen versucht" (*Rücken* 116). Und später: „Genauso, wie wir unerwünschte Emotionen unterdrücken, gibt es einen Antrieb in uns, diese ins Bewusstsein zu bringen" (*Rücken* 202). Obwohl ohne diese Kraft das ganze Gebäude der psychologischen Therapie überhaupt nicht entstehen könnte, bleibt bei der Annäherung an diese tiefere Metaphysik alles eher vage, das Thema scheint zumeist ziemlich ungemütlich zu sein.

Coleman spricht von Selbstheilungskräften, die in unserem Geist schlummern, die für ihn „weitaus stärker sind als die automatischen Heilvorgänge des Körpers. Es ist eine verborgene Kraft von bemerkenswerter Tiefe und außerordentlicher Stärke" (*denk dich* 33). Dabei verhalten sich diese Kräfte des Geistes zu denen des Körpers wie „der Schrei zum Flüstern" (ebenda). Wie bei den anderen Autoren wird das Thema der Metaphysik nicht weiter verfolgt.

Peter Yoda hatten wir schon erwähnt, der uns daran erinnerte, dass die Selbstheilungskräfte nicht verloren gegangen sind, sondern lediglich verdrängt und von uns an die moderne Medizin „abgegeben" wurden (s. S. 172). Bei ihm nimmt die Evolution den Platz ein, der bei uns der B-Metaphysik entspricht: „Die Evolution hat so etwas Geniales wie Menschen und die gesamte Natur hervorgebracht, glauben Sie da etwa im Ernst, dass sie ausgerechnet vergessen hat, bei jedem Menschen Reparaturmechanismen entwickeln zu lassen? (Yoda *Insider* 37).

Viel Wagemut zeigt Clemens Kuby. Er spricht von der menschlichen Seele, die niemals aufhört, „sich entwickeln zu wollen, das heißt, ins harmonische Gleichgewicht gelangen zu wollen". Und er fährt fort: „Dies ist keine Meinung des Autors, dies ist das Prinzip des Kosmos. Alle Prozesse im Universum sind auf Ausgleich, das heißt um Entwicklung zur Harmonie bemüht" (*Wunder* 94).

Andrew Weil denkt sehr handfest: „In der Menschheitsgeschichte gab es über weite Strecken keine Ärzte, weder konventionelle noch alternative, noch sonstige. So impliziert allein schon das Überleben als Spezies das Vorhandensein eines Heilungssystems" (*Spontanheilung* 106). Klaus-Dieter Platsch hat keine Scheu, die Metaphysik (in der B-Variante) eindeutig anzusprechen und ihre Charakteristik näher darzulegen. Vielleicht ist das der Grund, dass seine Vorstellungen, obwohl Dr. med. der inneren Medizin, so wenig schulmedizinisch aussehen und auch die Nähe zum Transzendentalen suchen. Seine Diktion ist philosophisch: „Tiefste Heilung geschieht aus dem non-dualen Raum des Nichts, der Fülle ist. In ihm entfaltet sich aus einer raum- und zeitlosen Dimension das Geheimnis höchster Wirkkraft in einem Feld universaler Liebe, die das Wort »unmöglich« nicht kennt" (*Was heilt* 143). Das Grundkonzept der Gesundheit, das Platsch im transpersonalen Bewusstsein sieht, erweitert er zur Vollkommenheit des Menschen. Er sagt: „[…] ich begann, das tiefere Wesen des Menschen vor mir zu erkennen. Nicht sein äußeres Erscheinungsbild, nicht den Aspekt seiner Krankheit, sondern ihn, den Menschen, wie er gemeint ist, in seiner vollen Kraft, Schönheit und Gesundheit. So wie jeder Mensch in seinem tiefsten Wesen beschaffen ist" (184). Und zusammenfassend lesen wir: „Jeder Mensch ist in seinem tiefsten Wesen vollkommen und sehnt sich danach, in dieser Vollkommenheit erkannt zu werden" (213). Platsch benutzt mehrere Begriffe, mit denen er die immer gleiche Idee akzentuiert, die wir etwas prosaisch als die Ebene der B-Metaphysik bezeichnet haben: „heiles Wesen des Menschen", „göttliche Natur des Menschen", „das göttliche Antlitz des Menschen", „transpersonales Bewusstsein", „universale Kraft", „harmonisierende Energie", „tiefere Wirklichkeit", „das Heilende Feld".

Es ist mir bewusst, dass die Ausdrücke „A-Metaphysik" und „B-Metaphysik" ziemlich unmöglich sind, aber ich habe mich für deren Benutzung entschieden, weil mir vor jeder Ästhetik wichtig war, einen Anschein von vager Spiritualität, mystischer Unbestimmtheit oder transzendentalem Tiefsinn von vornherein zu vermeiden. Ich bin nämlich nach vielen Jahren der Beschäftigung mit all den Fragen dieses Themenkreises überzeugt, dass man mit einer gewissen Klarheit und Vernünftigkeit auch solche Themen anfassen kann, die in unserer traditionellen Sozialisation als „unberührbar", als „numinose Unbegreiflichkeit" nur den dafür ausgewiesenen Autoritäten vorbehalten zu sein scheint. Was hilft uns denn eine Erziehung, die uns von Jugend an lehrt, unser Vertrauen einer Person, einer Idee oder einer Sache zu schenken, die wir nicht verstehen und die wir nicht verstehen sollten? Ich glaube, man kann sehr wohl vom Grundsatz her einleuchtende Dinge über die B-Metaphysik einsehen.

Prinzip

Das Wort „B-Metaphysik" lässt ja völlig offen, *was* dort vorliegt. All die Vokabeln wie „Urkraft", „transpersonales Bewusstsein", „universale Energie" usw. hinterlassen leicht ein diffuses Gefühl von Geheimnis, Rätselhaftigkeit und Undeutlichkeit. Nach all unseren fragenden Blicken in alle Richtungen wissen wir inzwischen, dass ein grundlegendes Konzept von Gesundheit jenseits unseres Körpers und jenseits unserer eigenen Psyche und Mentalität vorgelegen haben muss und von uns auch nicht umgestoßen werden kann, weil es psychologieunabhängig seinen eigenen Charakter zeitlos beibehält. Dieses Konzept muss, da wir ja seine Wirkungen laufend erleben, mehr sein als lediglich ein Plan oder Layout. Es muss auch eine Art Impuls oder Kraft mitenthalten, die das Ziel verfolgt, den Plan auch zu realisieren. Um sowohl den absolut stabilen Plan als auch die Kraft in einem „handlichen" Begriff zur Verfügung zu haben, benutze ich im Folgenden den Begriff „Prinzip". Ich habe ihn von M.B. Eddy entlehnt, die ihn in ungefähr dem gleichen Sinne verwandte, wie wir das hier tun. Später im letzten Teil dieses Buches werde ich auf die bahnbrechende Pionierleistung von M.B. Eddy kurz aber gezielt eingehen.

Das Wort „Prinzip" hat gegenüber den oben genannten Ausdrücken etwa von K.-D. Platsch den großen Vorzug, dass es einerseits die Assoziationen an religiös gefärbte und rein emotional gefühlte Intuitionen vermeidet, andererseits aber das Thema in unsere Welt als ein nichtmaterielles Naturgeschehen verlegt, das sich sodann über die Ebene der A-Metaphysik psychologisch und weiter über die Ebene der Materialität sinnlich und körperlich demonstriert. Man könnte dieses Prinzip mit dem physikalischen Gesetz (oder Prinzip) der Gravitation vergleichen: Die Gravitation lässt sich nirgends lokalisieren, sie liegt also nicht *in* einem herabgefallenen Stein oder in einer Urknallörtlichkeit, sondern „befindet sich" universal überall. Dem entspricht für uns, dass das Konzept der Gesundheit nicht *in* einer Person entdeckt werden kann, sondern dass diese Gesundheit überall unaufhebbar zur Verfügung steht. Der Vergleich geht aber weiter:

Die Gravitation äußert sich auf vielfältige Weise. Neben den fallenden Dingen erhält sie auch die kreisenden Bewegungen der Planeten und Sterne, sie ist verantwortlich für die Gezeiten Ebbe und Flut, für unsere Sicherheit auf dem Erdboden, so dass wir nicht durch die Lüfte irren usw. Dem entspricht unsere körperliche Intaktheit, aber auch die psychische, davon abgeleitet die familiäre und die soziale Gesundheit usw. Der Vergleich geht noch weiter:

Durch die Gravitation, d.i. auf unserem Planeten die Erdanziehung oder Schwerkraft, fallen Gegenstände nicht nur, sondern im Gegenteil, sie steigen auch auf wie Dampf, Rauch, Raketen und Zeppeline. Dieses Aufsteigen ist in keiner Weise eine Widerlegung oder Außerkraftsetzung der Gravitation, sondern wird erst durch sie möglich. Dem entspricht, dass Krankheit, ein offenkundiges Gegenteil der Gesundheit, nicht das Konzept der Gesundheit, also das Prinzip, widerlegt oder außer Kraft setzt. Die Gesundheit bleibt unbeirrt „prinzipiell" erhalten, auch wenn wir das anscheinende Gegenteil erleben. Krankheit ist also nicht Teil der B-Metaphysik, sondern entsteht auf der nachfolgenden

Ebene der A-Metaphysik. Wenn wir die Aussagen einiger metaphysisch orientierter Ärzte oder Heiler aufgreifen, die von der „tiefsten Wirklichkeit" sprechen und damit unsere B-Metaphysik meinen, dann verstehen wir auch, wenn sie sagen, es gebe keine Krankheit (Eddy, Platsch, Dethlefsen). In deren und dem hiesigen und eigentlich letztlich auch im schulmedizinischen Modell ist Krankheit ein Sekundärphänomen, das erst auf der Grundlage der Gesundheit, gewissermaßen als Abweichung von der Norm, durch bestimmte schädliche Einflüsse entsteht und sich als Störungen, Fehlbildungen etc. zeigt. Und ein letzter Vergleich:

Genauso wie wir keine Gegenkraft zur Gravitation kennen, gegen die sie sich durchsetzen müsste, genauso wenig gibt es in der B-Metaphysik die „Gegenkraft" Krankheit, gegen die gekämpft werden müsste. Gesundheit in der „tiefsten Wirklichkeit" ist also undualistisch, sie ist monistisch und kennt keinen Gegner.

Was das Verständnis des Prinzips für uns Menschen so schwierig machen kann, ist unsere Nachlässigkeit, zwischen den drei Stufen oder Ebenen klar zu unterscheiden, ihre Funktionen deutlich zu trennen. Man stelle sich vor, wir würden die gleiche Nachlässigkeit bei der Gravitation walten lassen. Dann würde sie also bei bestimmten Gegenständen dafür sorgen, dass sie fallen, und bei anderen würde sie ihre Kraft ins Gegenteil umkehren und dafür sorgen, dass sie aufsteigen. Aus diesem Grund entwickelten unsere antiken Vorfahren in Griechenland ja neben der Schwerkraft das Konzept der *Leicht*kraft.

Wenn man nicht richtig trennt, passiert es leicht, dass das Prinzip der Gesundheit auf die Ebene der A-Metaphysik oder – völlig abwegig – auf die Ebene der Materialität verschoben wird. Daraus entstehen dann Vorstellungen, dass es an *unserem* richtigen Denken liege, dass wir Gesundheit erfahren, dabei kann unser Denken allenfalls dazu beitragen, dass die Gesundheit weniger behindert wird. Und wenn man glaubt (materielle Ebene), das Herz „spiele verrückt", oder der Magen „wolle nicht so richtig", oder ein Bakterium „raube unsere

Gesundheit", dann hat das mit unserem *Prinzip* der Gesundheit nichts zu tun, und wir malpraktizieren uns selbst über die Ebene der A-Metaphysik, d.h., wir beschweren uns mit weiteren Nocebos.

Fast noch schlimmer ist es, wenn wir die Verschiebung umkehren und Charakteristika der Ebenen der Materialität und der A-Metaphysik in die Ebene der B-Metaphysik verschieben. Dann hören wir Äußerungen wie, die Krankheit sei ein genuiner Bestandteil des Menschseins und gehöre einfach zu unserem Leben dazu, oder, eine unheilbare Krankheit zerstöre endgültig unsere Gesundheit. Wenn das so wäre, wenn also Krankheit Teil der tiefsten Wirklichkeit wäre, dann, ja dann wäre es geradezu vermessen und unerhörte Hybris, gegen die Wirklichkeit ankämpfen und Krankheit heilen zu wollen. Ein solcher Versuch müsste unter diesen Bedingungen im Desaster enden.

Diesen Verschiebemechanismus erleben wir unaufhörlich in unserer kulturellen Abteilung der Religion. Da die Vorstellung eines Prinzips, das sich frei von *unserem* Denken und Fühlen einfach auch in unserer menschlichen Realität verwirklicht, das also Gesundheit und Harmonie von sich aus herzustellen sucht – ohne sich moralisch von uns feiern lassen zu wollen –, da also diese Vorstellung eines Prinzips im menschlichen Denken nicht „aufrecht erhalten" werden kann, schuf man den Begriff „Gott". Diesem Gott schrieb man nun alles mögliche zu, das sich auf den beiden Ebenen der Materialität und der A-Metaphysik angesammelt hatte. Anfangs waren es natürlich *Götter*, die – wie der Mensch – im Plural auftraten; sie hatten sogar menschliche Körpergestalt und machten allerhand Geschäfte mit den Menschen. Je weiter später die monotheistische Idee um sich griff, verschob sich dieses Menscheln, der Anthropomorphismus, auf die Ebene der A-Metaphysik: Der körperlich äußerlich menschliche Gott wurde zwar „obsolet", „primitiv", aber das Prinzip – Gott – erhielt eine Psyche. Gott liebte fortan und hasste und strafte und belohnte und erzürnte und segnete und wendete sich ab und machte krank und machte gesund. Er zeugte Nachkommen und umgab sich mit heiligen Freunden und sogar mit einem Gegenspieler, den er trotz seiner Allmächtigkeit nicht ausschalten kann. Wenn er beleidigt war oder zu wenig Ehrerbietung erfuhr, musste er anfangs durch Opfergaben, später durch Askese, Kasteiung, Keuschheit, missionarischen Eifer, öffentliche Gebete und frühmorgendliche Gottesdienste besänftigt oder zu wohlwollendem Verhalten angebettelt werden. Vorbilder jener göttlichen „Gefühle" waren Könige, Väter, Tyrannen, Krieger und Ärzte. Nur dieses anthropomorphe Element im Begriff „Gott" macht verständlich, dass wir die abwegigsten Rituale beibehalten, in der Annahme, das gefalle unserem Gott. Eigentlich ist es kaum zu glauben, dass es dem Prinzip wichtig sein sollte, dass kein Schweinefleisch gegessen wird, dass nur Männer eine priesterliche Beziehung zu ihm haben dürfen, dass wir auf die Knie fallen müssen – gleichgültig, was wir dabei denken –, um Ihn gnädig zu stimmen, dass Taufwasser unsere kleinen Kinder vor dem höllischen Verderben retten soll, dass am Sonntag oder Sabbat nicht gearbeitet werden soll, dass ein Besuch Mekkas paradiesische Wonnen garantieren soll, dass et cetera und so weiter und so fort.

Man kann nur beruhigt sein und wissen, dass das Prinzip von alldem nichts weiß und stoisch sein Ziel der Gesundheit, ja sogar der allgemeinen Harmonie und Vollkommenheit – wie M.B. Eddy, Platsch und andere fest annehmen – weiter verfolgt. Und noch einmal der Vergleich zur Gravitation: Wir freuen uns zwar, dass Flugzeuge wohlbehalten zur Erde zurückkehren, aber wir sind entsetzt, wenn Bergsteiger von den Klippen und Freunde vom Balkon stürzen, doch sind wir klug genug, nicht die Gravitation für das Unglück verantwortlich zu machen, denn sie weiß von alldem nichts. Aber Gott – so die Mutmaßung – hat immer alles Schöne und Hässliche in der Welt aus irgendwelchen Gründen gewollt. Aber auch von solchen Annahmen weiß Prinzip nichts.

So mancher Leser könnte der Meinung sein, ich mischte mich unbefugt in religiöse Angelegenheiten ein und dürfe nicht solch spezielle Dinge über Gott behaupten. Aber das kann ich nicht akzeptieren, da jedem das Recht zugestanden wird, seine eigenen Gedanken über was auch immer zu haben. Außerdem schimmert in einem Vorwurf dieser Art unsere Erziehung durch, die traditionellerweise das bestehende religiöse Gebäude unangetastet lassen will und selbständiges Denken in solchen Fragen verketzern möchte. Wenn ich hier von Prinzip spreche, empfinde ich das nicht als religiöse oder gar theologische Impertinenz, ja nicht einmal als medizinisches Thema, denn die Thematik hat im Grunde mit Religion und Medizin nichts mehr zu tun. Sie beschreibt unser wesenseigenes Menschsein. Aber eine kleine theologische Einmischung erlaube ich mir dennoch:

Es wird allgemein unwidersprochen hingenommen, dass ein Aufbegehren gegen Gott Sünde sei, man dürfe nicht rechten und sein Tun kritisieren oder verurteilen, man müsse es als Ausfluss eines höheren Willens, den wir nicht erforschen können, auf uns nehmen. Schon das leiseste Murren oder Zweifeln sei gottlos. Ganz davon abgesehen, dass diese ganze Argumentation eine reine Angelegenheit der A-Metaphysik ist, die Prinzip zu einer psychischen Spezies Mensch namens Gott verdreht, stimmt das Argument auch „theologisch" nicht. Die Bibelstelle, die uns das Recht verwehrt, genauere Kenntnis über Gott zu haben, lautet: „O welch eine Tiefe des Reichtums und der Weisheit und der Erkenntnis Gottes! Wie unerforschlich sind seine Entscheidungen und unausdenkbar seine Wege!" (Röm 11,33; *Zürcher Bibel*). Zum einen werden ihm hier sehr wohl Eigenschaften gegeben, Reichtum, Weisheit, Erkenntnis; zum anderen beziehen sich die Unerforschlichkeit und das Undenkbare nicht auf den Charakter Gottes, sondern auf einzelne Maßnahmen, Schritte, Wege und Entscheidungen. Bezogen auf Prinzip verhält es sich exakt ebenso: Wir kennen den Charakter von Prinzip als Gesundheit und Harmonie herbeiführend, als unveränderlich, zeitlos und allgegenwärtig. Aber wir können nie wissen, in welcher Weise es wie, wann und wo sein Ziel verwirklicht.

Selbstheilungskräfte

Das Kapitel über die Kräfte der Selbstheilung steht nicht zufällig in dem Teil, der von der Metaphysik handelt. Auch wenn die einzelnen Prozesse des Heilvorgangs noch so genau erforscht und detailliert beschrieben worden sind, wenn man staunend die Intelligenz in oder hinter dem Geschehen wahrnimmt, die Komplexität und Feinabstimmung der einzelnen Komponenten erkennt, so beantwortet all dies nicht die Frage, wieso und woher der Organismus diese Weisheit hernimmt. Bernd Hontschik gibt in seinem Buch eine Beschreibung der biologischen Abläufe der Wundheilung und sagt selbst: „Den Vorgang der Wundheilung muss man schon fast als ein Wunder bezeichnen" (*Körper* 80). Die Wundheilung ist aber nur eins von zahllosen Beispielen; es ist einfach nicht einzusehen, dass die Natur irgendeinen Bereich des Organismus aus ihrem Programm der Selbstheilung herausgenommen haben sollte. Daher müssen wir davon ausgehen, dass potentiell alle Arten von Störung oder Krankheit der Selbstheilung unterstellt sind.

Was in unseren Überlegungen aber interessiert, ist die Tatsache, dass die Selbstheilung umso radikaler ausfällt, je einfacher oder „primitiver" das Lebewesen ist, will sagen, je weniger Bewusstsein bzw. A-Metaphysik bzw. Noceboproduktion vorhanden ist. Man denke an den mehrfach zerteilten Regenwurm oder das Reptil, das seinen Schwanz verliert. Der Wurm bildet mehrere neue Würmer, der Salamander erneuert seinen Schwanz. Da weder der Körper als reines Phänomen der Materie – das wäre ein Leichnam – planend aktiv sein kann, noch die Psyche auf dieser Stufe einen Placebomechanismus kennen kann, liegt das Selbstheilungsvermögen als eine Kraft im Bereich der B-Metaphysik, also vor jedem psychischen Bewusstsein und vor jeder Art von Bewusstwerdung.

Hontschik geht auch auf die Frage ein, warum eine Wundheilung bisweilen oder häufiger auch nicht stattfindet. Absolut zutreffend sagt er: „Welche Faktoren sind nun mögliche Ursachen einer Wundheilungs*störung*?" (*Körper* 83, meine Hervorhebung). Wieder also ein störender Einfluss auf einen an sich normalen und korrigierenden Prozess. Hontschik nennt zunächst materielle, physiologische Faktoren wie schlechte Durchblutung oder Infekte, wobei wir sogleich weiterfragen, welche *Nocebos dafür* verantwortlich sind. Wir „landen" immer irgendwann in der A-Metaphysik.

Doch Hontschik erzählt sodann ausführlich einen Fall aus seiner Praxis, in dem am Ende eindeutig das Ergebnis zutage trat, dass die nicht heilende Wunde ausschließlich psychische Ursachen hatte. Die Heilung trat nach monatelanger Stagnation sofort ein, als das psychische Problem (A-metaphysisch) erkannt und behoben wurde (vgl. *Körper* 84-90).

Somit ist im Grundsatz klar, was geschehen muss, damit die Selbstheilungskräfte aktiv werden können. Nicht so sehr – wie so häufig und gern in allen nur denkbaren Broschüren versichert wird – die Einnahme von diesen Pillen oder jenen Säften, die Bewegung in frischer Luft oder die Kräftigung durch die richtige Ernährung, sondern das Fernhalten von Nocebos aller Art, die ihrem Wesen nach immer die gesunde Entfaltung von Seele und Körper behindern. Ich gehe sogar so weit zu sagen, dass das Prinzip der Selbstheilung überhaupt keiner Unterstützung bedarf, dass wir es durch mangelnde psychische Hygiene auf der Ebene der A-Metaphysik höchstens überdecken können. All die wohlmeinenden Ratschläge, wie wir über *materielle* Maßnahmen die Selbstheilungskräfte fördern sollen, können im Einzelfall zwar einen positiven Placeboeffekt erzielen, aber die allgemeine Überzeugung, die Kraft der Selbstheilung hänge von materiellen Bedingungen ab, kann den traurigen Effekt eines Nocebos haben und die tatsächliche Selbstheilung hemmen. Der Blick auf den Körper, auf Arznei und Wellness lenkt doch vom eigentlichen Ziel ab, das Nocebo wirkt weiter, die Psyche wird vernachlässigt, da sie als zweit- oder drittrangig angesehen wird. Und wenn dann vielleicht noch die Befürchtung entsteht, man habe materiell falsch agiert, sich falsch ernährt oder die Bedürfnisse des Körpers missachtet, dann setzt man eine ungute Dynamik von Selbstmalpraxis, Nocebo und Symptomentwicklung in Gang.

Wenn Schopenhauer schreibt, „Nur die Heilungen, welche die Natur selbst und aus eigenen Mitteln zustande bringt, sind gründlich" (zitiert nach Blech *Heillos* 149), so fasst er unser Anliegen gekonnt zusammen: Eine „Heilung" durch ein Placebo ist kein Mittel der Natur, sondern ein Manöver unseres Bewusstseins auf der Ebene der A-Metaphysik, das die Nocebo-Ursache nicht entfernt, sondern zeitweilig zudeckt und neue Symptome hervorruft. Das Mittel der Natur ist die freie Entfaltung des Prinzips der Gesundheit. Für diese Entfaltung spendet uns Prinzip die Gelegenheit und die Möglichkeit, die in unserem Unbewussten drängenden Probleme, d.h. die Krankheitsursachen, d.h. die Nocebos, trotz unseres Widerstandes aufzuspüren und durch bewusste Akzeptanz so zu schwächen, dass sie nicht mehr „kränken". Jetzt hat Prinzip freie Bahn und kann gründlich heilen. Sollte ein Arzt in der Lage sein, diesen Prozess zu unterstützen, indem er den Weg der Selbstheilung sauber hält, dann bedeutet „Arzt" auch „Heiler".

Teil E Therapie
Einleitung

Für uns ist es eine Selbstverständlichkeit zu glauben, wenn eine Therapie nötig ist, zu einem Arzt oder Therapeuten zu gehen, der dann die weiteren Schritte in die Hand nimmt. Diese Selbstverständlichkeit ergibt sich natürlich aus dem Konzept von Therapie, das wir zumeist unhinterfragt in uns tragen, und das Therapiekonzept ergibt sich wiederum aus dem Konzept von Gesundheit und Krankheit, das wir noch weniger hinterfragen, das uns von unseren Eltern „vererbt" wurde und das wir weitervererben. Die Hauptsäule dieses Konzepts ist die schulmedizinische Lehre, dass der Fachmann nach einer Untersuchung der Symptome erkennt, welche Krankheit vorliegt und er aus seinem Repertoire von Therapien die richtige auswählt. Der allgemeine Glaube besagt, dass es somit der Arzt ist, der uns gesund macht.

Die in diesem Buch dargelegte Sichtweise kann dieser Tradition nur sehr bedingt folgen. Die therapeutischen Richtlinien und Ratschläge, die im Folgenden angeboten werden, orientieren sich selbstverständlich an dem Konzept von Gesundheit und Krankheit, wie es hier dargelegt worden ist. Ein kleiner Überblick soll die zentralen Merkmale in Erinnerung bringen, deren „Finger" sodann permanent auf die richtige logische Einbettung der Ratschläge weist.

Krankheit ist für uns nicht ein isoliertes Körpergeschehen, das selbständig und eigendynamisch, unabhängig von unserer Handlungs-, Fühl- und Denkweise, die Symptome der Krankheit hervorruft oder sogar mit ihnen identisch ist. Die körperlichen Symptome sind stattdessen Ausdruck einer unkörperlichen, psychischen oder mentalen, Unstimmigkeit, die in den Tiefen unseres Unbewussten ruht. Diese Unstimmigkeit kann keine Symptome mehr produzieren, wenn sie korrigiert, aufgelöst oder behoben werden kann. Wir nannten diese Unstimmigkeit, wie auch immer sie entstanden sein mag, sei es durch Beziehungsprobleme, unterdrückte Wut, Angst, Sorgen usw., sei es durch Selbstmalpraxis, d.h. durch umgebende Einflüsse, gegen die ich mich nicht wehre oder wehren kann, *Nocebo*. Der Name bietet sich deshalb an, weil er betont, dass der Betroffene von der Schädlichkeit der Einflüsse nichts weiß. Mittels eines Placebos (Person, Wort, Medikament etc.) ist es möglich, einen neuen Bewusstseinsinhalt über den Nocebo-„untergrund" zu legen und auf diese Weise wegen des darin enthaltenen Heilversprechens, an das der Patient glaubt, die Symptome zum Verschwinden zu bringen (Effekt des Placebos). Das Nocebo ist damit aber nicht beseitigt und produziert bald andere Symptome. Heilung entsteht erst, wenn das Nocebo selbst „deaktiviert" worden ist. Der Zugang zum Nocebo wird erschwert, weil unser psychischer Organismus offensichtlich die als äußerst unliebsam und ichfremd empfundenen Inhalte des Nocebos verdrängt halten möchte, so dass sie nicht an die Oberfläche gelangen. Um das zu erreichen, entwickelt der Organismus körperliche Symptome, die das Ich-Bewusstsein in Bann halten und vom eigentlichen psychischen Geschehen ablenken (Sarno). Körperliches Leiden scheint eher akzeptiert zu werden als die Einsicht in die psychisch mentale Dramatik. Daraus ergibt sich der bisweilen enorme Widerstand, wenn trotz der Ablenkung dennoch an die Psyche gerührt wird. Eine Therapie, die Heilung anstrebt, muss daher irgendwie diesen Widerstand überwinden. Nun gibt es glücklicherweise jenseits dieses ganzen psychischen Mechanismus eine Kraft, die den Menschen aus seiner tragischen Situation befreien möchte, denn das Leiden selbst gibt immer wieder Signale an uns weiter, die in die Richtung weisen, wo eine Heilung stattfinden muss (Dethlefsen u. a.). Wenn wir diese Fingerzeige nicht verstehen, bleiben wir bei dem Versuch stehen, über körperlich medizinische Maßnahmen die Krankheit zu „bekämpfen", ohne sie – wie zumeist – zu besiegen. Unser therapeutisches Konzept soll es nun der geistigen Kraft jenseits unserer Psyche ermöglichen, ihr Ziel der Gesundheit und Harmonie zu verwirklichen, indem die verfremdende und krankmachende Wirkung der Nocebos reduziert oder aufgehoben wird. Das geschieht durch „Hinschauen" bzw. durch Erkennen, Bewusstmachen und Akzeptieren des Noceboinhalts.

Die hier vertretene therapeutische Methode ist eindeutig nichtmateriell, also geistig. Daher bleiben bei unseren Überlegungen bezüglich der Wahl der Therapieform alle materiellen, pharmazeutischen, chirurgischen Formen unberücksichtigt, obwohl sie, wie weiter unten dargelegt, auch ihren sinnvollen Platz haben.

Die erste Forderung ist uneingeschränkt wichtig: Die Wahl der Therapie muss absolut frei sein; niemand darf davon abgehalten werden, das für sich zu wählen, was er für richtig hält. Wir wissen doch, dass die eigene Überzeugung von der Richtigkeit der Behandlung *die* große Voraussetzung ist, die eine Besserung überhaupt erst möglich macht. Das Argument, das laufe auf eine Verteidigung der Placebomethode hinaus, ist arrogant, denn dieses Argument kommt meist aus der schulmedizinischen Ecke, die ja – wie wir gesehen haben – selbst letztlich nichts anderes betreibt. Clemens Kuby verhält sich in diesem Punkt sehr kämpferisch, weil er erlebt hat, mit welcher List und Überheblichkeit von schulmedizinischer Seite alternative Heilverfahren verteufelt werden. „Wer Angst vor spirituellen Heilansätzen verbreitet, indem er Gefahren erfindet, die Neulinge abhalten sollen, diese Wege für sich zu entdecken, stellt sich gegen das Menschsein, schränkt den Menschen in seiner Freiheit ein und möchte ihn dumm halten" (Kuby *Wunder* 63). Er vermutet, dass seitens der Medizin Ängste bestehen, die alternativen Methoden könnten sehr wohl gut und richtig sein. Er rät daher: „Wenn diese Ängste in negative Prognosen und Drohungen ausarten, tut man gut daran, diese Emotionen erst gar nicht an sich herankommen zu lassen, sondern sich klar zu machen, auf welchen Ängsten solche Äußerungen beruhen" (63). Er erkennt sehr richtig: „Sich von diesen Ängsten der Vertreter des materiellen Weges nicht beeindrucken zu lassen, erfordert Mut und Standfestigkeit" (63). „Fanatische Vertreter des materiellen Weges schrecken nicht davor zurück, ihre ganze Macht gegen den geistigen Weg einzusetzen und mit Verleumdungen, Lügen, Angstmache, Drohungen und Verfolgungen gegen ihn vorzugehen" (62).

Hat man sich einmal entschieden, nicht den materiellen Weg zu gehen, so stellt sich die Frage, welches nun der richtige geistige Weg ist. Ich glaube nicht, dass es *den* richtigen Weg geben kann, weil jeder von uns ein Individuum ist mit seinen ganz eigenen und besonderen Eigenschaften und Bedürfnissen. Aus der geradezu unendlichen Vielfalt von Angeboten muss er sich diejenige Methode aussuchen, die ihm „irgendwie" liegt. Das Internet bietet schnell und problemlos die nötigen Informationen. Über das Stichwort „Psychotherapie" öffnet sich auf der Google-Seite eine Auswahl praktisch ohne Ende. Natürlich ist es nicht meine Absicht und auch nicht meine Aufgabe, einzelne Therapien zu bewerten, zumal dafür eine Kenntnisfülle vonnöten ist, über die kaum jemand verfügen dürfte. Meine eigenen Erfahrungen erstrecken sich auf eine Psychotherapie psychoanalytischer Natur, der ich mich als Student unterzogen habe, sodann auf unterschiedlichste Seminare und Kurse verschiedener Richtungen, vor allem aus der Bioenergetik. Die wichtigste Erfahrung war aber meine Ausbildung zum Therapeuten in der nondirektiven Spieltherapie nach Virginia M. Axline, die ihrerseits auf die Gesprächstherapie von Carl Rogers zurückgeht. Die praktische Ausübung fand dann in Zusammenarbeit mit dem Schulpsychologen statt. Später befasste ich mich mit der Heiltätigkeit von M.B. Eddy, die sie in ihrem Hauptwerk *Wissenschaft und Gesundheit* dargelegt hat. Mein immer aktives Interesse an allen Problemen, die mit Heilung und Gesundheit aus nichtmaterieller Sicht zu tun haben, erlaubt mir, einige grundlegende Aussagen zu machen, die dem Hilfesuchenden nützen können. Die Entscheidung für oder gegen eine Methode wird er selbst treffen müssen.

Die erste Frage, die beantwortet werden muss, ist die, ob er professionelle Hilfe bei einem Therapeuten finden möchte oder ob er nach Wegen suchen möchte, die er allein gehen kann. Beides hat – je nach charakterlicher Lage – Vor- und Nachteile. Da die Situation, ob ich mit oder ohne Therapeut an meine Probleme herangehe, grundverschieden ist, behandele ich beide Möglichkeiten in zwei getrennten Kapiteln. Der Leser wird bemerken, dass ich nicht rundum neutral sein kann, weil meine Einschätzungen natürlich von meiner Sichtweise bestimmt werden, die in diesem Buch dargelegt worden ist.

Fremdtherapie

Wenn der Fall vorliegt, dass der Arzt nicht herausfinden kann, was die Ursache der Krankheitssymptome ist und er unbekannte psychische Ursachen vermutet, dann weiß der Patient häufig auch nicht weiter. In dieser Lage ist es ein Segen, dass Psychotherapien angeboten werden. Der Patient hat auf jeden Fall wieder Hoffnung und ist froh, dass es überhaupt weitergeht. Findet der Arzt hingegen eine materielle Ursache in der Physiologie, Anatomie oder Histologie, so wird er voraussichtlich nicht auf eine psychotherapeutische Empfehlung ausweichen, und der klassische Weg der Symptombekämpfung beginnt. Da wir wissen, dass materielle Ursachen nicht die erste oder eigentliche Ursache sind, kann der Weg endlos werden, und ein Symptom übergibt dem nächsten den Stab dieses Staffellaufes. Es gibt Patienten, die irgendwann dieses Schema durchschauen und trotz festgestellter „materieller" Ursachen auf Psychotherapie umschwenken. Jetzt kommen sie in den Genuss, dass der Arzt bzw. Therapeut ihnen ausführlich zuhört, denn solange körperliche Symptome betastet, betrachtet, untersucht und analysiert werden können, ergibt sich dem Augenschein nach keine Notwendigkeit von langen (schlecht bezahlten) Gesprächen. Der Psychotherapeut hingegen hat meistens nichts, das er betrachten und untersuchen kann, ihm bleibt nur die Information, das gesprochene Wort. Solange eine Psychotherapie nicht lediglich ein neu zu erlernendes Verhalten anstrebt, ohne sich um die Ursache des Fehlverhaltens zu kümmern, und solange sie nicht lediglich einen Placeboeffekt herbeiführen möchte, sondern wenn sie bemüht ist, die eigentliche Ursache des Problems zu erkennen, solange ist es von untergeordneter Bedeutung, welche der vielen psychotherapeutischen Richtungen der Patient wählt. Hauptsache ist, dass die Ursache gefunden wird, so dass die Selbstheilung sinnvoll einsetzen kann. Wer unter diesen Umständen einzelne Therapieformen herabwürdigt oder als überlegen rühmt, begibt sich eindeutig auf einen Nebenschauplatz. „Wer um diese verschiedenen Methoden Krieg führt, hat das Menschsein nicht verstanden" (Kuby *Dimension* 308).

Unabhängig von einer spezifischen Richtung gibt es aber auch generelle Probleme, ja sogar regelrechte Gefahren, die – wenn unerkannt – eine Therapie beeinträchtigen oder gar wertlos machen können.

Zunächst findet sich der Patient in einer Situation wieder, die er aus der schulmedizinischen Arztpraxis kennt: Er sucht Hilfe, und ihm gegenüber sitzt der Experte, der sicherlich weiß, was zu tun ist. Diese hierarchische Anordnung mit der Autorität auf der einen und dem abhängigen Leidtragenden auf der anderen Seite ist paradigmatisch für die Erzeugung des Placeboeffekts. Indem der Patient die Verantwortung abgibt, neigt er dazu, alle Vorschläge und Erklärungen des Therapeuten als hilfreich anzuerkennen, und so wird er so manche Besserung „produzieren". Der Therapeut könnte der Auffassung sein, nunmehr auf dem richtigen Wege zu sein, und er wird in der eingeschlagenen Richtung fortfahren. Da der Placeboeffekt ja auftritt, egal welches Placebo verabreicht wird, sofern der Glaube daran fest ist, ist die Wahrscheinlichkeit sehr groß, dass der Vorschlag oder die Erklärung des Therapeuten die Ursache eben *nicht* trifft. Es wird weiter gearbeitet, tiefer gebohrt, neue „Erkenntnisse" werden hervorgeholt, der Patient wird selbst zum Experten, der eindrücklich und redegewandt über seine Komplexe, Traumata und Kindheitserlebnisse dozieren kann, nur – er wird nicht gesund.

Hinzu kommt die Lage des Therapeuten: Er möchte natürlich Erfolge vorweisen, ist aber durch seine Ausbildung in einer bestimmten Richtung festgelegt. So finden Psychoanalytiker immer gern einen Ödipuskomplex, Familienberater vermuten hinter den Problemen schnell Missbrauchsfälle, Urschrei-Therapeuten graben nach dem Geburtstrauma, der Therapeut der Individualpsychologie deckt Minderwertigkeitskomplexe auf, und so weiter. Der Patient leistet Schützenhilfe, da er selbst etwas Konkretes in der Hand haben möchte, er freut sich, wenn „große" Gefühle zum Vorschein kommen, aber keiner von beiden bedenkt die Folgen, falls die Theorie nicht zutrifft. In den immer beliebter werdenden Gruppentherapien kommt ein überaus schädliches Element hinzu: Es herrscht gern unausgesprochen eine Wettstreitsituation, in der jeder Patient gern die vehementesten Erkenntniseinbrüche und Gefühlsausbrüche erlebt haben und vorweisen möchte. Wenn man sich aber auf der falschen Schiene befindet, wird eine Umkehr oder ein Neuanfang eher unwahrscheinlich, weil die Indizien, die darauf hinweisen könnten, meist ignoriert werden. Das Ergebnis solcher fehlgeleiteten Unternehmungen ist dann häufig eine tiefenpsychologische Therapie über zehn oder mehr Jahre oder ein Dauerabonnement auf dem psychotherapeutischen Markt.

Der eigentliche Mechanismus, der hinter den genannten abträglichen Therapieverläufen steckt, ist die Beteiligung des Willens, der aus den obersten Schichten des Ich- oder Tagesbewusstseins stammt, am therapeutischen Geschehen. Da die wahre Ursache, das unbewusste Nocebo, immer unbewusst ist, d.h. außerhalb des Zugriffs durch das Ich liegt, nützt das unbedingte Auffinden*wollen* der Ursache nichts. Es verhält sich wie bei bestimmten menschlichen Vorkommnissen oder Handlungstypen, die nicht dadurch zustande kommen, dass man sie willentlich herbeiführt, sondern dass man den Willen, sie herbeizuführen, ausschaltet. So kann man willentlich zwar zu Bett gehen, aber nicht sofort willentlich einschlafen. Man kann willentlich die Augen schließen, aber nicht Entspannung herbeizwingen. Man kann willentlich ein Musikstück üben, aber man kann es nicht mit großem Erfolg aufführen, nur weil man es will. Man kann durch Witze die Stimmung heben wollen und dennoch schlechte Laune verbreiten. Man kann sich freundlich geben, aber nicht über seinen Willen ein sympathischer Mensch werden. Und so verhält es sich auch beim Auffinden der krankmachenden Ursache. Solange wir mit eisernem Willen in uns gehen, finden wir nichts. Solange wir mit übermenschlicher Kraft und Ausdauer gegen die Symptome der Krankheit *kämpfen*, verlieren wir. Solange wir Therapieerfolg demonstrieren *wollen* – als Therapeut und als Patient –, erschaffen wir allenfalls Illusionen, Placeboeffekte, real existierende psychische Seifenblasen.

Wenn wir an John Sarno zurückdenken, der uns eine einleuchtende Erklärung geliefert hat, warum unser psychischer Apparat einen Widerstand gegen das Aufdecken von psychischen Krankheitsursachen entwickelt, nämlich weil die körperlichen (und auch neurotischen) Symptome von der eigentlichen Ursache ablenken sollen, dann erscheinen eine ganze Reihe von Phänomenen während einer Therapie in einem anderen Licht. Wir können sicher sein, dass jener Patient, der am Ende äußerst klug über seine Krankheit, seine Neurose, seine Traumata reden kann, Opfer seines eigenen Widerstandes gegen die Wahrheit geworden ist. Das Ziel ist erreicht, die intellektuellen Kenntnisse bilden eine Art Verlängerung seiner Symptome, sie bestehen unvermindert fort, die Ablenkung vom wahren Kern hat funktioniert. Ähnlich kann es dem therapeutischen Gespräch ergehen: Der Patient erzählt und erzählt, er hat alle möglichen Kindheitserlebnisse parat, er mag einen Ödipuskomplex andeuten, seine Theorien sind verzweigt und überwältigend, er gibt sich lernfreudig, aufnahmebereit und bescheiden, und doch führt er lediglich aus, was der Widerstand diktiert. Ich glaube, wir alle unterschätzen die Macht und die

Raffinesse, die wir unbewusst aufbringen, gewaltig. Das ist besonders auffällig bei verordneten Therapien, etwa bei Straftätern, die gar kein eigenes Leidensmotiv haben, um sich therapieren zu lassen. Da kann sich der Widerstand nach Belieben austoben. Material in Hülle und Fülle, das beide, Patient und Therapeut, fleißig verfolgen und das immer nur vom eigentlichen Punkt wegführt. Und beide haben ein Motiv, etwas vorweisen zu wollen und zu müssen, der eine, um eine erfolgreiche Therapie vorzuzeigen, der andere, um aus dem Gefängnis entlassen zu werden. Dieser Widerstand kann unglaubliche Dimensionen annehmen. Ganze Philosophien, Lebensweisen und Umgangsformen können so geprägt werden. Ein sanftes Wesen oder die Rückenschmerzen verbergen ein unbändiges Wutpotenzial, der Ruf nach Todesstrafe für Kinderschänder vertuscht geheime pädophile Neigungen; der kämpferische Einsatz für die alternativlos richtige Schulmedizin verdeckt die lauernde Angst vor der möglichen Entdeckung, die Medizin sei im Kern auf dem Holzweg. Auf die frommen Beteuerungen und Ermahnungen, die uns unaufhörlich aus gewissen skandaldurchsetzten Kirchenkreisen erreichen, möchte man nicht gern näher eingehen. Auf jeden Fall ist oft genug anzunehmen, dass in einer Therapiesituation der Patient ohne jeden bösen Willen und ohne jede listige Absicht seinen Therapeuten an der Nase herumführt, denn der Widerstand ist genauso unbewusst wie das Nocebo, das die Symptome zu verantworten hat.

Ein letztes sollte ein Hilfesuchender bedenken. Wenn bei der Werbung für eine Therapie das Geld hinter- oder vordergründig eine Rolle spielt, wenn äußere Merkmale wie luxuriöse Unterbringung, professionelle Betreuung, Qualitätszertifikate, außergewöhnlich gute Lage, beste Küche und auf hohem Niveau geschultes Personal angepriesen werden, dann liegt die Vermutung nahe, dass dies alles für den Placebomechanismus gedacht ist, denn was teuer ist, muss auch gut sein. Eine gute ärztliche Arbeit ist dann zweitrangig, weil die äußeren Bedingungen unsere Placebobereitschaft wohlwollend ansprechen.

Solange in der ganzen medizinischen Branche auf klinischer, politischer und pharmazeutischer Ebene das Geld das erste Thema ist, solange die Medizin eine gutsituierte Stellung in der Gesellschaft verspricht, solange Medikamente und Dienstleistungen mit hohen Profiten verkauft werden, solange teuere Behandlungen und Arzneien eine bessere Gesundheit in Aussicht stellen, solange Behandlungen verweigert werden können, weil man sie sich nicht leisten kann, solange einem ungefragt besondere Leistungen aufgedrängt werden können (iGeL = individuelle Gesundheitsleistungen), solange all das und noch mehr für unsere Gesundheit wichtig sein soll, solange stimmt etwas nicht. Zwar können einige spezifische Placebowirkungen erreicht werden, aber etwas wirklich Schlimmes wird allgemein übersehen: Auf einer sehr viel tieferen Basis kaufen wir uns ein *Nocebo* ein. Wir erhärten im Bewusstsein den falschen Inhalt, Gesundheit sei etwas Materielles, das – wie jede Materie – mit Geld gekauft werden kann. Mit dieser Vorstellung stellen wir uns auf das völlig falsche Gleis, wir schießen permanent am Ziel vorbei, kämpfen und rackern ein Leben lang, aber an der Gesundheit vorbei, den richtigen Weg erkennen wir immer weniger und versperren ihn endgültig. Vielleicht – eine erschreckende Idee – ist der ganze auf das Geld konzentrierte Medizinzirkus auch nur eine Folge unseres Widerstandes gegen die Wahrnehmung des richtigen, des geistigen Weges zur Gesundheit. Der Widerstand hätte es dann geschafft, unsere Aufmerksamkeit komplett von der bedrängten Seele weg auf den kranken Körper zu lenken mit allem, was dazugehört, den Versicherungen, den Kuraufenthalten, den überfüllten Arztpraxen, den Kunstfehlern, den übernächtigten Ärzten, dem Profithunger der Pharmakonzerne, den bösen Nebenwirkungen und den Infektionen durch resistente Keime aus den Krankenhäusern.

Zum Schluss eine kleine Nebenbemerkung, die offensichtlich wenig verbreitet ist, die mir aber nie abwegig erschienen ist: Wenn wir unser Leben komfortabler gestalten wollen, wenn wir einen gewissen Luxus genießen wollen, wenn bestimmte Reparaturen an Haus, Auto und Grundstück anfallen, dann hat es natürlich seine Ordnung, dass die entsprechende Dienstleistung bezahlt wird. Wenn aber Hilfe nötig ist um zu überleben, um nicht im Elend vor sich hinzuvegetieren, oder um einfach gesund zu sein, dann frage ich mich, ob die gleichen Kriterien angewandt werden dürfen wie bei der Beschaffung von Luxusgütern. Gesundheit kann doch nicht ein Gut sein, das nur gegen Bezahlung erhältlich ist. Und wenn das Geld nicht reicht, muss man krank sein, werden oder bleiben? Die Einrichtung der Medizin kostet natürlich Geld und muss finanziert werden, aber zu beobachten, dass nicht das Heilen und die Befriedigung, geheilt oder geholfen zu haben, an erster Stelle steht, sondern der Industriezweig Medizin mit Bettenauslastung, Profitmaximierung, Status, Rentabilität, dubioser Arzneimittelvermarktung und Preistabellen für praktisch jeden ärztlichen Handgriff, stimmt im ersten Moment traurig, im zweiten erhellend, zeigt es doch, worauf sich unser Begriff von Patient- und Menschsein reduziert hat.

Selbsttherapie

Der Ausdruck „Selbsttherapie" klingt paradox. Therapeut und Patient in einer Person; der eine verordnet dem anderen etwas und kontrolliert den Fortschritt der Behandlung. Wir sind diese Zweiteilung gewohnt und können uns zunächst keine andere Form vorstellen. Aber der dualistische Ansatz ist durchaus berechtigt. Wenn ich ohne Arztbesuch eine Schmerztablette nehme, betreibe ich streng genommen bereits Selbsttherapie: Der medizinisch gebildete Intellekt betrachtet sein Gegenüber, den Körper, und entscheidet sich für eine Maßnahme gegen dessen Misslichkeit. Subjektiv haben wir zwei Parteien. Bei der Selbsttherapie, auf die wir nun näher eingehen werden, ist das prinzipiell ähnlich:

Jetzt bin ich physisch, psychisch *und* intellektuell, also als *ganzer* Mensch, der Patient, der sich nicht mehr in zwei Parteien aufteilen lässt; Therapeut ist das Prinzip der Gesundheit, die Selbstheilungskraft, und die Aufgabe des Patienten besteht darin, dem Prinzip keine Hindernisse in den Weg zu legen. Dadurch bekommt die Selbsttherapie eine völlig neue Akzentuierung.

Peter Yoda ist überzeugt, dass „wir uns selbst heilen können" (*Insider* 74), er spricht davon, dass wir „unsere Selbstheilungskräfte mobilisieren müssen" und sieht das Hauptproblem darin, dass wir „den Glauben daran leider verloren" (74) haben. Sein Programm: „Unsere Hauptaufgabe ist, alle Menschen dazu zu bringen, sich selbst zu helfen und wissenschaftliche Beweise dafür zu sammeln, dass dies auch möglich ist. Mit Selbsthilfe meinen wir eigentlich das Wort Selbstheilung und zwar im physischen, psychischen und spirituellen Bereich" (22). Clemens Kuby geht einen kleinen Schritt weiter und sagt ganz kategorisch: „Unter Medizinern, egal ob Ärzte oder Heilpraktiker, wird anerkannt, dass der Mensch sich letztlich nur selbst heilen kann" (*Dimension* 308). Damit verweist er den Arzt oder Therapeuten auf die hinteren Ränge.

Bei der Selbsttherapie kehren sich äußerlich betrachtet die Vor- und Nachteile der Fremdtherapie in Nach- und Vorteile der Selbsttherapie um. Das Sich-Aussprechen-Können bei der Fremdtherapie entfällt jetzt natürlich, man hat keinen geduldigen Zuhörer mehr, und das Vertrauen in eine menschliche Autorität muss aufgegeben werden. Andererseits stehen wir bei der Selbsttherapie nicht mehr unter dem Druck, uns oder dem Therapeuten oder den Mitpatienten etwas vorführen oder beweisen zu müssen; wir brauchen kein „Ergebnis" mehr in einem bestimmten Zeitraum zu liefern, weil keine Versicherung irgendeinen Nachweis verlangt; wir haben niemanden vor uns sitzen, den wir hinters Licht führen möchten, und sich selbst hinters Licht zu führen, ist in den Grenzen unseres Ich-Bewusstseins genauso absurd, wie im Tagebuch zu lügen. Wir sind in der Lage, die Therapie an jedem Ort zu jeder Zeit durchzuführen, was den großen Vorteil hat, dass wir auf überraschende Erkenntnisse oder Vorkommnisse sofort reagieren können. So mündet die Selbsttherapie in eine besondere durchgängige Haltung uns und der Umwelt gegenüber, die therapeutische Auswirkungen hat.

Bevor wir uns dieser selbsttherapeutischen Haltung mit ihren praktischen Möglichkeiten des geistigen „Eingreifens" zuwenden, möchte ich dem interessierten Leser eine Schwierigkeit ersparen, mit der ich selbst längere Zeit zu kämpfen hatte. Die Literatur ist voll von Plädoyers für das geistige Heilen, für die Macht des Geistes, für die höchste universelle Intelligenz, für das gesundmachende Denken, für die Aktivierung der Selbstheilungskräfte, für die grenzenlose Kraft von innen, für das mentale Training, für den Wandel im Denken, für die Rolle der Seele in der Medizin usw. Dabei sind die meisten Autoren recht nachlässig, wenn es darum geht, methodisch sauber zu trennen. Bei der Macht des Geistes wird nicht immer klar, was gemeint ist. Ist es unser Denken, das je nach Denkqualität den Körper mal in dieser, mal in jener Richtung beeinflusst? Als Folge erscheint dann irgendwann die Aufforderung, sein Denken so zu kontrollieren, dass die Denkinhalte „positiv" sind. Oder bedeutet die Macht des Geistes nicht *unser* Denken, sondern eine externe Institution, die sich als eine Kraft manifestiert, die Heilung auf allen Ebenen bewirken kann? Die Autoren wechseln bisweilen unausgesprochen zwischen diesen Polen hin und her, sprechen mit den gleichen Vokabeln im Grunde von beidem und behandeln, wenn sie ins Detail gehen, zumeist die bemerkenswerte Macht, die in *unserem* Denken liegt. Den Placeboeffekt erkennen alle an, mal mit Bewunderung für das gewaltige darin enthaltene Potenzial, mal mit Skepsis, weil es *bloß* ein Placeboeffekt ist, der nicht dauerhaft heilt. Die Selbstheilungskraft erscheint ebenfalls regelmäßig, aber nicht immer wird deutlich, ob sie Folge unseres Denkens ist oder ob sie eine eigenständige Instanz ist, die doch durch unser Denken beeinflusst wird oder ob sie jenseits unseres Denkens grundsätzlich aktiv ist.

Da die Grenzen laufend ineinander verfließen, entsteht beim Leser nach intensiver Lektüre eher ein Gefühl von diffuser Geistigkeit mit unklarer Machtausübung als ein deutliches Bild von unserer psychischen Dynamik. Vernon Coleman erscheint mir am wenigsten eindeutig, Sarno und Dethlefsen betonen stärker die Rolle *unseres* Denkens, während Platsch und Kuby verstärkt jene Kraft ansprechen, die jenseits unseres Denkens existiert und von dort auf unsere Psyche und dann in Verlängerung auf unseren Körper einwirkt.

Da ich für das Verständnis der Problemlage eine eindeutige Trennung der Kategorien für notwendig erachte, habe ich unter Nichtachtung aller literarischen Ästhetik die Begriffe A-Metaphysik und B-Metaphysik eingeführt, denn es gibt auf beiden Ebenen bzw. in beiden Kategorien Aktivitäten, die sich körperlich ähnlich auswirken, die aber unterhalb dieser Oberfläche eine völlig andere Existenz führen. All meine breiten Darlegungen zum Placebo- und Noceboeffekt spielen sich auf der Ebene der A-Metaphysik (mit Verlängerung zum Körper) ab; die Schulmedizin ignoriert die B-Metaphysik völlig, die A-Metaphysik weitgehend und agiert auf der Ebene der Physis, des Körpers.

Beim jetzt anstehenden Thema der Selbsttherapie kommt theoretisch die Schulmedizin infrage, indem ich mich mental meinem Körper gegenüberstelle und ihn physikalisch, medikamentös usw. behandele. Diese Variante ist aber für uns ohne Belang.

Auf der reinen Ebene der A-Metaphysik ist eine Selbsttherapie praktisch ausgeschlossen, weil das persönliche Gegenüber fehlt, das ich als Autorität anerkenne und in das ich mein blindes Vertrauen setzen kann. Insofern kennt die Selbsttherapie keinen Placeboeffekt, es sei denn, ich wage ein Selbstbetrugsmanöver und rede mir ein, dass ich mich gesund sehen oder positiv denken *will*.

Ich glaube, eine ernstzunehmende Selbsttherapie ist erst möglich, wenn die Ebene der B-Metaphysik miteinbezogen wird, in der ich mich zwar als ganzer Mensch, d.h. körperlich, seelisch und geistig, der Selbstheilungskraft gegenüber sehe, denn die

Selbstheilung umfasst ja sowohl körperliche als auch seelische als auch geistige Symptome. Erst im zweiten Schritt wird nach der Selbstheilung rückblickend die Einsicht kommen, dass die anfängliche Zweiteilung in die Selbstheilungskraft auf der einen Seite und in den ganzen Menschen auf der anderen Seite Teil des pathologischen Zustands, ein vergangenes Behelfskonstrukt gewesen sein muss, denn auch das Ich, mein Bewusstsein, wird von der Heilung erfasst und ersteht eventuell völlig neu. Wo ist dann das alte kranke Ich geblieben, das die Zweiteilung vorgenommen hatte? Die Bibel spricht in diesem Zusammenhang von einer (geistigen) Neugeburt.

Um von Anfang an nicht in die falsche Richtung zu fahren, nehmen wir uns noch einmal die Rolle des Willens vor. Natürlich *wollen* wir gesund werden, wir *wollen* in Harmonie leben. In dieser allgemeinen Form ist gegen den Willen nichts einzuwenden, denn er möchte das gleiche wie das Prinzip der Gesundheit. Aber unser Wille ist etwas völlig anderes als der Wille des Prinzips. Unser Wille „wohnt" in der A-Metaphysik. Er ist geprägt von unserer Umwelt, von unserer Sozialisation, von der Tradition, der Erziehung, dem Zeitalter, den Medien, der Schule, der Konkurrenzmentalität, der Globalisierung, dem Streben nach Ruhm, Reichtum, Erfolg, und Ansehen. Er verfolgt egoistische Ziele im Beruf, in der Wirtschaft, in der Familie und sogar in den sozialen Beziehungen wie Freundschaft, Partei-, Vereins- und Kirchenmitgliedschaft. Denken wir zurück an die Ursachen von Krankheitssymptomen; es waren tief eingelagerte Nocebos, Einflüsse aus der Umwelt, aus kulturellen und traditionellen Vorurteilen, aus der Familie, aus dem Beruf, aus den Beziehungen vor allem. Der Leser bemerkt sicherlich, was ich sagen will: Die gleichen Momente, die für unsere Krankheiten verantwortlich sind, haben auch unseren Willen geprägt! Und dieser Wille soll nun Gesundheit herbeiführen können? Die Frage ist rhetorisch, und die Antwort hat enorme Folgen.

Unser Wille ist schlechterdings untauglich, wenn wir Gesundheit erlangen wollen. Welchen Sinn soll es haben, gegen eine Krankheit unermüdlich oder tapfer, auf jeden Fall mit ungebrochenem Willen zu kämpfen, wenn vielleicht exakt diese Kämpfermentalität, dieses eiserne Durchsetzungsvermögen die Krankheit erst herbeigeführt hat? Was für eine Gesundheit ist es, wenn ich einerseits mein gesundes Herz wiederhaben möchte, mich aber andererseits dagegen sperre, meinen Kunden, Geschäftsfreunden oder Klienten fair und ehrlich gegenüberzutreten? Wie will ich meine Rückenschmerzen loswerden, wenn ich nicht aufhören kann, mit irrwitzigem Ehrgeiz meine Karriere voranzutreiben? Wo soll die Geschmeidigkeit und Flexibilität meiner Gelenke herkommen, wenn ich stur und beharrlich auf unbeweglichen Vorurteilen bestehe?

Die Zusammenhänge sind sicherlich häufig genug komplexer, „das, was mir die Krankheit sagen will", ist oft so subtil, dass es verantwortungslos wäre, einfache Beziehungsgleichungen aufzustellen, aber wir müssen – wenn wir nicht in die materielle Blindheit zurückfallen wollen – davon ausgehen, dass irgendein Nocebo unbewusst zugange ist und durch Störungen aller Art unsere Gesundheit – eben – stört.

Unser Fehler ist einfach auf den Punkt zu bringen: Wir machen uns, ohne weiter darüber nachzudenken, genaue Vorstellungen, wie unsere Gesundheit auszusehen hat. Der Arzt soll das lästige Symptom schnellstens ausmerzen, am besten noch vor der nächsten Vorstandssitzung. Der verdächtige Tumor bringt meine Urlaubsplanung in Gefahr und muss mittels Skalpell aus dem Weg geräumt werden. Wenn ich Kopfschmerzen oder Schnupfen habe, muss die Tablette her, damit ich während der Konferenz mein Anliegen ungetrübt und mit Verve vortragen kann. Das Asthma soll möglichst verschwinden, aber nicht sofort mein Burnout, damit die Arbeitsunfähigkeit nicht gestrichen wird. Mein Herzjagen und meine Angstanfälle sollen aufhören, aber auf keinen Fall darf die Ehe gefährdet werden.

Wir müssen verstehen, dass unser Wille in diesem A-metaphysischen Wirrwarr, in diesem Hin und Her von gegenläufigen und widersprüchlichen Zielen nichts ausrichten kann, weil er selbst Teil dieses Wirrwarrs ist. Es muss hier deutlich gesagt werden, dass dieses Zurücknehmen unseres Willens sehr, sehr schwer ist. Das liegt an unserer Erziehung. Alle Größen der Geschichte beeindrucken durch ihre Willenskraft, die Unterwerfung ganzer Völker und Kulturen ist ihrem Willen zuzuschreiben, alle Erfolge, die wir erzielen wollen, alles und jedes, das unser Fortkommen fördert oder unsere Begehrlichkeit weckt, können wir erreichen, wir müssen es nur wollen. Interessant hierbei ist allerdings, dass selten davon die Rede ist, wie das Schicksal der unterworfenen Völker aussieht, was der verdrängte Konkurrent erleidet, wie der betrogene Ehemann fühlt, dessen Frau ich begehrt habe.

Unsere Lage wäre wirklich äußerst betrüblich, wenn wir nichts anderes zur Verfügung hätten als unseren Willen. Es gibt ja vornehmlich in der Politik unsere klugen Köpfe, die sich hinsetzen und „Lösungsstrategien" erarbeiten, bei denen selbstverständlich die eigenen Interessen gewahrt oder durchgesetzt werden müssen. Das machen alle so. Also kann das Ergebnis nur sein, dass der Mächtige die Harmonie diktiert. Unter solchen Bedingungen, wenn wir nichts anderes hätten als unseren Willen, wäre das Zurücknehmen unseres Willens ein Fall in eine chaotische Leere. Aber es gibt ja mehr als nur unseren Willen. Beim Thema Gesundheit (auf den Körper und die Psyche bezogen) sind sich eigentlich alle einig: Man bestreitet nicht die Existenz eines in der Natur vorhandenen Gesetzes eines Korrekturmechanismus, wir nannten es das Prinzip der Gesundheit, üblich ist der Ausdruck Selbstheilungskräfte.

Wie immer dieses Prinzip aussehen mag, eines müssen wir wissen: Es kann nur in *eine* Richtung wirken. Es kann also nicht „unter Umständen" auch mal Krankheit oder Disharmonie erzeugen. Das unterscheidet es von all den Bewusstseinsinhalten, die wir auf der Ebene der A-Metaphysik pflegen und die alles mögliche sein können plus ihr Gegenteil. Oben hatten wir dieses Prinzip mit der Gravitation verglichen, die auch nur *eine* Wirkrichtung hat. Es gibt keine Anti-Gravitation, auch dann nicht, wenn Dinge aufsteigen anstatt zu fallen. Bei dem Prinzip der Gesundheit gibt es keine Krankheit, auch wenn wir krank sind. Diese Besonderheit des Prinzips macht seinen Aufenthalt in der Kategorie der A-Metaphysik unmöglich. Wir führten daher die B-Metaphysik ein. Wenn es uns nun gelingt, dieses Prinzip wie auch immer auf uns anzuwenden oder es sich auf uns anwenden zu lassen, machen wir uns frei von den Wirrungen der Impulse, Motive und Zielsetzungen des Ichs und der Psyche, die als Inventar der A-Metaphysik uns so viel Ungemach bereiten. Und noch etwas kommt hinzu. Wenn das Prinzip der Gesundheit für uns arbeiten kann und wir ihm keine Hemmklötze in den Weg legen, können wir ein Vertrauen haben, das wir nie und nirgends irgendwo sonst haben können. Wir verstehen jetzt, was Klaus-Dieter Platsch so formuliert: „Auf der Ebene des Heilenden Feldes geht es nicht primär ums Tun, sondern vielmehr um ein Zulassen dessen, was ist. Um eine offene Haltung, die Heilung für grenzenlos möglich hält und einlädt" (Platsch *Feld* 217). Und weiter in seiner Diktion: „Die neue heilsame Information konkretisiert sich nicht durch Gedankenkraft oder Willensanstrengung, sondern sie folgt allein der Einladung des Herzens, eingebettet in die Haltung: Möge der Wille der höchsten universellen Intelligenz geschehen" (Platsch *Was heilt* 106f).

Damit ist klar, worin unsere Aufgabe bei der Selbsttherapie besteht: Wir müssen dafür sorgen, dass entweder keine Hemmklötze entstehen oder dass vorhandene Hemmklötze abgebaut werden. In unserer Diktion geht es um die Nocebos, die unbewusst in uns aktiv sind und die wir „inaktiv" machen müssen durch Entfernung oder Integration. Der Leser muss sich vor Augen halten, dass für dieses Ziel keine Rezepte verschrieben werden können. Bei jedem Menschen kommen andere Prioritäten zum Tragen, die Entwicklung in dem ganzen Prozess mag in unerwartete

Richtungen gehen, Zweifel, ob die Richtung stimmt, kommen auf, Ungeduld mag uns drängen, die neuen Perspektiven mögen Angst auslösen, vielleicht möchten wir so manches Mal unsere Zustimmung verweigern. All das wird so oder ähnlich auftreten, aber wenn wir in der Sicherheit verharren können zu wissen, dass das Prinzip nie Schlimmes vorhat, weil es das nicht kennt, ist viel gewonnen, und so mancher verdrießliche Umweg wird sich im nachherein als das Beste herausstellen, das uns passieren konnte. Solche Umwege können sich nämlich durchaus ergeben, weil die Hemmklötze nicht auf einmal durch eine einzige Handbewegung verschwinden. Was uns bevorsteht, ist nicht ein Wunder, sondern ein Weg, eher schmal als breit.

Was bei der Selbsttherapie am Anfang stehen muss, ist das richtige Wissen. Es ist die Überzeugung, dass die Ursachen der Krankheitssymptome nicht in der Materie, also in der Physiologie des Körpers liegen. Ich denke bei dieser Maxime an Sarno, der die größten Heilerfolge bei seinen Patienten mit Rückenschmerzen (TMS) dadurch erzielte, dass er sie dazu bringen konnte, die Psychologie hinter den Symptomen, d.h. die Funktion der Ablenkung von den Emotionen hin zum Körper, zu verstehen und die Wirklichkeit dieser Psychologie als Wahrheit anzuerkennen. Dies bedeutete gleichzeitig, dass sie die üblichen physiologischen Diagnosen nicht mehr akzeptierten. Ist man einmal so weit, diesen Sachverhalt grundsätzlich für richtig zu halten, wird die Suche nach den spezifischen Ursachen eigentlich erst möglich und zum ersten Mal erfolgversprechend, denn sollte man zu der psychologischen Variante der Ursachenfindung lediglich überredet werden, ist der Weg zu den Ursachen versperrt. Akzeptiert man aber die Psychologie hinter den Symptomen, so ergibt sich ein weiterer Vorteil: Unsere Angst wird vermindert. Plötzlich stehen wir nicht mehr vor einer sturen materiellen Eigendynamik der Krankheit, die uns blind und mitleidlos Schaden zufügt, sondern wir erkennen, dass die gefürchtete Eigendynamik keine Eigendynamik ist, sondern von einem Agens abhängt, das manipuliert oder gar ausgeschaltet werden kann. Wenn wir uns das vor und während einer Krankheit immer wieder klar machen, halten wir uns den weiteren Weg offen, wir schöpfen Hoffnung, entwickeln Optimismus und werden nach den ersten kleinen Erfolgen weiter bestärkt. Hören wir Joachim Faulstich, der sich ähnlich äußert: „Der Glaube nämlich, Einfluss auf das körpereigene Regulationssystem zu haben und nicht schutzlos blinden Regelkreisen ausgeliefert zu sein, die – einmal in Gang gesetzt – nicht mehr zu stoppen seien, wirkt offenkundig heilsam" (*Grenzen* 109).

Hemmklötze entfernen bzw. Nocebos auflösen impliziert gleichzeitig, dass wir keine neuen aufbauen. Das tun wir nämlich, wenn wir unterschiedslos Informationen über spektakuläre medizinische Erfolge oder Misserfolge, die sich auf physiologische, chirurgische, pharmazeutische Methoden beschränken, konsumieren. Dabei ist der Konsum selbst nicht ausschlaggebend, sondern unsere Reaktion. Sollten wir selbst an einer der vorgeführten Krankheiten leiden und alle medizinische Information darüber aufsaugen, so begeben wir uns auf einen gefährlichen Weg. Die Angst, die ohnehin im Verborgenen und ganz direkt an uns zehrt, baut sich weiter auf, die Vorstellung, dass der Körper mit uns macht, was er will, wird genährt und gefestigt, die Angst, Opfer einer grassierenden Epidemie zu werden, weitet sich zur Panik aus und kann dazu führen, dass die Menschen nur noch mit Gesichtsmasken in der Öffentlichkeit auftreten. Schlimm sind Photographien von entsetzlichen Verunstaltungen durch Krankheit oder von blutigen OPs, die uns ohne jede Vorwarnung beim Durchblättern der Zeitung entgegenstürzen. Wenn wir uns schon gesetzlich nicht gegen diese Praxis wehren können, so sollten wir unbedingt einen mentalen Schutzwall errichten und uns umgehend sagen, dass ja *bloß* der materielle Ausdruck uns in Schrecken versetzt, dass aber die dahinter liegende psychische Ursache einen höheren Grad von Wirklichkeit hat und veränderbar ist durch das Prinzip der Gesundheit, das den höchsten Grad von Wirklichkeit besitzt. Ich glaube, jeder von uns hat Bilder in Magazinen gesehen, die uns über Jahre verfolgen und die möglicherweise unsere Gesundheit beeinträchtigt haben, ohne dass wir davon wissen. Ich möchte nicht wissen, wie viele Menschen an dieser mentalen Vergiftung regelrecht gestorben sind. Leider lässt sich ein derartiger Zusammenhang nicht diagnostizieren, sondern nur die Folgen, die dann wiederum medizinisch irgendwo materiell als Krankheit, die „unvermutet" über uns gekommen ist, eingeordnet werden. „Eine ausführlich beschriebene Krankheit kostet manch einen das Wohlergehen seiner Erdentage. Welch ein Preis für menschliches Wissen!" (Eddy *Wissenschaft* 197).

Wenn man den Weg der Selbstheilung gehen möchte, dann empfiehlt es sich, nicht so lange zu warten, bis der brisante Ernstfall eintritt, denn wenn erst Eile geboten ist, wenn keine Zeit für das Aufdecken der Ursache, also des Nocebos, bleibt, wird alles schwierig. Der Zeitdruck erhöht die Angst, die Angst verhindert das In-sich-Gehen, die dadurch entstandene Unauffindbarkeit der Ursache verkürzt die Zeit. Wir stecken in einem Teufelskreis. Im Grunde ist die Methode der Selbstheilung eher Prophylaxe, die wir verinnerlichen sollten.

Meistens aber erschallt der Ruf nach einem „alternativen" Ausweg, wenn es psychotherapeutisch gesehen zu spät ist. Üblicherweise begibt man sich in (schul-)ärztliche Hand, die Behandlung vertreibt das Symptom – oder nicht. Vertreibt sie es, erscheint irgendwann ein anderes Symptom, oder man hat Glück und das Nocebo „hält stille". Vertreibt sie es nicht, werden bei jedem neuen Schritt immer schwerere Geschütze aufgefahren, bis der Patient stirbt, oder bis der Arzt alle Hoffnung nehmend sagt, dass die Medizin nichts mehr tun könne und dass nur noch Beten oder ein Wunder helfen könne. Die Reihenfolge ist immer gleich: *erst* körperlich „abklären" und behandeln und *dann* eventuell eine psychologische Alternative. Dabei sollte es genau andersherum sein. Erst und solange kein Zeitdruck besteht, auf die Suche nach den Nocebos gehen, und dann, wenn sich längere Zeit nichts bewegt, wenn vermutlich der Aspekt der psychischen Dynamik nicht wirklich akzeptiert werden kann, zurück zur Schulmedizin gehen. Ganz praktisch könnte die Suche nach den Nocebos etwa folgendermaßen beginnen: Der Leser liest noch einmal meine Ausführungen zu Sarnos Therapie, oben S. 127 bis 132. Wenn für ihn Sarnos Methode Sinn macht und er akzeptieren kann, dass das Symptom durch ein Ablenkmanöver seines Bewusstseins entstanden sein kann mit dem Ziel, ihn von der Psyche weg hin zum Körper zu lenken, dann sollte er versuchen, das körperliche Gebilde mental beiseite zu schieben und jene Zeit vor seinem geistigen Auge auszubreiten, als das Symptom erstmals auftrat. Sarno sagt ja, dass meistens in dieser Situation gewisse Ereignisse „hochsteigen", die – von uns unerkannt – als Nocebo unseren psychischen Haushalt unterwanderten und dann das körperliche Symptom entwickelten, um selbst unerkannt zu bleiben. Wichtig bei diesem Einstieg ist, alle Vorbehalte, die uns unser Wille, unser Ich, sogleich präsentiert, damit wir von diesem Unterfangen ablassen, nicht zu übernehmen und sich zu sagen, dass wir dieses Mal dem Widerstand nicht auf den Leim gehen wollen. Es lohnt sich bestimmt, eine Weile standhaft zu bleiben und sich ohne Gegenwehr den aufsteigenden Erinnerungen hinzugeben und dabei zu wissen, dass unserem Ich nicht zu trauen ist. Das Prinzip der Gesundheit hat jetzt nämlich die Möglichkeit uns zu führen, und wenn wir uns führen lassen, können wir sicher sein, dass es uns nicht in die Irre führt.

Es ist nicht zu erwarten, dass jeder in der Lage ist, die materielle Sichtweise wirklich aufzugeben. Und dann ist es auch richtig, bei der Schulmedizin zu bleiben. „Durch ihr materialistisch ausgerichtetes Bewusstsein würden sie für ihre Gesundheit ein zu großes Risiko eingehen, wenn sie sich in einem fortgeschrittenen Krankheitsstadium plötzlich auf die geistige Intervention verlassen wollten, an die sie im Grunde nicht glauben" (Kuby *Dimension* 233). Denn: „Es bedarf großen Mutes und unerschütterlichen

Vertrauens in unsere primär geistige Existenz, im Krankheitsfall auf jegliche materielle Intervention zu verzichten" (Kuby *Dimension* 306). Es sei hier nochmals klargestellt, dass es keinem der zitierten Autoren und auch mir nicht darum geht, die Schulmedizin pauschal zu demontieren; es geht darum, den Alleinvertretungsanspruch in allen Fragen körperlicher Gesundheit ungültig zu machen. „Wenn ein Mensch in eine Glasscherbe tritt, dann ist es einfach wichtig, diese Glasscherbe herauszunehmen. In einer solchen Situation wäre geistiges Heilen fehl am Platze" (Faulstich *Grenzen* 238). Oder wenn akut schwere Schmerzen auftreten, die jegliches Überlegen aus dem Bewusstsein drängen, dann können „erst die starken Mittel der modernen Medizin der Seele helfen, sich solchen Überlegungen zu öffnen" (*Grenzen* 303).

Was aber tun, wenn die Bereitschaft für den geistigen Blick gegeben ist, wenn keine Angst wegen lebensbedrohender Symptome aufsteigt, wenn die Zeit nicht drängt, wenn wir zwar unter Symptomen leiden, diese aber erträglich sind, so dass sie uns nicht davon abhalten, das Abenteuer des geistigen Weges der Selbstheilung zu wagen?

Wir wissen ja zweierlei: Es gibt die Kraft, die uns trotz aller Widerstände zur Gesundheit führen will, und: Unser bewusster Wille kann diese Kraft nicht hervorbringen, nicht manipulieren, nicht lenken und nicht für seine Zwecke einsetzen. Wir sind also „gezwungen", mit einer gewissen Passivität Dinge entgegenzunehmen, jeder aktive Willenseinsatz behindert, stört und vereitelt. Das Aufdecken der krankmachenden Nocebos geschieht also am Willen vorbei. Das haben alle Psychologen immer gewusst. Was dann als *ihre* Methode galt, war die Art, wie der Wille umgangen wird. In der Psychoanalyse Freuds waren es unbeabsichtigte „Fehlhandlungen", Versprecher, Ungeschick, punktuelle Vergesslichkeit, es waren die Träume der Patienten, die Aufschluss über ihr unbewusstes Innenleben gaben, es war der hypnotische Zustand, der Zugang zu den unbewussten Bereichen der Seele verschaffte, es war in der psychotherapeutischen Sitzung die „freie Assoziation" des Patienten, der aufgefordert wurde, alles direkt zu äußern, ohne Zensur und ohne Beschönigung, was ihm in den Sinn kam. Hintergrund dieses Vorgehens war die sichere Annahme, dass alles, was über das Ich, den Willen, beigesteuert wird, nicht nur nicht weiterführt, sondern vom Weg abführt, weil der Wille täuscht, verbirgt und betrügt. Und wäre er im Besitz des wahren Problems, wäre der Patient nicht krank.

Clemens Kuby schwört auf die Methode des Aufschreibens, wenn im Traum oder im Halbschlaf, auch während eines Spazierganges oder während einer Autofahrt, seltsame Einfälle, unvermutete Assoziationen, Bilder oder Gesichter, Worte und Gefühle aufsteigen. Wir müssen dabei wissen, dass wir uns keinen Dienst erweisen, wenn wir solche spontanen Ereignisse als Unsinn abtun und vergessen. Sie werden wiederkommen. Wir kommen den Nocebos näher, wenn wir eine gewisse Sensibilität entwickelt haben, die uns plötzlich wie eine Erleuchtung erkennen lässt, dass bestimmte Verhaltensweisen von uns gar nicht normal oder vernünftig sind. Zum Beispiel mag man unvermittelt stutzen, dass man es nicht fertig bringt, die Bankauszüge in den Ordner zu stecken, dass man bei einem bestimmten Wort oder in einer bestimmten Situation stottert, dass man sich fürchtet, eine schmale Treppe hinab zu steigen, dass man bestimmten Menschen nicht in die Augen schauen kann, dass man den befremdlichen Impuls verspürt, jemanden vom Balkon zu stoßen. Die Beispiele sind unendlich.

Wichtig ist, den Auffälligkeiten auf den Fersen zu bleiben, sie nicht weg zu schieben oder sich selbst für einen Unmenschen zu halten. Sie sind natürlich nicht zufällig, wenn auch sicherlich von unterschiedlicher Relevanz. Man hat auch nach einiger Zeit der Aufmerksamkeit ein sicheres Gespür dafür, welche der Merkwürdigkeiten wichtig sind. An dieser Stelle sollte man das

Vertrauen in das Prinzip der Gesundheit haben und wissen, dass weitere Erkenntnisse auftauchen werden, die immer näher an den Kern des Problems führen. Manchmal erschrickt man vor dem, was da offensichtlich in einem steckt. Aber dennoch darf man nicht in eine ablehnende Haltung verfallen und empört von sich weisen, was vielleicht der Schlüssel zum Problem ist. Und eines Tages wissen Sie: Das ist es. Und glauben Sie nicht, nun sei der Beweis erbracht, dass Sie ein schlechter Mensch sind. Nein, jetzt haben Sie lediglich das Nocebo erwischt. Und dieses Nocebo, vielleicht eine üble Intrige, die Sie einmal angezettelt haben und die unbewusst Symptome bildend auf Ihnen lastet, war ja selbst nur Ausdruck Ihres damaligen Denkens; sie war also wiederum nichts anderes als ein (mentales) Symptom, das auf ein früheres Nocebo zurückgeht. Jenes frühere Nocebo mag aus einem brennenden Ehrgeiz bestanden haben, eine führende Position zu erreichen. Dieser Ehrgeiz wiederum beruht auf einem weiteren früheren Nocebo, dass in Ihrer Familie keine „Versager" geduldet werden, und dieses Nocebo mag auf dem kulturellen Nocebo beruhen, dass nur Erfolg im Leben zählt. Das kann immer weiter zurückführen, bis die Quelle irgendwo unauffindbar im Nebel unserer zivilen „Tugenden" entschwindet. Begleiten Sie es freundlich hinaus, denn Sie sind nicht für seine Existenz verantwortlich; es hatte sich nur in der Hausnummer geirrt; die Frage nach dem Ursprung des Bösen endet in hoffnungsloser Vergeblichkeit. „Was immer ins Bewusstsein zurückgeholt und gelebt wird, braucht nicht auf der Körperbühne dargestellt zu werden" (Dahlke *Sprache* 110).

Immer wenn man solche Momente erlebt, geschieht etwas mit der Persönlichkeit. Man kann nicht mehr in allen Dingen so denken wie früher, man wirkt auf die Umgebung anders, man ängstigt sich weniger, das Ansehen steigt, Dinge klappen plötzlich, die früher schief gingen, man empfindet wieder Freude, wo früher graue Betrübnis herrschte, die Verstopfung, das Herzrasen, die

Rücken- oder Kopfschmerzen bleiben aus, Pickel verschwinden und ein Gefühl befreiter Gesundheit breitet sich aus. Im Prinzip müsste alle Krankheit auf diese Weise weichen können; ich wünschte, ich könnte auch für die schwersten Fälle Belege bringen, aber die sind ja zumeist in ärztlicher Hand, und Erfolge, die dort auftreten, werden selbstverständlich der jeweiligen medizinischen Therapie zugeschrieben.

Ich habe soeben sehr gradlinig beschrieben, was im günstigsten Fall passiert. Aber ganz so leicht präsentiert sich die Abwicklung nicht. Wir erinnern uns an Sarno, der ja die Bildung von Körpersymptomen als ein Ablenkmanöver erkannte, das die Psyche einsetzt, um die Identifizierung, d.h. die Bewusstwerdung der abgelehnten und verbannten Gefühle zu verhindern. Daraus ergab sich der Widerstand, der sofort aktiv wird, wenn jener Scheinfrieden der körperlichen Malaise angetippt wird. Daraus folgt fast von selbst, dass der Widerstand auch nicht vor der eigenen Investigationsfreude halt macht. Er wird unseren Bemühungen, die Nocebos aufzuspüren, mächtigen Gegenwind entgegen blasen. Und wenn wir meinen, *wir* seien dem gewachsen, so täuschen wir uns. Wir haben nur eine Chance, wenn wir aus der A-Metaphysik, unserer Psyche, sozusagen heraustreten und auf das Prinzip der B-Metaphysik vertrauen. Wir können ganz einfach sicher sein, dass diesem Prinzip Mittel und Wege zur Verfügung stehen, die jeden Widerstand überwinden, sofern wir uns nicht durch „falsches" materielles Wissen laufend in der Materialität und der A-Metaphysik festbeißen. Wenn wir dem Widerstand gestatten, unser Denken da zu fixieren, wo er es haben will, nämlich im Körper, in den Symptomen, in der Medizin, dann hat es das Prinzip der Gesundheit wirklich schwer.

Ich sagte es schon, man kann die Effizienz des Widerstandes gar nicht überschätzen. Das fängt an bei den Träumen, die wir zumeist schnellstens vergessen, auch wenn wir sie im Gedächtnis behalten wollen. Kuby schreibt sie deswegen auf. Sodann entwickeln wir gehörige Zweifel, ob es stimmt, dass ein *Gefühl* von Wut, ein Gefühl, das wir ja gar nicht leben, eine Bandscheibe aus ihrer Lage drücken oder die Nervenpassage im Wirbel verengen kann. Das ist doch „hirnrissig". Seit Sarno wissen wir es besser: Über den Umweg der verspannten Rückenmuskeln geschieht genau das. Ein anderer übler Trick des Widerstandes, uns vom Blick in die Psyche wegzuführen, ist der, dass er uns glauben macht, die Psychologen mit ihren Theorien hätten unlautere Motive, wollten den armen Patienten für viel Geld unnütze Therapien verkaufen, seien unfähig oder zu dumm, sich als richtige Mediziner zu betätigen und brächten durch ihr Auftreten die komplette Medizin in Verruf.

Der Widerstand mischt sich auch in unsere Bemühungen ein, die verursachenden Nocebos zu finden. So zeigen sich durchaus Einfälle und spontane Emotionen, die uns vom Eigentlichen weg- und zum Körper zurückführen sollen, die also „falsch" sind und der Ablenkung dienen. Wenn wir jetzt in einer Fremdtherapie engagiert sind, kann es passieren, dass der Therapeut diese falsche Spur aufgreift und sie zielbewusst weitertreibt in der Meinung, jetzt sei er der bösen Wahrheit nahe. Solche Umwege verzögern, können aber nicht ausgeschlossen werden. In der Selbsttherapie kann man dem leichter begegnen, weil keine Autorität in Form des Therapeuten vorhanden ist, die am Falschen festhalten will. In letzter Konsequenz kann immer nur der Patient selbst wissen, was wahr und was falsch ist. Auch wenn ich in der Selbsttherapie den falschen Eingebungen für eine Weile nachgehe, so kann ich darauf vertrauen, dass Prinzip mich wieder auf den rechten Weg bringt.

Ich glaube, dass der mächtigste Verbündete des Widerstandes die Angst ist. Sie ist der ideale Diener, denn sie sorgt dafür, dass die Aufmerksamkeit des Opfers ganz in der Beobachtung des Körpers aufgeht. Alle, auch die kleinsten Anzeichen einer beginnenden Erkrankung oder einer bestehenden werden gecheckt und untersucht und dem prüfenden Blick des Arztes zugeführt. Ob gefährlich oder harmlos, wieder ist man vermeintlich einen therapeutischen Schritt weiter, man hat einen kleinen Sieg oder eine kleine Niederlage errungen, auf jeden Fall befinden wir uns an dem Ort, wo uns der Widerstand haben wollte, am und im Körper. Den Symptomen ist keinerlei Grundlage entzogen worden.

Was aber die Angst so ideal für den Widerstand macht, ist ihr subjektiver Existenzmodus: Wir empfinden und erleben Angst vor Krankheit akut und sehr heftig, sie treibt uns um und lässt uns nach Hilfe – wenn auch in der falschen Richtung – ausschauen, wodurch sie letzten Endes nur zunimmt und dem Widerstand verstärkt zuarbeitet. Der Widerstand selbst hingegen existiert ausgesprochen verdeckt, wir erleben ihn nicht akut, unser Bewusstsein nimmt ihn nicht als „Objekt" wahr, er richtet aber das Bewusstsein so aus, dass wir meinen, alles, was es wolle und tue sei unser eigener freier Wille. Denken wir an Dethlefsen und was er über den freien Willen durch die Hypnose herausgefunden hat! (vgl. S. 118f) Ich bin überzeugt, dass es im täglichen Leben von Vorteil wäre, wenn wir uns bei Angstanfällen sagen könnten, dass sie nur ein Instrument des Widerstandes sind, die uns von der Suche in der richtigen Richtung abhalten sollen. Das könnte aber die Angst so vermindern, dass wir den Weg in Richtung Psyche weitergehen können, immer in dem Bewusstsein, dass das Prinzip der Gesundheit nie aufhört, uns zu führen. Sollten alle Symptome eine Verschlimmerung der Lage ankündigen, dann ist es eine sehr persönliche Frage, ob man das als eine Intensivierung des Widerstandes interpretiert, weil man dem eigentlichen Nocebo näher gekommen ist, und man die erhöhte Angst mit erhöhtem Vertrauen in Prinzip ausgleicht, oder ob man zur Schulmedizin zurückkehrt, weil die Angst einfach zu groß ist und den Blick einzig auf das Symptom fokussiert. Ich bin in meinen Ansichten zwar konsequent, aber ich bin kein Fanatiker. Jede Entscheidung, ob für oder gegen Prinzip, wenn in voller Überzeugung getroffen, ist besser für unser Wohlbefinden als halbherzige und zögerliche Entscheidungen.

Aber – so könnte und wird man fragen – warum nicht eine Kombination von beidem? Man könnte sich doch schulmedizinisch behandeln lassen *und* parallel vertrauensvoll auf Prinzip setzen. Das könnte man in der Tat. Jeder mag sich so entscheiden. Aber jeder sollte sich auch bewusst sein, was das heißt. Wenn man dem schulmedizinischen Denken die Behandlung überlässt, ist es sehr fraglich, ob das Prinzip der Gesundheit dabei führen kann, denn Prinzip „denkt" natürlich nicht schulmedizinisch, und die Kombination der Methoden ist dann nicht mehr eine gegenseitige Verstärkung, sondern eine gegenseitige Behinderung. Die medizinischen Maßnahmen durchkreuzen mit großer Wahrscheinlichkeit den Weg des Prinzips. Was aber mit mehr Gewicht hinzukommt, ist die tiefere Bedeutung dieses Wunsches nach Kombination. Er zeigt, dass man weder der Schulmedizin noch dem Prinzip wirklich traut. Man gehört zu den Lauen, den Halbherzigen; man blickt zwar noch in Richtung Psyche, aber auch ängstlich auf den Körper. Hält man nun die Psyche oder den Körper für die Ursache der Krankheit? Im Übrigen glaube ich, dass der Widerstand mal wieder seine Hand im Spiel hat: Er sorgt dafür, dass sein Ablenkmanöver nicht zu Fall kommt.

Der Widerstand, mit dem wir es auf jeden Fall zu tun bekommen, mit dem wir uns aber auseinanderzusetzen haben, hat eine bemerkenswert kreatürliche Eigenschaft. Er verhält sich wie jener Hund, der um so lauter bellt, je genauer er getroffen wird. Es ist eine Binsenweisheit, dass wir auf eine Kritik an unserem Verhalten umso empfindlicher mit Wut und Ärger reagieren, je genauer wir wissen, dass sie zutrifft. Bei dem Widerstand gegen eine zutreffende Entblößung des Nocebos ist es ebenso, nur schlimmer und ausgeprägter. Jeder erfahrene Psychotherapeut weiß, dass er ein Debakel anrichten würde, wenn er eine Deutung der Krankheitsursache, auch wenn oder gerade weil sie zutrifft, dem Patienten frei heraus an den Kopf werfen würde. Wahrscheinlich würde das den Abbruch der Beziehung bedeuten, oder der Patient würde im Stile eines Lippenbekenntnisses die Deutung „einsehen", sich aber innerlich absolut verschließen. Auch bei der Selbsttherapie greift dieser Mechanismus. Daher ist es unwahrscheinlich, dass wir gleich zu Beginn unserer Bemühungen zum Kern vorstoßen.

In meiner Zeit als Therapeut der nondirektiven Spieltherapie habe ich eindrucksvoll die Problematik kennengelernt. Der Therapeut spiegelt ja verbal ohne moralische Bewertung die von ihm erkannten Emotionen des Kindes. Häufig genug war die Qualität dieser Emotionen eindeutig Hass, Aggression oder Verzweiflung. Aber wehe, ich hätte meine Einsicht unverblümt gespiegelt. Anfangs tut man solche Dinge aus Unerfahrenheit. Die Reaktion der Kinder hat mich immer sofort auf den Boden der therapeutischen Wirklichkeit zurückgeholt: „Nein, nein, nein, das stimmt ja gar nicht!" Im Bewusstsein dieses Sachverhalts gilt in der nondirektiven Therapie die Regel, nie zu tief zu deuten, sondern immer nur leicht unter der Oberfläche zu bleiben, so dass die Deutung gerade noch akzeptabel ist. Im weiteren Verlauf der Therapie bei allmählicher Zunahme der Einsicht in das eigene Verhalten werden die Deutungen insgesamt zwar tiefer, aber beim einzelnen Deutungsakt gilt weiterhin die Regel, immer dicht an der Oberfläche der jeweiligen Ebene zu bleiben. Das Verhalten ändert sich zum Positiven, je tiefer man schrittweise kommt. Der Therapeut dirigiert nichts, erzwingt nichts, sondern überlässt alles der „psychischen Eigendynamik" der Kinder, wir würden sagen, dem Prinzip der Gesundheit.

Ich kann dieses Kapitel nur abschließen mit der Bemerkung, dass sich unser Vertrauen in die Selbstheilungskräfte auszahlt. Sind wir überzeugt, dass sie nach Art eines Prinzips wirken, nicht nach Art eines „unerforschlichen, willkürlichen und unberechenbaren Gottes", so können wir im wahrsten Sinne des Wortes „blind" vertrauen. Geschieht nicht gleich das große Wunder einer kompletten Rundumheilung, so darf uns das nicht anfechten; es hat seine Berechtigung: Bevor wir an das Leck im Kanalsystem herankommen, müssen einige Schichten Erdreich zuvor abgetragen werden.

Modell der Selbstheilung

Wenn man sieht, wie die Selbstheilungskräfte mit den unterschiedlichsten Situationen, Störungen, Verletzungen und Krankheiten fertig werden, wie die unterschiedlichsten pathologischen Ausgangszustände wieder zurechtgerückt und – den Wegen vergleichbar, die alle nach Rom führen – auf den Weg zur Gesundheit gebracht werden, dann möchte man gern mehr über diese Kräfte erfahren. Viel wird hierüber nie gesagt, weil man einzig und allein lediglich die Auswirkungen, häufig mit Staunen, beobachtet. Den Körper und auch die Psyche haben wir schon zu einem guten Teil kennenlernen können, aber nicht die Zentrale, die unaufhörlich für unseren Körper und unsere Seele sorgt.

Einige würden sicherlich sagen, das sei alles in unseren Genen. Ich hoffe, ich muss nach all den Ausführungen nicht noch einmal begründen, warum diese Aussage zwar stimmt, aber nichts erklärt, denn die Gene als materielle Bestandteile unseres Körpers, die wie alles Körperliche den Veränderungen durch die Psyche unterworfen sind (vgl. S. 114), bedürfen ja gerade einer Erklärung ihrer Herkunft. Ihr Gestaltungskonzept, das selbst nicht materiell sein kann, muss zum ursprünglichen Konzept des Menschen gehören vor jeder Psyche und vor jedem Körper. Und auch sie können sodann durch Nocebos gestört werden. Aber diese Vorgänge sind noch sehr rätselhaft.

Wie schon ausgeführt, können die Selbstheilungskräfte – man könnte sie auch Gesunderhaltungskräfte nennen –, die den Körper und die Psyche heilen können, nicht selbst Teil des Körpers oder der Psyche sein; sie gehören zur B-Metaphysik, deren Struktur und Dynamik wir nicht kennen und durch unsere Sinnesorgane nicht wahrnehmen können. Auch unsere Gefühle und unsere Verstandeskräfte, der A-Metaphysik zugehörig, haben keinen Zutritt. Sie empfangen zwar die Impulse der Selbstheilungskräfte in den unbewussten Teilen unserer Psyche und leiten sie zum Körper weiter, sei es direkt und unverzerrt oder durch Nocebos verzerrt in Form von Symptomen, aber sie haben darüber hinaus keine Erkenntnis der B-Metaphysik.

Ich wage an dieser Stelle einen sehr persönlichen und subjektiven Vergleich, der die Zusammenarbeit von B-Metaphysik, A-Metaphysik und Körper veranschaulichen mag. Der Vergleich hinkt sicherlich an vielen Stellen und ist nicht gerade schön, aber wir Menschen sind immer sehr froh, wenn wir durch einen bildlichen Vergleich etwas anschaulich machen und dadurch besser verstehen können.

Die B-Metaphysik soll eine Radiostation sein, die nichts anderes als Gesundheit aussendet, d.h. im Vergleich, ein perfekt aufgenommenes Musikstück. Überall im Lande gibt es Radioempfänger, die die Wellen dieses Musikstücks empfangen und in Schallwellen umwandeln. Der Radioapparat wäre dann die A-Metaphysik und die Schallwellen das Endprodukt, der Körper. Schallwellen und Radio (Körper und Psyche) können wir wahrnehmen. Der Sender, die B-Metaphysik, entzieht sich komplett unserer Wahrnehmung, auch wenn wir den Radioapparat mit aller Gründlichkeit untersuchen, d.h die A-Metaphysik gibt uns keinen Aufschluss über die B-Metaphysik. Der Sender verschickt seine Botschaften an beliebig viele Empfänger, d.h. alle Menschen erhalten über ihre A-Metaphysik die Botschaft der Gesundheit. Hören wir nun statt des schönen Musikstücks, also der Gesundheit, Missklänge, d.h. weisen wir Symptome einer Krankheit auf, obwohl der Sender tadellos arbeitet, so wird gefragt, wieso? Die Schallwellen selbst sind trotz ihrer Entstellungen „unschuldig", d.h. der Körper ist nicht die Ursache der Symptome, und der Versuch, die Schallwellen technisch zu korrigieren, bzw. den Körper materiell zu heilen, wird kaum gelingen. Da wir davon ausgehen, dass der Sender störungslos arbeitet, dass die Gesundheit unbeeinträchtigt vermittelt wird, bleibt als Störungsherd nur noch der Radioempfänger, die A-Metaphysik, die Psyche. Jedes Radio mag seine eigenen Defekte haben, Wackelkontakte, Kurzschlüsse, schadhafte Leitungen, verschmutzte Kontaktflächen usw., d.h. in jeder individuellen Psyche agieren Nocebos unterschiedlichster Art, und die Symptome unterscheiden sich dementsprechend. Irgendwann funktioniert das Radio nicht mehr, es gibt keine Schallwellen mehr, d.h. wir sterben, aber die Sendestation, das Prinzip der Gesundheit, lebt. An folgender Stelle hinkt unser Vergleich aber: Es ist die Reparatur. Beim Radio benötigen wir den Techniker, denn die vom Sender ausgestrahlten Radiowellen haben nicht die Fähigkeit, das Radio zu reparieren, wohl aber die Impulse des Prinzips der Gesundheit, die als Selbstheilungskräfte unseren körperlichen und psychischen Organismus in Ordnung bringen können.

Dass die Selbstheilungskräfte auf ein Prinzip der Gesundheit zurückgehen und zur B-Metaphysik gehören, hat menschheitsgeschichtlich große Folgen, die uns genauso bewegen wie unsere Vorfahren. Allein die Tatsache, dass wir sie nicht direkt sehen können, sondern immer nur ihre Auswirkungen, hat zu gewaltigen Spekulationen Anlass gegeben. Ich glaube, dass hierin ein gewichtiger Grund liegt, warum die vielen religiösen Vorstellungen entstanden sind, die eigentlich nur diesem Geheimnis auf die Spur kommen wollten. Diese Kraft als ein Prinzip aufzufassen, war für die Menschen immer schwer, eigentlich unmöglich. Meines Wissens hat dies explizit und konsequent erst M.B. Eddy geschafft, die das Prinzip aber nicht auf die Gesundheit des Körpers und der Psyche beschränkte, sondern auch auf die Natur, auf die familiären, sozialen und politischen Verhältnisse bezog und sogar das Schicksal einschloss.

Die Schwierigkeit, sich ein Prinzip in menschlichen Fragen und nicht allein in naturwissenschaftlichen Dingen vorzustellen, liegt sicherlich darin begründet, dass wir als Menschen in allem, was wir denken, wollen und tun, immer auch das Gegenteil mitdenken, wollen oder tun. Bei hell denken wir automatisch auch an dunkel, wir sind gut aber auch schlecht, es gibt große und kleine Dinge, wir wollen Gesundheit, sind aber auch krank. Ein Prinzip kennt diese Qualität der Gegenteiligkeit nicht. Aus der menschlichen Situation heraus mussten die spekulativen Versuche, das Geheimnis der Selbstheilungskraft zu erklären, dazu führen, unsere menschlichen Gegenteiligkeiten, unseren Dualismus, auch in die Metaphysik zu verlegen. Solange man bei der A-Metaphysik blieb, ging das problemlos: Gute und böse Regungen, Worte und Taten waren allen bekannt. Aber als man sich der offenkundig benötigten B-Metaphysik näherte, begannen die Probleme, weil man das Prinzip dualistisch dachte. Es wurde menschenähnlich mit allen Dualismen, die wir in unserem Leben kennen. Das Prinzip wurde ein „Wesen", ein Gott, der liebt *und* straft, der vergibt *und* zürnt, der großzügig *und* eifersüchtig ist, der besänftigt werden muss, der sich über uns ärgert und uns mit Krankheit schlägt. Die Götter traten in Rivalität, die Menschen verfolgten sich gegenseitig wegen ihrer verschiedenen Götter, welches war oder ist der einzig wahre Gott, Kreuzzüge, Religionskriege, Zwangsmissionierungen, Dschihads und Ketzerverbrennungen werden „heilige" Einrichtungen. Und das Prinzip der allgemeinen Gesundheit wirkt und wirkt und weiß von all unseren menschlichen Verbiegungen nichts!

Wir können von Glück reden, dass jenes Prinzip der Gesundheit für uns unzugänglich ist, dass wir es nur erfahren, aber nicht beeinflussen können. Könnten wir es nach unseren Vorstellungen gestalten, so glaube ich, wäre unsere Welt längst unbewohnbar geworden, eine Tendenz die sich ohnehin im Rahmen unserer Machtausübung abzeichnet. In unserer Macht liegt es allenfalls, für eine Weile zerstörerisch tätig zu werden und das Wirken des Prinzips zu verdecken. Praktisch alles, auch die komplizierteste Vorrichtung, lässt sich ohne einen Funken von Intelligenz mit einem Hammerschlag zerstören, aber es aufzubauen, es in der unendlich verzweigten Vernetzung konstruktiv zu erhalten, erfordert eine gewaltige Intelligenz. Natürlich bauen und konstruieren wir famose Dinge, aber nur allzu oft stellt sich später heraus, wie diese Konstruktionen im großen Kontext schädlich wirken. Atomkraft, Düngemittel, Insektizide, Fischfang im großen Stil, Verschmutzung durch Industrie, Antibiotika, die Resistenzen bei Bakterien entwickeln etc., mögen als Stichworte dienen. Ein Glück, dass die Natur, die auch der Selbstheilungskraft, bzw. der Regenerationskraft, unterliegt, sehr weitgehend unsere Zerstörungen wieder ausgleicht, denn wir mit unserem Willen sind dazu sicherlich nicht in der Lage. Unsere Strategien zur Lösung der Probleme würden bestimmt auf höherem Niveau wieder im noch größeren Kontext Schaden anrichten.

Eine weitere Konsequenz, die sich sicherlich aus unserem Unverständnis des Prinzips und unserer dualistischen Sichtweise ergibt, ist unsere materiell gefärbte Begrenzung des Prinzips. Da wir materiell nicht grenzenlos bauen, schaffen, errichten, heilen und Erfolg haben können, unterstellen wir der Selbstheilungskraft die gleichen Grenzen. Wir akzeptieren sie, will sagen, unser Bewusstsein stellt ihr (meistens) keine Hindernisse in den Weg bei Verletzungen der Haut, beim Zusammenwachsen der Knochen, bei Schnupfen und Grippe, bei Magenverstimmung, Rückenschmerzen und Windpocken, sie erscheint uns als natürliche heilende Tatsache bei Trauer, Schmerz und Enttäuschung. Aber wir sprechen ihr die Fähigkeit zu heilen ab, will sagen, unser Bewusstsein stellt eine unüberwindbare Mauer gegen die Heilung auf bei Kurzsichtigkeit, Krebs und Malaria, bei Arthrose, Gefäßverengung und multipler Sklerose, bei Demenz, Schwerhörigkeit und AIDS. Das sind dann die unheilbaren Krankheiten. Und auch Depression und Schizophrenie sowie chronischer Schmerz lassen die Selbstheilung nicht an sich heran. Warum nur sind wir so überzeugt, dass sich alles so verhält, und warum sollte das Prinzip der Gesundheit bestimmte Bereiche ausgrenzen? Es ist – ehrlich gesagt – nicht einzusehen, und wir dürfen die leise Befürchtung hegen, dass wir uns über Jahrhunderte der Verblendung einen Noceboeffekt großgezogen haben, dem wir nun nicht mehr beikommen, weil wir das Nocebo kurzerhand zum medizinischen Faktum der Unheilbarkeit erklärt haben.

Prozess der Selbstheilung

Wenn man sieht, wie die Selbstheilungskräfte mit den unterschiedlichsten Krankheiten fertig werden, mögen wir nachdenklich werden: Es erscheint uns seltsam, dass es möglich sein soll, dass die primordialen Kräfte der Gesunderhaltung und der Selbstheilung in bestimmten Fällen oder unter bestimmten Umständen nicht zur Wirkung kommen. Aber der Blick in unsere Umwelt, in unsere Krankenhäuser und Hospize beweist, dass es sich so verhält. Um diese Konstellation zu verstehen, müssen wir unser Modell der wirkenden Kräfte noch etwas vervollständigen:

Der Placebo- und Noceboeffekt kam ja dadurch zustande, dass Einflüsse aus der Umwelt – Medikamente, Autoritäten, Probleme aus der Familie und dem Beruf, subjektive Vorstellungen über das „Wesen der Welt" etc. – unser Bewusstsein bestimmen und in die Tiefen des Unbewussten gleiten, wo sie nicht einfach ruhen, sondern unseren Körper, unseren Willen und unser Leben durch Symptome, Zwänge und Missgeschicke aller Art „im Griff haben". Wir nannten diese Instanz A-Metaphysik. Um zu heilen, mussten diese Faktoren aus dem Unbewussten in unser bewusstes Bewusstsein heraufbefördert werden, wodurch sie ihre Kraft ganz oder teilweise verlieren. Auf diese Weise kann ein Nocebo, aber auch ein Placebo, unwirksam gemacht werden.

Die Selbstheilungskräfte aus der B-Metaphysik sind immer jenseits der A-Metaphysik, unserer Psyche, aktiv, aber sie müssen, um sich in unserem Organismus auszuwirken, sozusagen durch das Tor der A-Metaphysik hindurch. Sie müssen offenbar unser Unbewusstes als eine Art Grenzübergang benutzen, an dem sie aufgehalten oder durchgelassen werden können. Besteht ein

Nocebo aus der Annahme, dass diese oder jene Krankheit unheilbar ist, dann wirkt sich das als Sperre für die Selbstheilungskraft aus. Bei anderen, den als heilbar deklarierten Krankheiten, werden die Selbstheilungskräfte „ohne Überprüfung durchgewunken". Gegenüber einer Placeboheilung, die den Schwankungen unseres Bewusstseins unterliegt, hat eine Heilung durch die primordialen Selbstheilungskräfte den Vorteil von Stabilität und Konstanz. Es ist aber dennoch nicht auszuschließen, dass sich auch gegen die heilbaren Krankheiten ein Nocebo aufbauen kann, wie nichtheilen-wollende Wunden, hartnäckigste Erkältungen oder dramatische Entwicklungen praktisch jeder „harmlosen" Erkrankung belegen. Ein anderes Nocebo mag besagen, dass Selbstheilungskräfte sehr begrenzt und bei bestimmten Krankheiten machtlos sind. Leider sind wir dann selbst die Leidtragenden. Hilfe ist nur möglich, wenn wir in der Lage sind, ein solches Nocebo dadurch unschädlich zu machen, dass wir unsere Überzeugung ändern.

Überzeugungen zu ändern, ist eines der schwierigsten Unterfangen, die es für uns Menschen gibt. Es geht ja nicht darum, dass wir uns „im Kopf" sagen, es könnte alles auch anders sein, denn die Überzeugungen müssen so fest, so unerschütterlich und selbstredend gewiss sein, sie müssen in aller Klarheit als unbestreitbare, einzige Wahrheit für uns dermaßen wirklich sein, dass wir gar nicht auf die Idee kommen, man könnte überhaupt anderer Überzeugung sein. Erst dann können sie ins Unbewusste versinken und als Placebo oder Nocebo auf unsere Psyche und unseren Körper einwirken. Es nützt also überhaupt nichts, mal eben schnell eine andere Überzeugung auszuprobieren. Das ist alles eine Tätigkeit des Kopfes; wir können sie willentlich ab- oder anstellen, auf jeden Fall bewirkt sie nichts in den Tiefen unseres Unbewussten.

Der Leser kennt sicherlich das merkwürdige Phänomen, dass in Hotels in Amerika kein 13. Stockwerk und kein Zimmer mit der Nummer 13 existiert. Fragt man jemanden warum, so wird gern auf Aberglauben etc. verwiesen, aber die Überzeugung, dass die 13 eine Unglückszahl ist und Unglück zur Folge hat, ist die eigentliche Überzeugung, während die aufgeklärte Erhabenheit über solchen Aberglauben letztlich oberflächlich bleibt. Da nützen alle Beteuerungen des Gegenteils nichts. Von dieser und anderen Erscheinungsformen des Aberglaubens sind weder Hotelbetreiber noch Professoren ausgenommen. Man denke auch an jene Dame, die einst sagte, sie glaube nicht an Gespenster, aber sie habe Angst vor ihnen, oder an jene andere Dame, die, nachdem sie wieder dafür gebetet hatte, der Herr möge den Berg vor ihrem Fenster versetzen und die am nächsten Morgen sah, dass der Berg unverrückt geblieben war, sagte: „Hab ich's mir doch gedacht". Man denke auch an all die zwanglosen Hausfrauen, die partout nicht zwischen den Jahren Wäsche waschen würden oder an jenen Politiker der Grünen, der als einziger in seiner riesigen Dienstlimousine zur Klimakonferenz fuhr und mit einem Hubschrauber zum Grundstück flog. Was ist in all diesen Fällen die Grundüberzeugung? Etwa die gleiche Schichtung von Überzeugungen muss vorliegen, wenn wir die Psychosomatik „interessant" finden oder wenn wir die Sache „mal positiv" sehen wollen oder wenn wir die Macht des Geistes über den Körper „faszinierend" finden. Das Interesse und die Faszination liegen sicherlich vor, aber wie tief gehen sie? Bewirken sie denn tatsächlich, dass wir von Stund an nicht mehr an die Macht der Materie, des Körpers, der Arzneien glauben? Natürlich nicht, wie wir erleben, wenn wir bei der nächsten Attacke zur Pille greifen oder den Arzt aufsuchen.

Ich weiß nicht, ob dem Leser bewusst ist, dass wir hier ein Thema der Weltliteratur berühren. In den Evangelien des Neuen Testaments ist dies eines der beherrschenden Themen. Zunächst ist Gott nicht mehr der eifersüchtige, strafende und unberechenbare Gott des Alten Testaments, den wir nur als höchst anthropomorphes Wesen ansehen können. Matthäus und die anderen Evangelisten bezeichnen ihren Gott als „Vater", als etwas, das Eigenschaften eines Vaters hat. Wir denken an unser „Prinzip", das alle gleichermaßen „liebt", so wie ein Vater seine Kinder liebt. In Mt 5, 45 scheint Gottes Sonne über Böse und Gute, und er lässt regnen über Gerechte und Ungerechte. Sodann hören wir immer wieder von Jesus, dass er nicht *seinen* Willen sucht, sondern den des Vaters, der ihn gesandt hat (z.B. Joh 5, 30). Jesus muss von dem Konzept des (väterlichen) Prinzips so überzeugt gewesen sein, und zwar durch alle Schichten seines Unbewussten, dass er mit „Vollmacht" (z.B. Mt 7, 29) lehren konnte und nicht wie die Schriftgelehrten, die wohl nur ihren Kopf in Aktion setzten. Der Wille des Vaters kann nur jene allwirkende Kraft gewesen sein, die wir als Prinzip der Gesundheit und Harmonie bezeichnet haben, und Jesus wusste, dass er seinen *eigenen* Willen heraushalten musste. Ihm war auch klar, dass die Kraft, da sie aus der B-Metaphysik stammt, für den Menschen weder sichtbar noch hörbar ist, dass es aber wichtig ist, von ihrer Existenz überzeugt zu sein, wenn Heilung möglich sein soll: „Selig sind, die nicht sehen und doch glauben" (Joh 20, 29).

Was aber das Wirken von Jesus so besonders interessant macht, ist sein Vorgehen bei seinen Heilungen. Als erstes sagt er sehr häufig: „Fürchte dich nicht", denn er weiß, dass Angst in höchstem Maß kontraproduktiv ist und alle Heilversuche vereiteln kann. Und wenn dann die Heilung gelungen ist, sagt er nicht „*Ich* habe dich gesund gemacht", sondern er sagt: „Dein Glaube hat dir geholfen" (z.B. Mk 5, 34 oder 10, 52). Es geht also wieder um *unsere* Überzeugungen, die das Nocebo der Unheilbarkeit auflösen sollen und müssen. Ich glaube, dies gelang Jesus durch seine Vollmacht und das absolute Wissen, dass weder die Materie (das „Fleisch"), noch *sein* Wille noch der des Patienten zählt, sondern allein das von Prinzip durchdrungene Bewusstsein. Er hat natürlich gewusst, was heute wieder in ganz modernen Werken wiederentdeckt und verbreitet wird: „Heilung kann nur im Bewusstsein stattfinden" (Dethlefsen *Weg* 363).

Und noch etwas ist hochinteressant. Offenbar gibt es Abstufungen des Heilungsvermögens. Die Jünger konnten ebenfalls heilen, aber nicht in der Perfektion ihres Meisters. Immer wenn ihnen ein Heilversuch misslang, reagierte Jesus ähnlich: Er bat, den Patienten zu ihm zu bringen, nicht ohne sich über die Unfähigkeit der Jünger zu erbosen. Aber sein Zorn richtete sich nicht gegen deren Unfähigkeit, sondern gegen deren Kleinglauben oder Unglauben, deren Zweifel, den sie nicht ablegen können (z.B. Mt 14, 31; 17, 15-18; Mk 6, 4-6; Lk 9, 40-42).

Worin besteht der Zweifel, der Unglauben? Er besteht darin, worin er heute noch besteht: in der Unfähigkeit, unser materielles Denken abzulegen.

Die für mich eindrücklichste und bewegendste Stelle findet sich bei Markus (9, 14-29): Ein Vater bringt seinen besessenen Sohn herbei, damit Jesus ihn heile, aber er trifft nur auf die Jünger, die den Sohn nicht heilen können. Jesus erzürnt wegen des „ungläubigen Geschlechts" und lässt den Sohn herbeibringen. Vom Vater erfährt Jesus, dass der Sohn die Krankheit „von Kind auf" hat, aus unserer Sicht absolut unheilbar, da angeboren. So muss es auch der Vater gesehen haben, denn als er Jesus anfleht, sagt er offenbar mit Zweifel im Herzen: „Wenn du aber etwas kannst, so erbarme dich unser und hilf uns!" (22). Jesus greift die Aussage auf und spürt den Zweifel des Vaters: „Du sagst: Wenn Du kannst", und dann fügt er hinzu, was den Kern seiner Lehre ausmacht: „alle Dinge sind möglich dem, der glaubt" (23). Der Vater findet sich in einer höchst zerrissenen Situation wieder. Er, der seinen Sohn liebt und den er für alles in der Welt gesund haben möchte, sieht sich plötzlich einer übermenschlichen Anforderung gegenüber: Er würde ja so gern glauben, was Jesus gesagt hat, dann könnte sein Sohn genesen. Aber er kann es nicht glauben, weil sein Denken dieses geistige Denken nicht begreift. Und er schreit seinen Zwiespalt heraus: „Sogleich schrie der Vater des Kindes: Ich glaube; hilf meinem Unglauben!" (24). Der Unglaube des Vaters macht die Heilung etwas schwierig, denn „der Knabe lag da wie tot", und die umstehende Menge bestätigt sofort, was sie auch nicht begreift: „[...] die Menge sagte: Er ist tot" (26). Die Überzeugung aber, die Jesus unumstößlich hatte, ließ ihn nicht wanken: „Jesus aber ergriff ihn bei der Hand und richtete ihn auf, und er stand auf" (27).

Zum Schluss ein ganz persönliches Wort. Obwohl ich in diesem Buch beschrieben habe, was für mich die Wahrheit in Fragen der Gesundheit und Krankheit ist, ähnelt meine praktische Haltung der des Vaters des kranken Kindes: Ich würde den notwendigen, absoluten und tiefen Glauben an das Prinzip der Gesundheit gern in jeder Lage, zu jedem Zeitpunkt und bei jeder Krankheit haben, aber sei es der Widerstand oder sei es die Wirkung, die vom machtvollen materiellen Augenschein ausgeht, noch bin ich nicht völlig gefeit gegen jede Art von Zwiespalt, der durch die materielle Versuchung entsteht.

Teil F Monismus

Wir haben bis hierher immer wieder vom Prinzip der Gesundheit gesprochen und wissen, dass es nicht *zuerst* Teil unserer Psyche ist, sondern erst von der B-Metaphysik herkommend zu einem Teil unserer Psyche werden kann. Wir haben auch gesehen, dass in den Evangelien des Neuen Testaments gezeigt wird, wie dieses Prinzip durch Jesus zur Anwendung gebracht wurde. Aber es ist sicherlich noch nicht klar geworden, welche Tragweite in diesem Konzept steckt.

Die Rechtfertigung für die Verwendung des Wortes „Prinzip" lag ja darin, dass der Fehlschluss verhindert werden sollte, der Begriff „Gesundheit" schließe den Begriff „Krankheit" gewissermaßen als notwendige Ergänzung mit ein. In der geistigen Wirklichkeit der B-Metaphysik herrscht allein das Konzept der Gesundheit. Krankheit erscheint erst eine Stufe später, wenn in den unbewussten Bereichen der A-Metaphysik durch verschiedene Nocebos die „Passage" des Prinzips, d.h. der Selbstheilungskräfte, beeinträchtigt und verfälscht wird. Zum Vergleich zogen wir die Gravitation heran, die ja auch keine „Antigravitation" benötigt, um als wirksam gedacht werden zu können. Der Terminus, der ein Wirken ohne mitgedachtes Gegenteil beschreibt, ist *Monismus*.

Was uns in unserem alltäglichen Leben nicht auffällt, ist die Tatsache, dass der Monismus hinter unserer subjektiven Sinneswahrnehmung ebenfalls ganz selbstverständlich existiert und erst die Voraussetzung für unsere Wahrnehmung liefert. Die monistischen Tatsachen erleben durch unsere menschliche Sicht und Empfindungsweise eine Aufspaltung in Gegensätze, die aber nur für uns gilt und nicht Bestandteil der Dinge selbst ist. Der Terminus hierfür ist *Dualismus*. Einige Beispiele mögen das veranschaulichen. In meinem Buch *Das Joch des Dualismus. Eine Hinführung zur Christlichen Wissenschaft* habe ich diesen Punkt mit der nötigen Akribie und Breite dargestellt.

Das Beispiel der fallenden und aufsteigenden Gegenstände hatten wir bereits herangezogen. Der uninformierte Beobachter vermutet eine Schwerkraft auf der einen Seite und eine Leichtkraft auf der anderen Seite. Erst die wissenschaftliche Untersuchung findet heraus, dass nur *eine* Kraft, die Schwerkraft, für beide Phänomene verantwortlich ist.

Ähnlich unsere Begriffe „warm" und „kalt", die lediglich *unsere* Empfindung gegenüber verschiedenen Temperaturen wiedergibt. Unsere Biologie legt bestimmte Temperaturen fest, die uns warm oder kalt erscheinen. Für einen Eisbären gelten andere Bereiche der Temperatur. Wo Eisen sozusagen noch friert, herrscht für Quecksilber ausgesprochene Hitze. In der Natur vorhanden ist lediglich das Kontinuum der Temperatur, und erst unser Bezugssystem, unser Empfinden, macht aus bestimmten Wärmegraden Kälte, Kühle, Wärme und Hitze, die sodann als eigene Größen, bzw. als getrennte Seinstatsachen von uns als existent gedacht werden.

Oder unsere Begriffe „hell", „dämmrig", „dunkel". Vorhanden ist lediglich Licht, mal weniger, mal mehr, mal gar keins. Aber Dunkelheit ist nicht eine eigenständige Größe in der Natur mit einem wie auch immer definierbaren Existenzmodus. Untersuchen und messen kann man immer nur Licht, so wie man nicht Kälte, sondern immer nur Temperatur messen kann.

So auch „groß" und „klein", wo es nur um Dimension geht, oder „klug" und „dumm", wo bei einem IQ nur der *Intelligenzquotient* erkannt wird und nicht ein Ausmaß von Dummheit. Auf jeden Fall kennt die Natur keine Kleinheit, keine Zwischengrößen, keine Dummheit, sondern nur Volumen und Intelligenz, und nichts anderes messen wir.

Das menschliche dualistische Bezugssystem ist für unsere Kommunikation äußerst bequem, leicht zu verwenden und spontan verständlich, aber die verwendeten Gegensätze bilden nicht die Wirklichkeit des Seins ab! Was wir für Realität halten, ist genau besehen eine Illusion. Im Alltag kommen wir damit bestens zurecht, aber bereits das wissenschaftliche Denken und in seiner Nachfolge das technologische Denken verzichtet auf die Illusion, wenn es exakt vorgeht und sich nicht populär zu äußern braucht. Ein Flugzeugbauer könnte unter der Annahme von Leichtkraft kein Flugzeug bauen; ein „Kältetechniker" führt dem Kühlschrank keine Kälte zu, sondern senkt Temperaturgrade; Lampen kämpfen nicht gegen Dunkelheit, sondern produzieren Licht; ein Produzent von Mikroskopen ärgert sich nicht über die Kleinheit von Dingen, sondern verändert lediglich optische Dimensionen; und gegen Dummheit kämpfen selbst Götter vergebens, weil es eine Substanz Dummheit nicht gibt.

Unser Dualismus macht uns selten Probleme, und die Wissenschaft benutzt aus guten Gründen ihr eigenes (monistisches) Vokabular. Zum Problem wird der Dualismus erst, wenn wir ihn unkontrolliert und wahllos anwenden und glauben, er erkläre uns die Welt. Diesen Glauben können wir nur haben, wenn wir den Dualismus nicht durchschauen, wenn wir meinen, die wahrgenommenen Gegensätze seien eigenständig existierende Phänomene der Wirklichkeit, und wenn wir mit seiner Hilfe versuchen, die Wirklichkeit zu bestimmen. Besonders katastrophal sind die Folgen, wenn der Dualismus auf Gesundheit und Moral angewendet wird.

Unser Bezugssystem lässt uns unterscheiden in gute und böse Dinge oder Menschen. Das ist im Rahmen der Morallehre, der Justiz und der Pädagogik beim alltäglichen Gebrauch ökonomisch und häufig genug zweckmäßig, denn wir wollen ja nicht die Welt wissenschaftlich beschreiben. Aber das Problem wird nicht mehr bewältigbar, wenn wir den Gegensätzen eine eigenständige Existenz zusprechen. Dann müssen irgendwann die „Macht des Bösen" oder die „Mächte der Finsternis" oder der „Teufel" gesucht und im schlimmsten Fall gefunden werden. Besonders die Kirchen schwelgen in diesem Realitätsirrtum. Tausende und Abertausende von Menschen mussten (und müssen) ihr Leben lassen, weil sie

„Handlanger des Teufels" waren oder weil sie sich weigerten, die diktierte Richtigkeit des wahren Glaubens anzuerkennen, indem sie aus der Palette der anthropomorphen Götter den „falschen" anbeteten. Ungezählte Menschen verzehren sich in Gewissensnöten, weil sie einem dem Menschen nachgebildeten Gott, der empfindlich auf „Sünden" reagiert, der auf den merkwürdigsten (materiellen) Ritualen besteht und der auch noch alles, auch den kleinsten Ungehorsam, sehen kann, nicht gerecht werden. In ihrer Not werden sie dann tatsächlich Handlanger für jede Willkür, die Rettung verspricht. Auf der anderen Seite die Fanatiker, die ihrem so menschlich fühlenden Gott in dieser Welt alle Herrschaft bescheren wollen und alle Spielarten von Heilsbringern bis zum Selbstmordattentäter produzieren. Über die unseligen Folgen der Illusion des Dualismus ließen sich Bücher schreiben.

Sieht man beim Thema Gesundheit nicht das zunächst verborgene Prinzip, das sich aber sehr wohl körperlich als Gesundheit zeigt, und versteht man nicht, dass Krankheit eine spätere Ableitung durch unsere Psyche, also eine Verzerrung der ursprünglichen Gesundheit, ist, so beginnen die falschen Schlüsse. Krankheit wird jetzt eine Tatsache im Sein, die gleichberechtigt neben der Tatsache der Gesundheit steht. Jetzt gehört Krankheit zum Leben wie die Gesundheit. Man macht sich den Widersinn gar nicht klar, der damit impliziert wird, denn wenn Krankheit eine Seinstatsache wäre, dann wäre es unsinnig und vergeblich, sie bekämpfen zu wollen. Und wenn man die Sache religiös sieht, wäre die komplette Medizin eine Sünde gegen Gott, denn sie unternimmt es, das zu beseitigen, was Gott gewollt und geschaffen hat. Die Urchristen waren eigentlich weiter als wir und unsere Kirchen. Damals heilte man noch geistig, weil Krankheit nicht der Wille des Vaters sein konnte, heute, d.h. seit Beginn des Christentums als Staatsreligion im 4. Jh., betreiben die Kirchen Krankenhäuser, schwören auf die Errungenschaften der Medizin und beten, Gott möge doch wieder rückgängig machen, was – aus welchen Gründen auch immer – er versehentlich, irrtümlich oder absichtlich eingerichtet hat. Dabei vertreten sowohl die Medizin als auch die Kirche in ihrer frühen Version – wenn man nur genau hinschaut – das Grundkonzept, dass Gesundheit ursprünglich ist und dass Krankheit als Störung (in der Medizin) bzw. als Folge verfehlten Verhaltens (in der Kirche) erst nachträglich hinzukommt. Daher sagte Jesus häufig nach einer Heilung: „geh hin und sündige hinfort nicht mehr" (z.B. Joh 8, 11). Heute sehen wir in „verfehltem Verhalten" nicht einfach einen moralischen Fehltritt, sondern eine unmerkliche, meist unbeabsichtigte Übernahme und Verinnerlichung eines Nocebos.

Nehmen wir den Dualismus, der die Doppelwelt von Gesundheit *und* Krankheit als Tatsache lehrt, unbesehen hin, so malpraktizieren wir uns selbst und bauen unsere Existenz auf einem ganz fundamentalen Nocebo auf. Wir erkennen die Existenzberechtigung von Krankheit an, halten sie für unvermeidlich, sprechen ihr eine völlig eigenständige Dynamik zu, glauben an eine von uns unabhängige Herkunft, teilen sie in besondere Kategorien ein mit gewichtigen griechisch-lateinischen Namen, fürchten unablässig ihren unvorhersehbaren Einbruch, schützen uns „vorsorglich" gegen ihr Herannahen, auch wenn keinerlei Symptome zu sehen sind, hämmern unseren Kindern ein, was sie alles krank macht, wenn sie nicht aufpassen, lesen begierig „was uns gesund macht" (*Apothekenumschau*), testen freudig neue Medikamente, pilgern zu großen Koryphäen, zahlen gern für die bessere Chefarztbehandlung, weichen in andere Medizinsysteme aus, wenn uns nicht gebührend geholfen wurde, schimpfen über die raffgierige Pharmaindustrie und versichern uns zusätzlich gegen alles und jedes. All das und viel mehr tun wir, aber wir beharren auf unserem Dualismus, pflegen unser Nocebo und verwundern uns, wenn das Gesundheitswesen alle finanziellen Grenzen sprengt. Diese geradezu stupende Unwilligkeit, den eigenen Blick in Richtung Monismus zu werfen, obwohl Unmengen an Indizien darauf hinweisen, erscheint mir so merkwürdig, dass sie einer Erklärung bedarf. Dummheit (!) oder noch zu geringer Leidensdruck reichen als Erklärung nicht aus, weil diese Unwilligkeit auch bei den intelligentesten Zeitgenossen und bei Todgeweihten zu beobachten ist. Meine eigene private Vermutung ist, dass der Widerstand, den wir schon intensiv besprochen haben, bis hierher reicht. Die eigenen psychischen Schmerzen oder Abgründe nicht sehen zu wollen, ist offenbar so beherrschend, dass dafür unendliches Leid und sogar Blindheit gegenüber unserer ursprünglichen, wahren, monistischen Beschaffenheit in Kauf genommen wird.

Der Monismus, der in diesem Buch vertreten wird, ist historisch nicht neu, aber er war vornehmlich Streitobjekt in der Disziplin der Philosophie und nur selten in der Medizin. Die religiöse Variante ist der Monotheismus, der aber relativ spät auftrat, weil die Menschheit zunächst natürlich von sich selbst ausging und ihre eigenen Verhältnisse in eine nicht zu ferne Transzendenz verlegte. So ist der Polytheismus näher am Menschen, und der Monotheismus war sicherlich eine große Kulturleistung. Der dort verteidigte *eine* Gott wurde aber nur ansatzweise als ein Prinzip gesehen, etwa im ersten der beiden Schöpfungsberichte des Alten Testaments, der die Schöpfung wiederholt als „sehr gut" bezeichnet. Danach fiel die Denkweise wieder zurück auf eindeutig anthropomorph geprägte Personen und auf einen menschlich fühlenden Gott in der Geschichte von Adam und Eva. Die Idee des Monotheismus selbst war auch keineswegs vollständig ausgeprägt, denn der Gott des AT sieht sich laufend von konkurrierenden Göttern umgeben und wacht eifersüchtig darauf, dass sein Volk nicht untreu wird. Er ist nach damaliger Auffassung nur der größere verglichen mit den anderen Göttern. Die Götterwelt Griechenlands ist ebenfalls extrem menschenähnlich, jedoch ist Zeus als der größte etwas toleranter als der jüdische Jahwe.

Der Gott des NT ist nun schockierend neu. Er hat eigentlich kaum etwas mit dem Gott des AT zu tun. Seine Eigenschaft als Vater haben wir bereits besprochen, aber eigentlich verhält er sich wie ein Prinzip mit Eigenschaften, die nur ein Vater oder eine Mutter haben kann. Jesus hat es nicht vermocht, sich wirklich verständlich zu machen. Das zeigen nicht nur seine Jünger und die gesellschaftliche Umwelt, sondern auch der weitere Werdegang des Christentums. Je mächtiger die als Kirche organisierte Form des Christentums in weltlichen Dingen wurde, umso deutlicher nahm die Fähigkeit des geistigen Heilens ab. Selbst der monotheistische Gedanke wurde unterhöhlt. Neben Gott gibt es nun auch den Sohn Gottes (die symbolische Selbstbezeichnung von Jesus als Gottes Sohn wurde nicht verstanden), dazu die Mutter Gottes, den Teufel, die himmlischen Heerscharen (wieder praktisch ohne den Versuch, eine symbolische Deutung vorzunehmen), Heilige und Selige.

Es ist das unbestrittene Verdienst von Mary Baker Eddy, dass sie die wirklich monotheistische Idee neu belebt und sogar ihre medizinische Relevanz in die Neuzeit wiedereingeführt hat. M.B. Eddy hat den in ihrer Zeit kaum nachvollziehbaren Versuch gewagt, den Monismus im Begriff Gott in den Vordergrund zu stellen. Sie nannte ihr Hauptwerk ja *Wissenschaft und Gesundheit*, weil sie wusste, dass der Einheitsgedanke, also die monistische Natur Gottes und der Welt, eher eine wissenschaftliche als eine religiöse Betrachtungsweise ist. Daher führte sie als tragenden Begriff *Prinzip* ein, das durch und durch undualistisch das Universum ausmacht. Sie hätte auch am liebsten „Gott" durch „Prinzip" ersetzt, konnte sich aber damit in ihrer religiös geprägten Zeit nicht verständlich machen. Alles, was wir in unserem Erleben als unprinziplich wahrnehmen, Krankheit, Egoismus, Neid, Bosheit, Sünde, Siechtum, Profitgier etc., sind ja abgeleitete Phänomene, die durch Selbstmalpraxis und Nocebos zustande kommen. M.B. Eddy nennt solche unprinziplichen Phänomene allerdings anders, denn, da sie nicht dem Bereich der eigentlichen Wahrheit, dem Prinzip, angehören, wählt sie als Bezeichnung ein Wort, das eindeutig dem Begriff der Wahrheit gegenübersteht, nämlich „Irrtum". Je nach Kontext gebrauchte sie auch „Illusion", „Verneinung", „Lüge" oder „Unwirklichkeit".

Mit dieser Diktion hat sie große Verwunderung und Unverständnis bis heute hervorgerufen, weil ihre Leser kaum von der umgangssprachlichen Bedeutung etwa von „Lüge" oder „Unwirklichkeit" abstrahieren können. Wenn wir z.b. all das als Wirklichkeit ansehen, das wir mit unseren *Sinnen* wahrnehmen, dann wirkt es grotesk, wenn sie Krankheit als Irrtum oder als unwirklich bezeichnet. Die Erregung über solche wunderlichen Abwegigkeiten ist bis heute nicht abgeklungen. Natürlich musste M.B. Eddy daher die Begriffe „Wirklichkeit", „Wahrheit", „Leben" u. a. in ihrem Sinne neu definieren, auch „Gott" verliert sein männliches Geschlecht und wird zum Vater-Mutter-Gott. Aber sie macht es dem Leser nicht leicht, weil sie getreu den Anforderungen ihrer Zeit alle Aussagen, die in Richtung Transzendenz gehen, in religiöse Termini packt. Hinzu kommt, dass sie ihr Lehrwerk „Christliche Wissenschaft" nennt und eine „Kirche" gegründet hat, die heute noch besteht. Das trägt natürlich sehr zu der Verwirrung bei, inwiefern Kirche und Religion Wissenschaft sein sollen. Heute gilt die Christliche Wissenschaft in der Öffentlichkeit als eine Sekte mit abnehmender Bedeutung, wie im Rückblick leicht zu erkennen ist.

Als ich auf die Christliche Wissenschaft stieß, war mein Befremden zunächst groß, bis mir allmählich klar wurde, dass hinter oder unter der gewaltigen begrifflichen Verkleidung eine grandiose Idee versteckt war, die neuerdings wieder mühsam in den modernen Beiträgen zur Psychosomatik und zum geistigen Heilen hervorentwickelt wird. Merkwürdigerweise oder eher bezeichnenderweise findet man so gut wie nie den Namen von M.B. Eddy in all jenen Veröffentlichungen. Dieser Umstand hatte mich vor drei Jahren bewogen, ein Buch über die Christliche Wissenschaft zu schreiben, *Das Joch des Dualismus*, in dem ich versuchte, die zentrale Idee des Prinzips relativ frei von religiöser Verpackung herauszustellen.

Was wirklich beeindruckt beim Studium von *Wissenschaft und Gesundheit*, ist die unbeirrbare Konsequenz, mit der M.B. Eddy ihre absolut nichtmaterielle Sicht durchhält. Wenn dagegen Mediziner, wie hier häufiger zitiert, das Thema des geistigen Heilens diskutieren, fallen sie eigentlich regelmäßig irgendwann von ihrem Weg der Geistigkeit ab und konzedieren Materialität. Dann ist doch die Ernährung wichtig; ausgewogene Medikation, körperliche Bewegung, behutsame Gaben von Arzneien, wohlbedachte Eingriffe usw. drängen den geistigen Aspekt in die zweite Reihe zurück. Das Geistige wirkt bei ihnen zu 90 oder 95 oder 98%, anstatt von 100% auszugehen. Dabei *ergeben* sich die „gesunden" materiellen Maßnahmen nach M.B. Eddy von selbst aus einer konsequenten Geistigkeit. Bei einer solchen Geistigkeit würde man nicht joggen mit dem Motiv, sich Bewegung zum Wohle seines Körpers aufzuerlegen (mit dem MP3 Player im Ohr), sondern die notwendige Bewegung wäre ein genuines Bedürfnis (ohne MP3). Ich glaube, das Werk von M.B. Eddy hat meinem eigenen Denken das letzte entscheidende i-Tüpfelchen beschert.

M.B. Eddy nennt sich zwar die Entdeckerin der Christlichen Wissenschaft, aber die Grundrichtung ihres Denkens steht in einer langen philosophischen Tradition, der seit dem 16. Jh. so genannten „philosphia perennis". Hierbei handelt es sich um „diejenigen Grundwahrheiten, die bei allen Völkern zu allen Zeiten vorhanden sein und zusammen die eine Wissenschaft aus dem einen Prinzip (Gott) ausmachen sollen" (*Wikipedia*). Hervorstechende Namen von Philosophen, die diese „ewige" Philosophie zu ergründen suchten, sind u. a. Leibniz, Giordano Bruno und Baruch Spinoza. Aber auch die philosophischen „Riesen" wie Platon und Aristoteles werden dazu gerechnet. In moderner Zeit hört man immer wieder den Namen des amerikanischen Autors Ken Wilber. Seine zusammenfassende Aufstellung der wichtigsten „Übereinstimmungen" innerhalb der philosophia perennis seien hier wiedergegeben (aus *Wikipedia*):

„1. Der spirituelle GEIST (Gott, die höchste Wirklichkeit, die absolute Seinsheit, die Quelle, das Eine, Brahman, Dharmakaya, Kether, Tao, Allah, Shiva, Jahweh, Aton, Manitu...) existiert. 2. Er muss innen gesucht werden. 3. Die meisten von uns erkennen diesen GEIST nicht, weil sie in einer Welt der Sünde, Trennung und Dualität leben, in einem Zustand der Gefallenheit und Isolation. 4. Es gibt einen Ausweg aus Sünde und Illusion, einen Pfad zur Befreiung. 5. Wenn wir diesem Pfad bis ans Ende folgen, finden wir Wiedergeburt oder Erleuchtung, eine direkte Erfahrung des inneren GEISTES, eine letzte Befreiung. 6. Diese letzte Befreiung bedeutet das Ende von Sünde und Leiden. 7. Sie mündet in mitfühlendes und erbarmendes Handeln für alle Lebewesen."

Eines der Bücher, in dem der Autor enorm kenntnisreich das ewige Denken der philosophia perennis im Alten Orient und in der griechischen und römischen Antike herausarbeitet, ist *Offenbarung und Wahrheit. Christentum im dritten Jahrtausend* von Karlheinz Benninger. Darin erkennt der Leser, dass unser *Prinzip* gewissermaßen das dauernde Hintergrundrauschen bei den vielen Versuchen, einen Monotheismus aufzurichten und durchzusetzen, gewesen ist. Es erscheinen Namen wie Echnaton, Zarathustra, Pythagoras, Heraklit, Xenophanes, Platon und natürlich—Jesus. Der Dualismus ist bereits bei Jesus ein „Denkfehler": „Jesus lehrt, dass der Denkfehler, der neben dem einen unendlichen GEIST noch etwas Gegenteiliges zugleich bestehen lässt, von der Erkenntnis der WAHRHEIT unerbittlich ausschließt" (240). Wir erfahren, dass der „Sohn Gottes" – lange ein unendlicher Zankapfel in der christlichen Theologie und vorgegebener Anlass für die Kreuzigung – eine geläufige Bezeichnung für die Könige des Alten Orients war, die damit betonen wollten, „dass sie sich der göttlichen Macht unterstellten, von der sie sich abhängig wissen" (132). Auch die „jungfräuliche Geburt" – Hauptgegenargument der aufgeklärten Skeptiker – entpuppt sich als symbolische Alltäglichkeit, mit der lediglich ausgedrückt werden sollte, dass die Idee, die einem aufgeht, die also geboren wird, natürlich an keine biologische Geschlechtlichkeit gebunden ist (vgl. 133).

Ich finde es tröstlich zu wissen, dass es kein spektakuläres Novum ist, die Bedeutung der Geistigkeit für unseren Körper erkannt zu haben. Diese Erkenntnis gewannen wir durch das genaue Betrachten des Placeboeffekts und durch die konsequente Fortführung der daraus zu ziehenden Schlüsse. All die Aufregung vor allem aus der medizinischen Welt wegen der unerhörten Verirrung in die psychologische Unschärfe und vor allem in die metaphysische Jenseitigkeit relativiert sich zu einem eher flüchtigen Zwischenspiel.

Literatur

Die im Text verwendeten Abkürzungen plus Seitenzahl mehrfach zitierter Quellen finden sich in diesem Literaturverzeichnis in Klammern ( ) **fettgedruckt** nach der bibliographischen Angabe. Steht im Buchtext lediglich eine Zahl in Klammern hinter einem Zitat, so bedeutet dies die Seitenzahl des direkt zuvor genannten Werkes.

Bartens, Werner: *Das Ärztehasserbuch. Ein Insider packt aus* (Knaur, München 2007)
Bartens, Werner: *Körperglück. Wie gute Gefühle gesund machen* (Droemer, München 2010) (**Bartens *Köglü***)
Bartens, Werner: *Die Krankmacher. Wie Ärzte und Patienten immer neue Krankheiten erfinden* (Knaur, München 2005) (**Bartens *Krankmacher***)
Bartens, Werner: *Lexikon der Medizinirrtümer. Halbwahrheiten, Vorurteile, fragwürdige Behandlungen* (Piper, München 2006)
Beer, Ulrich: *Glücklich durch Positives Denken. Der Schlüssel zu einem erfüllten und harmonischen Leben* (Moewig, Rastatt 1989)
Benninger, Karlheinz: *Offenbarung und Wahrheit. Christentum im dritten Jahrtausend* (Frieling, Berlin 1998)
Blech, Jörg: *Heillose Medizin. Fragwürdige Therapien und wie Sie sich davor schützen können* (S. Fischer, Frankfurt aM 2007) (**Blech *Heillos***)
Brody, Howard & Daralyn: *Der Placebo-Effekt. Die Selbstheilungskräfte unseres Körpers* (dtv, München 2002) (**Brody *Placebo***)
Coleman, Vernon: *Bodypower. Das Geheimnis der Selbstheilungskräfte* (Kopp, Rottenburg 2009) (**Coleman *Body***)
Coleman, Vernon: *Denk dich gesund. Die Macht des Geistes über den Körper* (Knaur, München 1990) (**Coleman *Denk dich***)
Coleman, Vernon: *MindPower. How To Use Your Mind to Heal Your Body* (Guild, London 1986) (**Coleman *Mind***)

Coleman, Vernon: *Wie Sie Ihren Arzt davon abhalten, Sie umzubringen* (Kopp, Rottenburg 2009) **(Coleman *umbringen*)**

Dahlke, Ruediger: *Der Körper als Spiegel der Seele* (Goldmann, München 2009)

Dahlke, Ruediger: *Krankheit als Sprache der Seele. Be-Deutung und Chance der Krankheitsbilder* (Goldmann, München 1999) **(Dahlke *Sprache*)**

Dahlke, Ruediger: *Woran krankt die Welt? Moderne Mythen gefährden unsere Zukunft* (Riemann, München 2001)

Dethlefsen, Thorwald & Dahlke, Ruediger: *Krankheit als Weg. Deutung und Be-Deutung der Krankheitsbilder* (Goldmann, München 1994) **(Dethlefsen *Weg*)**

Dethlefsen, Thorwald: *Schicksal als Chance. Das Urwissen zur Vollkommenheit des Menschen* (Goldmann, München 1998) **(Dethlefsen *Chance*)**

Eckart, Wolfgang U. & Gradmann, Christoph (Hrsg.): *Ärztelexikon. Von der Antike bis zum 20. Jahrhundert* (Beck, München 1995)

Eckart, Wolfgang U.: *Geschichte der Medizin* (Springer, Berlin 2000)

Eddy, Mary Baker: *Wissenschaft und Gesundheit mit Schlüssel zur Heiligen Schrift* (The First Church of Christ, Boston 1975) **(Eddy *Wissenschaft*)**

Faulstich, Joachim: *Das heilende Bewusstsein. Wunder und Hoffnung an den Grenzen der Medizin* (Knaur, München 2006) **(Faulstich *Grenzen*)**

Fenzl, Fritz: *Wunderheilungen. Aufzeichnungen beglaubigter Geschehnisse* (Nymphenburger, München 2003)

Grill, Markus & Hackenbroch, Veronica: *Der große Schüttelfrust* in Der Spiegel Nr. 28/12.7.2010, pp. 58-67 (über Homöopathie)

Grossarth-Maticek, Ronald: *Krankheit als Biographie. Ein medizinisches Modell der Krebsentstehung und -therapie* (Kiepenheuer, Köln 1979)

Hansson, Klaus: *Goliaths bittere Pillen. Widerstand gegen das Meinungskartell der Medizinindustrie* (Frieling, Berlin 2004)
Hartenbach, Walter: *Die Cholesterin-Lüge. Das Märchen vom bösen Cholesterin* (Herbig, München 2002)
Hartwig, Renate: *Der verkaufte Patient. Wie Ärzte und Patienten von der Gesundheitspolitik betrogen werden* (Pattloch, München 2008)
Hippius, Hanns et al. (Hrsg.): *Das Placebo-Problem* (G. Fischer, Stuttgart 1986)
HNA Kassel, 7. Oktober 2011: *Herbst bringt Schnupfen*
Hoffman, Kay: *Die mentale Hausapotheke. Gesundheit beginnt im Kopf* (Hugendubel, München 200)
Hontschik, Bernd: *Körper, Seele, Mensch. Versuch über die Kunst des Heilens* (Suhrkamp, Frankfurt aM 2006) (**Hontschik *Körper***)
Kaplan, Robert-Michael: *Die Integrative Sehtherapie. Entdecken Sie die heilende Kraft hinter Ihren Augen* (Arbor, Freiamt 2000)
Karenberg, Axel: *Über Amor, Äskulap & Co. Klassische Mythologie in der Sprache der modernen Medizin* (Schattauer, Stuttgart 2005)
Karger-Decker, Bernt: *Die Geschichte der Medizin von der Antike bis zur Gegenwart* (Albatros, Düsseldorf 2001)
Kienle, Gunver Sophia: *Der sogenannte Placeboeffekt. Illusion, Fakten, Realität* (Schattauer, Stuttgart 1995)
Krämer, Walter: *Wir kurieren uns zu Tode. Rationierung und die Zukunft der modernen Medizin* (Ullstein, Berlin 1997) (**Krämer *kurieren***)
Kuby, Clemens: *Heilung – das Wunder in uns. Selbstheilungsprozesse entdecken* (Kösel, München 2009) (**Kuby *Wunder***)
Kuby, Clemens: *Unterwegs in die nächste Dimension. Meine Reise zu Heilern und Schamanen* (Arkana, München 2008) (**Kuby *Dimension***)
Lown, Bernard: *Die verlorene Kunst des Heilens. Anleitung zum Umdenken* (Suhrkamp, o.O. 2004) (**Lown *Kunst***)
Obel, Gunther Y.: *Vom Märchen der unheilbaren Krankheiten. Die Wahrheit – und nichts als die Wahrheit* (Oktarius, Ebrach 2003)

Passmore, John: *Der vollkommene Mensch. Eine Idee im Wandel von drei Jahrtausenden* (Reclam, Stuttgart 1975)

Peek, Stephan: *Was uns gesund macht. Die heilende Kraft von Liebe und Glauben* (Ellert & Richter, Hamburg 2008)

Peiffer, Vera: *Positives Denken. Was Sie schon immer wussten, aber sich nicht trauten, in die Tat umzusetzen* (Midena, München 1989)

Pfeiffer, Hans: *Mörderische Ärzte. Der hippokratische Verrat* (Heyne, München 2003)

Platsch, Klaus-Dieter: *Das heilende Feld. Was Sie selbst für Ihre Heilung tun können* (S. Fischer, Frankfurt aM 2009) **(Platsch *Feld*)**

Platsch, Klaus-Dieter: *Was heilt. Die tieferen Dimensionen im Heilungsprozess* (Knaur, München 2009) **(Platsch *Was heilt*)**

Sarno, John E.: *Befreit von Rückenschmerzen. Die Körper-Seele-Verbindung realisieren* (Arkana, München 2006) **(Sarno *Rücken*)**

Sarno, John E.: *Frei von Schmerz. Psychosomatische Beschwerden verstehen und ganzheitlich behandeln* (AT, Baden 2007) **(Sarno *Schmerz*)**

Scheich, Günther: *Positives Denken macht krank. Vom Schwindel mit gefährlichen Erfolgsversprechen* (Eichborn, Frankfurt aM 1997)

Schmidt, Henning: *Das Joch des Dualismus. Eine Hinführung zur Christlichen Wissenschaft* (Frieling, Berlin 2010)

Spiegel Special 6/2007, Thema: *Gesund und Glücklich. Was Körper und Seele ins Gleichgewicht bringt*

Tepperwein, Kurt: *Die Heilkraft der Intuition. Den Heiler in sich selbst entdecken und entfalten* (Nymphenburger, München 2008)

Tepperwein, Kurt: *Was dir deine Krankheit sagen will. Die Sprache der Symptome* (mvg, München 2007)

Vollborn, Marita & Georgescu, Vlad: *Die Gesundheitsmafia. Wie wir als Patienten betrogen werden* (S. Fischer, Frankfurt aM 200)

Weil, Andrew: *Spontanheilung. Die Heilung kommt von innen* (Bertelsmann, München 1995) **(Weil *Spontanheilung*)**

Yoda, Peter: *Ein medizinischer Insider packt aus* (Sensei, Kernen 2008) **(Yoda *Insider*)**

Zweig, Stephan, *Die Heilung durch den Geist. Mesmer. Mary Baker-Eddy. Freud* (S. Fischer, Frankfurt aM 1983) **(Zweig *Heilung*)**

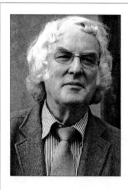

Henning Schmidt

Nach dem Studium und nach dreijähriger Lehrtätigkeit im Ausland unterrichtete der Autor, geboren 1944, die Fremdsprachen Englisch und Französisch an Gymnasien und leitete – als bis heute aktiver Musiker – in Form von Musik-AGs diverse Schülerbands.

Sein Interesse an der Medizin und Psychologie, das seit seiner Studienzeit besteht, bewog ihn, sich neben seiner Lehrtätigkeit zum Kinderpsychotherapeuten in der non-direktiven Spieltherapie ausbilden zu lassen. So übernahm er in Kooperation mit dem jeweiligen Schulpsychologen die Therapie verhaltensauffälliger Schüler aus dem Grundschul- und Förderstufenbereich. Hinzu kam seine Tätigkeit als Beratungslehrer in der Suchtprävention.

Der Ruhestand ermöglichte es ihm, seine Kenntnisse, Erfahrungen und Überzeugungen in Dingen Gesundheit und Krankheit in geordneter Buchform niederzuschreiben.

Bibliografie

Meine Dissertation »Der Mythos Henry Miller« (Carl Winter, Heidelberg, 1977) ist eine psychologische Studie des amerikanischen Autors Henry Miller, in der sein autobiographisches Romanwerk dahingehend untersucht wird, wie der Autor durch Ironie und weitere Techniken der »Verkleidung« sein Ich letztlich vergrößert.
Während meiner beruflichen Tätigkeit als Lehrer habe ich regelmäßig Aufsätze, Kritiken und Reden geschrieben, die in schulinternen Zeitungen und Festschriften veröffentlicht wurden.
Im Jahre 2010 kam mein erstes Buch »Das Joch des Dualismus« nach der Pensionierung heraus - eine Hinführung zur Christlichen Wissenschaft (Frieling, Berlin). Darin habe ich meine psychologischen Einsichten in einen größeren weltanschaulichen Zusammenhang gestellt, der sich durch die Schriften von Mary Baker Eddy klarer präzisieren konnte. Zugleich wollte ich dazu beitragen, der relativ wenig bekannten Verfasserin zu größerer Bekanntheit zu verhelfen.

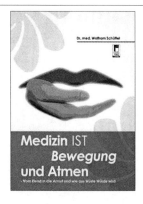

Wolfram Schüffel
Medizin IST Bewegung und Atmen
Vom Elend in die Armut und wie aus
Wüste Würde wird

Das vorliegende Buch unternimmt es, eine vieljährige Projektarbeit wiederzugeben, in der es darum geht, unter heutigen Bedingungen Gesundheit in Selbstbestimmung zu verwirklichen. Im Hintergrund stehen das Konzept der Salutogenese, sowie die umwälzenden Verhältnisse in unserem Lande spätestens seit der Wende von 1989. Ursprünglich wurde das Konzept realisiert in der vom Autor geleiteten Klinik für Psychosomatik im Zentrum für Innere Medizin der Phillips-Universität Marburg. Nach seiner Emeritierung im Jahre 2005 wurde es durch eine sog. Gesundheitsgruppe fortgesetzt und weiterentwickelt.
Die Arbeitsergebnisse werden zum einen in Fortbildungsveranstaltungen (z. B. Gesundheitstreffen in Kassel, Wartburggespräche in Bad Nauheim/Hessen) vermittelt bzw. vertieft sowie innerhalb der ärztlichen Fortbildung (Bad Nauheim/Hessen) weitergegeben.
Weiterhin wird eine Standortbestimmung aus der Perspektive einer phänomenologisch-anthropologischen Medizin vorgenommen. Das geschieht unter theoretischen wie unter politischen Gesichtspunkten unter der Prämisse, dass Gesundheit nicht zum Spielball von Profitgier werden darf, sondern auf dem Prinzip der Solidarität beruht.

ISBN 978-3-86634-619-2
Hardcover, 546 Seiten
28,50 Euro

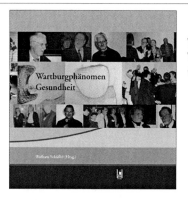

Wolfram Schüffel (Hrsg.)
**Wartburgphänomen
Gesundheit**

Mit den Wartburggesprächen entstand in über zwanzig Jahren ein Gesprächskreis zum Thema Gesundheit, der sich grundsätzlich vom konventionellen Format wissenschaftlicher und politischer Tagungen abhebt. Man muss kein Mediziner sein, um von den in diesem Buch vorgestellten Thesen und den davon hergeleiteten Möglichkeiten für einen Neubeginn in der Gesundheitspolitik fasziniert zu werden.

Der organisatorische Rahmen, der zeitliche Ablauf und Rythmus der Gespräche, die Unterstützung von Reflexion durch Funktionelle Entspannung zielen auf ein gemeinsames Erleben der Teilnehmer mit konkretem Bezug auch zur individuellen Befindlichkeit. Allgemeinmediziner, Internisten, Psychoanalytiker, Therapeuten und Patienten, Professoren und Studenten, Experten und Laien, Junge und Alte diskutieren hier ihre jeweiligen Erfahrungen in und mit einem Gesundheitssystem, das unübersehbar an seine Grenzen gestoßen ist.

ISBN 978-3-86237-697-1
Hardcover, 394 Seiten
24,50 Euro